Tele- und computergestützte Chirurgie

Springer
Berlin
Heidelberg
New York
Barcelona
Hongkong
London
Mailand
Paris
Singapur
Tokio

P. M. Schlag · G. Graschew

Tele- und computergestützte Chirurgie

Mit 86 Abbildungen

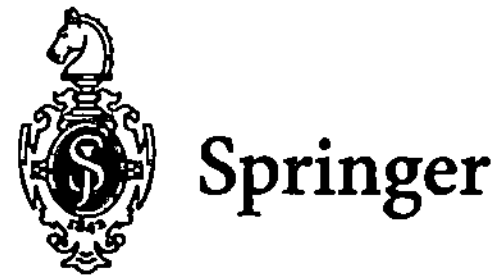

Springer

Prof. Dr. P.M. Schlag
Klinik für Chirurgie und Chirurgische Onkologie
Robert Rössle Klinik
Universitätsklinikum Charité
13122 Berlin

Dr. G. Graschew
Surgical Research Unit OP 2000
Klinik für Chirurgie und Chirurgische Onkologie
Robert Rössle Klinik
13122 Berlin

ISBN-13:978-3-540-65342-4

Die Deutsche Bibliothek – CIP-Einheitsaufnahme
Tele- und computergestützte Chirurgie / Hrsg.: P.M. Schlag, G. Graschew. – Berlin; Heidelberg; New York; Barcelona; Hongkong; London; Mailand; Paris; Singapur; Tokio: Springer, 1999
  ISBN-13:978-3-540-65342-4   e-ISBN-13:978-3-642-60066-1
  DOI: 10.1007/978-3-642-60066-1

Dieses Werk ist urheberrechtlich geschützt. Die dadurch begründeten Rechte, insbesondere die der Übersetzung, des Nachdrucks, des Vortrags, der Entnahme von Abbildungen und Tabellen, der Funksendung, der Mikroverfilmung oder der Vervielfältigung auf anderen Wegen und der Speicherung in Datenverarbeitungsanlagen, bleiben, auch bei nur auszugsweiser Verwertung, vorbehalten. Eine Vervielfältigung dieses Werkes oder von Teilen dieses Werkes ist auch im Einzelfall nur in den Grenzen der gesetzlichen Bestimmungen des Urheberrechtsgesetzes der Bundesrepublik Deutschland vom 9. September 1965 in der jeweils geltenden Fassung zulässig. Sie ist grundsätzlich vergütungspflichtig. Zuwiderhandlungen unterliegen den Strafbestimmungen des Urheberrechtsgesetzes.

Die Wiedergabe von Gebrauchsnamen, Handelsnamen, Warenbezeichnungen usw. in diesem Werk berechtigt auch ohne besondere Kennzeichnung nicht zu der Annahme, daß solche Namen im Sinne der Warenzeichen- und Markenschutz-Gesetzgebung als frei zu betrachten wären und daher von jedermann benutzt werden dürften.

Produkthaftung: Für Angaben über Dosierungsanweisungen und Applikationsformen kann vom Verlag keine Gewähr übernommen werden. Derartige Angaben müssen vom jeweiligen Anwender im Einzelfall anhand anderer Literaturstellen auf ihre Richtigkeit überprüft werden.

Umschlaggestaltung: Design & Production GmbH, Heidelberg
Satz: K+V Fotosatz GmbH, Beerfelden
SPIN 10704779   18/3134-5 4 3 2 1 0 – Gedruckt auf säurefreiem Papier

Vorwort

Am Ausgang des 20. Jahrhunderts befindet sich die Medizin in einem umgreifenden Wandel. Dieser wird nicht nur geprägt durch sozioökonomische Zwänge, die ihren Ausdruck unter anderem im Gesundheitsstrukturgesetz gefunden haben. Die stattfindenden Veränderungen sind auch medizinisch grundlegend und werden vor allem durch die moderne Molekularbiologie und Informationstechnik bestimmt. Auch die Chirurgie kann sich diesen Entwicklungen nicht entziehen und muß für das nächste Jahrtausend gerüstet sein. Die sich hieraus ergebenden Konsequenzen können nicht mehr in einer quantitativen Betrachtung von Leistungsziffern bisher verfügbarer Methoden liegen, sondern müssen letztere qualitativ ablösen oder zumindest ergänzen.

Das vorliegende Buch, welches Beiträge eines Symposiums ‚Chirurgie im 21. Jahrhundert' zusammenfaßt, gibt einen aktuellen Einblick in die sich abzeichnenden Kursänderungen und Entwicklungen. Informationstechnologie und Telematik werden die Chirurgie in Zukunft mehr und mehr beeinflussen und auch in ihrem Zusammenspiel mit den medizinischen Nachbardisziplinen grundsätzlich verändern können. Neben multimedialer Information und interaktiver Telekommunikation bilden 3D-Visualisierung und virtuelle Realität die Basis für neue und visionäre Konzeptionen. Hierauf aufbauend werden Navigationshilfen und OP-Roboter ihren Einsatz finden. Ergänzt wird dies von Enabling-Systemen für Operationssimulation und -training, wodurch chirurgische Eingriffe weiter optimiert und präzisiert werden.

Die fächerübergreifenden Beiträge des Buches geben eine aktuelle Bestandsaufnahme und zeigen die weiteren Möglichkeiten und bisher ungelösten Probleme einer zunehmend computerassistierten Chirurgie. Die hiermit verbundenen qualitativen Sprünge, aber auch Gefahren, sind längst über die Phase des Spekulativen hinaus erkennbar. Die Weiterentwicklung in der Chirurgie, mit den sich eröffnenden neuen Anschauungen und Möglichkeiten am Ausgang dieses Jahrhunderts, darf sich nicht durch einseitiges Behaupten oder Ablehnen zukünftiger Technologien entscheiden, sondern muß von einem offenen Dialog, der Tradition und Zukunftsperspektive sorgfältig abwägt, begleitet sein. Das Buch soll beitragen, daß diese notwendige Auseinandersetzung rechtzeitig und fundiert erfolgen kann, um so die weitere Entwicklung patientengerecht zu lenken.

Berlin im Oktober 1998

P. M. Schlag
G. Graschew

Inhaltsverzeichnis

Teil III Modellbasierte Chirurgie

Teil IV Geführte Systeme und Robotik bei chirurgischen Eingriffen

Teil V Enabling-Systeme für chirurgische Simulation und Training

Verzeichnis der erstgenannten Autoren

BECKER, H. D., Prof. Dr.
Chirurgische Universitätsklinik
Klinikum Schnarrenberg
72076 Tübingen

BERLAGE, T., Dr.
GMD Forschungszentrum
Informationstechnik
53754 Sankt Augustin

BREIDE, S., Prof. Dr.-Ing.
GH-Universität Paderborn
Abt. Meschede
Lindenstr. 53
59872 Meschede

DIETEL, M., Prof. Dr.
Institut für Pathologie
Rudolf-Virchow-Haus
Universitätsklinikum Charité
Schumannstraße 20/21
10117 Berlin

EIMEREN, VAN, W., Prof. Dr.
GSF-Forschungszentrum für Umwelt
und Gesundheit
Ingolstädter Landstraße 1
85764 Neuherberg

ENCKE, A., Prof. Dr.
Abteilung für Allgemein- und
Abdominalchirurgie
Universitätsklinikum Frankfurt
Theodor-Stern-Kai 7
60596 Frankfurt

ENGLMEIER, K.-H., Priv.-Doz. Dr.
GSF – Forschungszentrum für
Umwelt und Gesundheit
Ingolstädter Landstraße 1
85764 Neuherberg

FARTHMANN, E.-H., Prof. Dr.
Chirurgische Universitäts-Klinik
Hugstetter Str. 55
79106 Freiburg

FEIFEL, G., Prof. Dr.
Chirurgische Universitätsklinik
Klinik für Allgemeine Chirurgie
66421 Bad Homburg/Saar

FELIX, R., Prof. Dr. Dr.
Strahlenklinik und Poliklinik
Universitätsklinikum Charité
Campus Virchow-Klinikum
Augustenburger Platz 1
13353 Berlin

GOEBBELS, G., Dr.
GMD – Forschungszentrum
Informationstechnik
53754 Sankt Augustin

HASSFELD, S., Dr. Dr.
Universitätsklinik für Mund-, Zahn-
u. Kieferkrankheiten
Im Neuenheimer Feld 400
69120 Heidelberg

HIRZINGER, G., Prof. Dr.
DLR Oberpfaffenhofen
82230 Wessling

HOLLER, E., Dr.
Forschungszentrum Karlsruhe
Institut für Angewandte Informatik
Postfach 3640
76021 Karlsruhe

KLIMEK, I., Dr.
Klinik für Hals-, Nasen-
und Ohrenheilkunde
Langenbeckstraße 1
55131 Mainz

LÜTH, T., Prof. Dr.
Klinik für Mund-, Kiefer- und
Gesichtschirurgie
Universitätsklinikum Charité
Campus Virchow-Klinikum
Augustenburger Platz 1
13353 Berlin

MAGHSUDI, M., Dr.
Universitätsklinikum Regensburg
Abteilung Unfallchirurgie
Franz-Josef-Strauß-Allee 11
93042 Regensburg

SCHLAG, P.M., Prof. Dr.
Klinik für Chirurgie
und Chirurgische Onkologie
Robert Rössle Klinik
Universitätsklinikum Charité
13122 Berlin

SCHUMPELICK, V., Prof. Dr.
Chirurgische Universitätsklinik
und Poliklinik
der RWTH Aachen
Pauwelsstraße 30
52074 Aachen

SIEWERT, J.-R., Prof. Dr.
Chirurgische Klinik und Poliklinik
Klinikum rechts der Isar
der TU München
Ismaninger Str. 22
81675 München

VAHL, C.F., Priv.-Doz. Dr.
Universitätsklinikum Heidelberg
Klinik für Herzchirurgie
Im Neuenheimer Feld 110
69120 Heidelberg

I Multimediale Information in der prä- und postoperativen Phase

KAPITEL 1

Telemedizin und verteilte medizinische Intelligenz

W. VAN EIMEREN

Unter dem Eindruck meiner zahlreichen Diskussionen in verschiedenen nationalen und internationalen Gremien werde ich vornehmlich nachfolgend hierauf zurückgreifen.

Die Gesundheitssysteme der Industrienationen stehen vor großen Herausforderungen, ihre Leistungen und deren Finanzierung umzustrukturieren.

Mehr Leistung aus weniger Geld zu kitzeln ist dabei die erste Generalforderung, obgleich weiterhin auch nach anderen Finanzierungswegen gesucht wird.

Da die Bürger kaum Reformen begrüßen werden, die eine Ausgabensenkung über sinkende Qualität oder erkennbare Rationierung, d.h. Vorenthalte von gesundheitlich erforderlichen Leistungen, zu erreichen versuchen, sie sogar weiterhin auch Fortschritte in der Medizin erwarten, ist es unabdingbar, alle Möglichkeiten zu nutzen:

- die Qualität jeder Leistung zu sichern und
- das Management auf jeder Ebene so rational wie möglich zu gestalten.

Antworten auf die Frage, wieviel Gesundheit wird wirklich mit welchen Leistungen gewonnen, wie hart wird die Indikationsstellung einer jeden Leistung verfolgt, wie schlank sind die Leistungskomplexe zur Erzielung medizinischer Ergebnisse organisiert, wie konsequent werden solche Leistungserbringer involviert, die jeweils das beste Kosten-Nutzen-Verhältnis vorweisen. Antworten auf solche Fragen werden mehr und mehr die Finanzierungsströme und damit später auch die Leistungsströme beherrschen.

Um die schlanksten Versorgungswege zu finden, sind komplexe Gegebenheiten zu analysieren, was sich in der Inflation der Managementziele äußert, von Case-Management, Disease-Management, Patient-Flow-Management, Work-Flow-Management, managed care und Total Quality Management ist die Rede (sicher habe ich einige wichtige andere in der Eile vergessen), was in unserem Themenkreis dann jeweils auf die speziellen Fragen der prä- bzw. postoperativen Phase zu begrenzen wäre. Sodann stellt sich die Frage danach, wie sich dieses Management unterstützen läßt, inwieweit diese Unterstützung als Dienstleistung verstanden werden kann, also eine eigene professionelle Leistung darstellt, die dem Management in der prä- oder postoperativen Phase zuarbeitet. Danach stellt sich die Frage, ob diese Leistung den definierten Charakter eines Produktes haben kann und als solches auf dem Markt angeboten werden könnte, schließlich ob dieses Produkt im wesentlichen als Telematik-Produkt verstanden werden kann. Marktrelevant ist dabei die Antwort auf die Frage, welche Spezifität ein solches Produkt haben muß, d.h. hätte es nur in der Chirurgie oder gar eher in Subdisziplinen Bedeutung oder auch anderswo in der Medizin oder ist es gar als Produkt für weitere Managementbereiche einsetzbar.

Die technologischen Trends der Mikroelektronik, Netzwerktechnik und ihrer weltweiten Applikationen wie WWW, der Bildverarbeitung in verschiedenen Modalitäten, die Mobilität in der Kommunikation, generell die Verschmelzung von Information und Kommunikation läßt die Bedeutung generischer Lösungen wachsen, also von Lösungen, die nicht einen spezifischen Handlungsrahmen voraussetzen, aber eine Nutzer-geführte Anpassung an solche spezifischen Handlungsrahmen erlauben und leicht machen.

Gleichzeitig führen die Fortschritte in der Telematik zu einer immer größeren Isomorphie zwischen Management und Informationsmanagement. Informationssysteme werden zu einem zeitnahen Abbild, zu einer virtuellen Realität der gesellschaftlichen Funktionssysteme, in denen sie funktionieren. Obgleich die Informatik diese Produktionssysteme, also z.B. die prä- oder postoperativen Leistungseinheiten, als ihr Objektsystem begreift und beschreibt, verändert sie über ihren Einsatz dieses Objektsystem in einer intendierten oder auch nicht intendierten Weise, so wie der Handschuh des Chirurgen ihm einerseits Bewegung und Fühlen erhalten soll aber mit dem Infektionsschutz eine neue Leistung in das System einbringt. Eine dieser neuen Leistungen, die die Telematik in die prä- und postoperative Phase einbringen kann, ist die wesentlich stärkere Beteiligung des Patienten selbst, was in die klinischen Bewertungen und Entscheidungen einfließen kann, also im Sinne meines Themas die medizinische Intelligenz auch mit dem Patienten teilt, und so die Verantwortung des Einzelnen für seine eigene Gesundheit stärkt und die den operativen Fächern besonders immanente Entmündigung des Behandelten zurückzuhalten hilft.

Die verteilte medizinische Intelligenz auf Rechnern und vor allem aber bei verschiedenen Menschen und Institutionen soll über die Telematik zu einer miteinander geteilten und einander mitgeteilten Intelligenz werden.

Wenn man die Einsatzgebiete der medizinischen Telematik im einzelnen beschreibt, sind

- der Einsatz für die Gesamtfunktionalität einer Institution in der Versorgung oder der Versorgung eines Patienten als ganzes getrennt zu sehen
- vom Einsatz der Telematik am Arbeitsplatz einer einzelnen professionellen Position (Stationsarzt, Pflegedienst)
- vom Einsatz in einer speziellen Anwendungsumgebung ,etwa dem klinisch-chemischen Labor, der Radiologie oder gar in einer einzelnen Technologie wie EKG, EMG
- vom Einsatz in allgemeinen oder auf Nutzergruppen beschränkten Informationsdiensten

Wenn auch im folgenden so aufgegliederte Spezifika von Einsatzgebieten angesprochen werden, sollte doch nicht übersehen werden, daß im Rahmen einer gesamtheitlichen Leistung der Gesundheitsversorgung auch die Gesamtheitlichkeit im Informationsmanagement beachtet werden muß.

Auf jeder dieser Ebenen stellt sich die Frage, ob Telematik eine größere Effizienz der Versorgung erreicht. Dies hängt von der Technik selbst aber auch von ihrer wirtschaftlich-organisatorischen Einordnung ab.

Für die Kosten-Nutzen-Analyse einer telematisch gestützten Leistung sind zwei Größen von spezifischem Interesse:

Nutzungsgrad, d. h., wie ausgelastet ist das jeweilige telematisch gestützte Angebot (z.B. eine Telekonsultation) und

Nutzungsprofil, d. h., welche Leistungsanlässe führen zu welchen medizinischen Leistungen *und* ersetzen, ergänzen oder duplizieren dadurch welche konventionellen (z.B. Wegfall eines Helikopterfluges). Der Wegfall von Überweisung/Einweisung an/in eine andere Einrichtung ist ein relevanter Einsparbereich. Es wird dadurch aber auch die wirtschaftliche Basis der bisher überweisenden Einrichtung sicherer, indem sie über Telematik Dienstleistungen, die sie sonst nicht anbieten könnte, in ihr Angebotsprofil „hereinholt". Schließlich kann die Rationalisierung darin liegen, daß ein Leistungsprofil mit geringer qualifiziertem Personal aufrechterhalten werden kann, z.B. über Wachraum-Telekonsultation von Schwestern und Pflegern durch diensthabende Ärzte außerhalb des Wachraums. An diesem Beispiel kann man deutlich machen, daß telematische Lösungen auch forensische, weil Fragen der Sicherstellung und Verantwortung für die Qualität der Versorgung aufwerfen.

Die Kosten der Verwendung der Telematik und deren Übernahme oder Aufteilung in Vergütungssystemen spielt bei der ökonomischen Bilanz selbstverständlich eine wesentliche Rolle. Die Kosten betreffen u. a.:

- Gerätekauf- oder Mietpreise
- Softwaremiete/-kauf
- Netzinstallation
- Übertragungskosten
- Ausbildungskosten
- Unterhaltskosten.

Für den elektronischen medizinischen Arbeitsplatz (nicht nur ambulant, sondern auch stationär) lassen sich für einen höheren Leistungsstand folgende sieben Funktionsbereiche nennen:

(1) Organisation der lokal geführten Daten der elektronischen Krankengeschichte um die medizinischen Probleme eines Patienten herum, dabei zwischen aktiven und z.Zt. nicht-aktiven Problemen unterscheidend (problemorientierte Krankengeschichte)

(2) Verbindung zu Informationssystemen (Quellen, Adressaten) wichtiger Versorgungspartner innerhalb und außerhalb der eigenen Organisation, z.B. extern: zur Arzneimittelverordnung; intern: Labordaten-, Bilddatenübernahme

(3) Unterstützung der Datensammlung, Archivierung und des Wiederauffindens von Daten u.a. mit

- standardisiertem Vokabular
- nach den medizinischen Problemen des Patienten (siehe (1))

- Unterstützung der Definition von unterschiedlichen Datenuntermengen über dem gleichen Datenraum (für Datenübernahme und -übergabe): Unterschiedliche Nutzer brauchen unterschiedliche Daten.

Die konzeptionellen Standards hierzu, denen konkrete Systeme am Markt folgen müßten, um Versorgern zu erlauben, untereinander zu einem konkreten Patienten ohne besondere menschliche Interventionen kommunizieren zu können, werden zusammengefaßt als „verteilte elektronische Krankengeschichte" bezeichnet.

Die logische Aufbereitung nach (1) bis (3) müßte in Vorbereitung zum Übergang zur elektronischen Krankengeschichte auch bei herkömmlichen Dokumenten und Archiven erfolgen.

(4) Verknüpfung zu Wissens- und Referenzdatenbanken für

- Arbeitsablaufhilfen
- Qualitätssicherung
- Entscheidungsunterstützungssysteme
- Fort- und Weiterbildung
- Kostenkontrollen u. a.

(6) Gewährleistung von Datensicherheit und Zugriffssicherheit
(7) Robustheit: funktionale Einsatzfähigkeit 7 Tage die Woche, 24 Stunden am Tag
(8) Geeignete Schnittstellen zu und aus administrativen DV-Systemen (Abrechnungssysteme, Einbestellsysteme, Warenwirtschaftssysteme, Küchen- bzw. Diätsysteme etc.).

Eine Reihe von Studien haben die beträchtlichen Zeitaufwendungen (bis zu 50% der Arbeitszeit) belegt, die von der Arbeitszeit der Ärzte aber auch seitens anderer medizinischen Personals, wie z.B. Krankenschwestern, auf die Suche, Erfassung, Aufbereitung und Weitergabe von schriftlicher Patienteninformation entfällt.

Je nach der Qualität der papiergeführten Krankengeschichten und der Organisation der Dokumentenflüsse kann allein auf die Suche nach Information (früheren Befunden von Patienten) bis zu 20% der Arbeitszeit entfallen. Zu diesem Aspekt des Arbeitsaufwandes der Informationshandhabung treten die Störungen im Informationsfluß hinzu, die entweder zu Fehlern im Verständnis, zur erneuten Erhebung der Information oder zu Handeln unter Verzicht auf möglicherweise wichtige Informationen führen. So erreichen vielerorts Laborergebnisse die behandelnden Stationsärzte in bemerkenswerten Prozentsätzen (10%) nicht. Bei Patientenübergaben, Patientenaufnahmen und Patientenentlassungen und ähnlichen Vorgängen, bei denen der Status des Patienten umfassend zusammengestellt und beschrieben wird, fehlen in hohem Prozentsatz (in manchen Studien hierzu in bis zu 80% der Fälle) entscheidende Informationen.

Ein direkter Übergang von einer relativ unstrukturierten papiergeführten Dokumentation auf eine stringente elektronische ist mit hoher Sicherheit zum Scheitern verurteilt.

Probleme mit der Einführung und Aufrechterhaltung einer elektronischen Dokumentation von Krankendaten decken somit auch den menschlichen Verhaltenskern auf, den man damit beschreiben kann, daß man viel lieber sucht als ordnet.

Stimmen jedoch die konzeptionellen Voraussetzungen („verteilte elektronische Krankengeschichte") und werden die betroffenen Mitarbeiter entsprechend vorbereitet, kann man von dem systematischen Einsatz klinischer Dokumentations- und Kommunikationssoftware eine wesentliche Verbesserung in dieser Situation erwarten. Im Zusammenhang mit *patientenorientierten* Ablauforganisationen oder anderen arbeitsorganisatorischen Neuerungen, insbesondere im Krankenhaus, werden in Studien Kostenreduktionen im Ressourcenverbrauch von 15–20% gemeldet bei gleichzeitig beträchtlichen stationären und ambulanten Verweilzeitverkürzungen (bis zu 300%ige Erhöhung des Patientendurchsatzes). Diese neuen Organisationskonzepte sind ohne telematische Mittel gar nicht durchführbar. Andererseits ist wichtig zu erkennen, daß entsprechende Organisation und Dokumentation das notwendige Rückgrat für den Erfolg bilden und nicht allein die Technik.

Während die telematische Durchdringung im Bereich der Bild- und Signalverarbeitung sehr weitreichend ist, als Beispiel kann das EKG gelten, so ist es unter dem Gesichtspunkt der Integration in ein Informationssystem doch noch weitgehend bei einem „Nebeneinander" dezidierter Systeme geblieben, deren Informationen im Rahmen von Monitoringsystemen gleichsam wie durch ein gemeinsames Fenster angeschaut werden können. Immerhin erlaubt diese Kommunikations- und Eingriffsform organisatorisch, daß das Monitoring von einem zentralen Ort aus erfolgen kann.

Die Frage der richtigen Gestaltung des Monitoring ist – auch wegen der z.Zt. geringen empirischen Durchdringung – kaum parametrisierbar und somit kaum stringent beantwortbar.

Organisationsform der Benutzer, Anzahl der Patienten und ihres Problemspektrums, das es zu überwachen gilt, Struktur und Menge des Personals und der angeschlossenen Geräte gehen darin ein und stellen die Grundanforderungen an die Leistungsfähigkeit des Systems dar.

Mit dem anschwellenden Angebot an Bilddaten steigt auch die Notwendigkeit ihrer Auswertung gegenwärtig unter der Prämisse, daß hierfür immer weniger Zeit zur Verfügung steht. Dies hat zur Folge, daß die Bildanalyse besser und die Bildrepräsentation einfacher werden muß, ohne daß das Bildmaterial eine Darstellung bekommt, die mit einer „vernünftigen" Vorstellung von der Realität nicht mehr vereinbar ist.

Gegenwärtig laufen intensive Bemühungen, Bildmaterial, Analyse- sowie Repräsentationsformen mittels digitalen Verarbeitungsmethoden dem ärztlich-pflegerischen Personal unproblematisch verfügbar zu machen. Grundlage hierfür ist eine starke Vernetzung über die Zentren und die Stationen des Krankenhauses hinweg. Die einzelnen Stationen müssen mit ausreichend leistungsfähigen Geräten ausgestattet werden, die Netzleistung muß auch für die Datenmengen des Bildbestandes ausreichen und Software sowohl für die Bilddarstellung als auch für den Umgang mit dem Bildmaterial bereitgestellt werden. Bedarf besteht insbesondere an leistungsfähigen Werkzeugen zur Bildanalyse. Zwar stehen zahlreiche Techniken zur Verfügung, aber häufig ist ihre Nutzungstransparenz zu niedrig, um sie dem unerfahrenen Anwender an die Hand zu geben. Die automatischen Methoden sind im allgemeinen auf ein spezielles Problem zugeschnitten und erlauben wenig Variationsspielraum.

Großer Bedarf besteht weiterhin bei der Analyse und Visualisierung von dreidimensionalem Bildmaterial. Dies soll den Durchsatz erhöhen helfen. Ziel ist es, die Leistungsfähigkeit der menschlichen Wahrnehmung in der Bildanalyse zu erreichen. Hier müssen ausgereifte Methoden der Mustererkennung und der künstlichen Intelligenz zielgerichtet eingesetzt werden. Probleme ergeben sich aus dem großen Datenvolumen, das bei dreidimensionalen Datensätzen verarbeitet werden muß.

Neben der Bildanalyse ergibt sich als letzter Schritt die effiziente Betrachtung des Bildmaterials. Eine Lösung ist, die Einbindung des Anwenders in die präsentierte Szene zu optimieren. Durch entsprechende Techniken der virtuellen Realität bekommt der Anwender eine maximal realistische Darstellung des 3D-Datensatzes und kann somit leichter die unnötige Umgebungsinformation ausschalten, um dann in optimaler Weise die gebotene Information aufzunehmen und zu analysieren. Zudem wird durch neue Interaktionstechniken die Exploration und Manipulation des Datenmaterials vereinfacht und beschleunigt.

Sind diese Leistungsanforderungen heute noch Forderungen an die Forschung und Entwicklung, wenn auch deutlich unter dem Aspekt guter Realisierungschancen, steht eine Integration solcher Performanz in ein kommunikatives System nur unter Zuhilfenahme von Tricks und Kniffen zur Verfügung, z. B. für eine Telekonsultation oder für die Vor- und Nachbereitung eines telemedizinischen Eingriffes. Erst recht steht die ja an sich notwendige Integration in den gesamten Versorgungsprozess in den Sternen, also im Vorfeld der stationären Phase, und im Nachfeld, der Rehabilitation.

Warum steht sie in den Sternen?

- *Rechtliche Voraussetzungen*
  Die meisten für die Versorgungsintegration nötigen Übertragungen von herkömmlichen Sichtweisen der klinischen Kooperation auf eine elektronische sind rechtlich ungeklärt oder fragwürdig.
- *Organisatorische Voraussetzungen*
  Die vertraglichen Voraussetzungen sind nur rudimentär präformiert, die zuständigen Körperschaften positionieren sich noch und experimentieren unter verschiedenen Allianzen.
- *Technische Voraussetzungen*
  Sie sind am ehesten erfüllbar, sie sind aber bei weitem nicht erfüllt und selbst bei optimalen Voraussetzungen im rechtlichen und organisatorischen Bereich nicht so schnell erfüllbar wegen der
- *finanziellen Voraussetzungen.*

Die Integration der Versorgung setzt Infrastrukturleistungen voraus, die ähnlich der bei anderen Kommunikationsgebieten sich für den einzelnen erst rentieren, wenn genügend andere investiert haben, ja die Investition lohnt sich um so mehr, je mehr Anwender und je mehr Anwendungsgebiete angeschlossen sind. Dieses „in die Vorleistung treten" hat erneut ihre rechtliche, organisatorische und technische Dimension.

Ein gegliedertes System wie das deutsche Gesundheitssystem kann sich hier nicht so leicht am eigenen Schopf aus dem Sumpf ziehen. Ohne die Schaffung neuer Strukturen wird es nicht recht vorangehen. Und seien diese Strukturen ansonsten noch so schwach konzipiert: wie etwa eine konzertierte Aktion, neue Strukturen, in denen Standards, Investitionen und exemplarische Anwendungsfelder vorgedacht und von den Partnern aus Versorgung, Krankenversicherung und Industrie dann gemeinschaftlich umgesetzt werden!

Die Versuche, in einzelnen Anwendungsbereichen, wie z.B. der prä- und postoperativen Phase, zu einer medizinisch überzeugenden technologischen Lösung zu kommen, sind sicher notwendig, sie werden aber selten ein Niveau erhalten, daß daraus für die Industrie, Anwender und Finanzierer ein sinnvoller „business case" entsteht: und nur der wird eine Innovation in die Diffusion bringen. Es ist deshalb erforderlich immer wieder nicht nur auf die Vorteile der verschiedenen Anwendungsgebiete zu verweisen, sondern auch auf die Notwendigkeit einer das deutsche Versorgungssystem als ganzes erfassenden Gesundheits-Informations-Infrastruktur. Übrigens ist dies nicht nur ein deutsches Problem. Erst jüngst sind auch in den USA Aufrufe in dieser Richtung veröffentlicht worden, die richtigerweise fordern, daß dabei über den nationalen Tellerrand geschaut werden sollte, weil „this will enable the United States to both benefit from innovations tested and implemented in other nations and vice versa". Diesem ist nichts mehr hinzufügen.

KAPITEL 2

Optimierung der bildgebenden Diagnostik mittels telemedizinischer Dienste: Welche Technologie für welchen Einsatzbereich?

R. Felix und B. Bergh

Einleitung

In der modernen Hochleistungsmedizin kommt diagnostischen Entscheidungsprozessen eine eminente Bedeutung zu. Um für die zu treffende Entscheidung ein Höchstmaß an Qualität zu gewährleisten, sind im wesentlichen vier Faktoren erforderlich, ein vollständiges Vorliegen aller patientenbezogenen Informationen und Dokumente, qualifizierte Entscheidungsträger, ausreichend Zeit und dies alles gleichzeitig zu einem bestimmten Zeitpunkt. Die Telemedizin soll helfen diese Anforderungen zu erfüllen. Ziel der vorliegenden Arbeit ist eine Einordnung und Bewertung der verschiedenen verfügbaren Kommunikationstechnologien für ihren Einsatz in der Telemedizin, insbesondere im Bereich der bildgebenden Diagnostik und der Teleradiologie. Hierzu müssen zunächst die Einsatzszenarien sowie die daraus resultierenden klinischen und technischen Anforderungen definiert werden.

Klinische Anforderungen

Für den Einsatz der Telemedizin in der bildgebenden Diagnostik lassen sich fünf grundlegende Szenarien beschreiben, wobei jeweils ein Anbieter und ein Nutzer an der Kommunikation beteiligt sind:

1. **Bildbetrachtung:** Bei der reinen Bildbetrachtung werden dem Nutzer die gewünschten Bilder seines Patienten von einem Anbieter zur Verfügung gestellt. Meist geschieht dies in Verbindung mit dem schriftlichen Befund. Ein direkter verbaler Austausch zwischen Nutzer und Anbieter findet nicht statt. Die Qualität des Bildmaterials muß nicht generell diagnostischen Gesichtspunkten genügen.
2. **Demonstration:** Hierbei demonstriert und diskutiert der Anbieter mit dem Nutzer anhand der übertragenen Bilder die entsprechenden Befunde. Eine diagnostische Bildqualität ist auch hierbei nicht zwingend erforderlich.
3. **Konsultation, Zweite Meinung:** Ziel ist es, von einer zweiten Person, dem Anbieter, eine klinisch relevante Auskunft zu dem diskutierten Fall zu erhalten. Die Kommunikation findet somit aus eindeutig diagnostischen Ge-

sichtspunkten statt und setzt ein Gespräch als auch eine diagnostische Bildqualität voraus.

4. **Ferndiagnose:** Bei der Ferndiagnose wird von dem Anbieter, in Abwesenheit des Nutzers, anhand des vorliegenden, übersandten Bildmaterials eine Diagnose gestellt, bzw. ein diagnostisches Vorgehen initiiert. Selbstverständlich ist auch hierbei eine diagnostische Bildqualität zwingend.

5. **Lehrveranstaltung:** Bei dieser wird die Telemedizin für Aus- und Weiterbildungszwecke genutzt. Es sind verschiedene Ansätze möglich. Bei der *Offline*-Lehrveranstaltung werden nur die Lehrinhalte an den Lernenden übertragen. Bei der *Online*-Lehrveranstaltung findet zusätzlich eine direkte Kommunikation mit dem Lehrer statt, wobei dieser oftmals mit mehreren Lernenden gleichzeitig kommuniziert. Beide Szenarien setzen in der Regel keine diagnostische Bildqualität voraus.

Technische Anforderungen

Aus den genannten klinischen Anforderungen lassen sich die technischen Anforderungen ableiten. Im wesentlichen sind hier zwei Formen der Kommunikation zu unterscheiden, die ausschließliche Datenkommunikation, im Fall der bildgebenden Diagnostik der reine Bildtransfer, und die Videokonferenz, bei der gleichzeitig Ton, Videobild und Daten übertragen werden. Zu berücksichtigen ist weiterhin, ob eine uni- oder bidirektionale Kommunikation notwendig ist. Die klinischen Ansprüche an die Bildqualität geben auch den Rahmen für eine Bilddatenkompression vor, welche zur Verkürzung der Übertragungszeit generell eingesetzt wird. Sofern die Bilddaten diagnostisch genutzt werden sollen ist allenfalls eine verlustfreie Kompression (ca. bis Faktor 1:2,5) gestattet, bei anderen Anwendungen kann auch verlustbehaftet (bis Faktor 1:50) komprimiert werden. Die technischen Anforderungen für jedes klinische Szenario lassen sich wie folgt zusammenfassen:

1. **Bildbetrachtung:** Unidirektionale, reine Datenkommunikation (Bildtransfer) mit verlustbehafteter Bildkompression. Die Bilddaten werden entweder *aktiv* von dem Nutzer abgeholt oder *passiv* an diesen versandt.

2. **Demonstration:** Erfordert sowohl eine Datenkommunikation als auch eine Videokonferenz; eine verlustbehaftete Kompression ist möglich.

3. **Konsultation, Zweite Meinung:** Auch hierbei ist eine Kombination der Datenkommunikation mit einer Videokonferenz notwendig. Zur Gewährleistung der diagnostischen Qualität müssen die Bilddaten allerdings verlustfrei übertragen werden.

4. **Ferndiagnose:** Die Ferndiagnose beruht allein auf einer verlustfreien Datenübertragung.

5. **Lehrveranstaltung:** Im Rahmen der *Offline*-Lehrveranstaltung ist eine verlustbehaftete Datenkommunikation ausreichend. Bei der *Online*-Lehrveranstaltung wird diese mit einer Videokonferenz kombiniert, wobei meist sogenannte *Multipoint*-Konferenzen zur Anwendung kommen, bei denen der Lehrer mit mehreren Lernenden in Verbindung steht.

Zusätzlich zu diesen vom geplanten Einsatz direkt abhängigen Anforderungen sollten noch allgemeine Anforderungen an die Kommunikationstechnologien definiert werden:

- höchstmögliche Sicherheit
- einfache Bedienbarkeit
- kostengünstig
- Verbindung jederzeit und frei von beiden Partnern herstellbar
- standardisierte Kommunikationsplattform, so daß Verbindungen universell mit verschiedenen Partnern ohne zusätzliche Vorbereitung durchgeführt werden können
- ausreichende Qualität und Geschwindigkeit des Videobildes
- gute Qualität der Tonübertragung
- Möglichkeit von Mehrpunktkonferenzen
- Möglichkeit der synchronen Bildbearbeitung
- ausreichend hohe Geschwindigkeit der Datenübertragung, so daß auch große Datenmengen übertragen werden können.

Verfügbare Kommunikationstechnologien

Im wesentlichen können heute drei Kommunikationstechnologien unterschieden werden: die Internet-Kommunikation (IK), die direkte Kommunikation (DK), sowie eine Kombination der beiden vorgenannten Techniken: die Internet-Direkt-Kommunikation (IDK) [9, 11]. Jede dieser Technologien hat spezifische Vor- und Nachteile, welche im folgenden dargestellt werden sollen.

Internet-Kommunikation

Die IK verwendet als Kommunikationsnetzwerk das Internet. Grundcharakteristikum einer Internet-Verbindung ist, daß der Weg zwischen dem Ausgangs- und dem Zielrechner über eine Vielzahl von Vermittlungsstationen beschritten wird und somit aus einer Abfolge diskreter Teilverbindungen besteht. Die zu übertragende Information wird sozusagen stückweise von Computer zu Computer weitergeleitet, wobei zum Teil erstaunliche Strecken zustande kommen (z. B. von Berlin nach Washington über Südafrika und Brasilien). Der eingeschlagene Pfad ist nie vorhersehbar und variiert, selbst bei gleichem Ausgangs- und Zielrechner, erheblich. Insgesamt führt der prinzipielle Aufbau des Internets dazu, daß Qualität und Geschwindigkeit der Netzwerkverbindungen kaum vorhersagbar sind.

Für die Kommunikation über das Internet wird ein weltweit einheitlicher Standard verwendet: das Internet Protokoll (IP) in Verbindung mit dem Transmission Control Protokoll (TCP).

Aufsetzend auf dem Netzwerk und dem Kommunikationsprotokoll stellt die Internettechnologie eine Reihe von Diensten zur Verfügung, welche für eine Bildübertragung genutzt werden können: die Elektronische Post (Email), das File Transmission Protokoll (FTP) und das World Wide Web (WWW). Auch Videokonferenzen mit sogenannten IP-basierten Systemen (Microsoft Netmeeting, CUSeeMe) sind möglich. Hierfür stehen unter anderem die Standards H.323 für Videokonferenzen und T.120 für die gemeinsame Nutzung von Anwendungen (Application sharing) zur Verfügung, welche auch von den meisten Anbietern umgesetzt werden [10].

Vorteile: Als bedeutendster Vorteil der IK kann die weltweite Verwendung der Technologien und des standardisierten Protokolls (TCP/IP) angesehen werden, wodurch sich auch die Bedienung der Software, selbst für Anfänger, einfach gestaltet. Hinzu kommt, daß sowohl die Software als auch die Netzbenutzung sehr kostengünstig, meist sogar kostenfrei sind. Ein weiterer entscheidender Vorteil liegt in der Tatsache, daß eine spezifische Hardware nicht erforderlich ist. Eine normale Netzwerk- oder ISDN-Karte ist zur Herstellung der Verbindung für die alleinige Datenkommunikation bereits ausreichend. Bei einer Videokonferenzanwendung kommen noch eine Sound/Videokarte, eine Kamera sowie ein Mikrophon hinzu. Bei allen benötigten Komponenten können Standardprodukte, welche im allgemeinen Computermarkt etabliert sind, verwendet werden. Der Nutzer ist in seiner Wahl weitestgehend frei und kann die Produktentscheidung von dem verfügbaren Budget abhängig machen. Sein korrespondierender Partner kann gänzlich andere Produkte besitzen, ohne daß die Qualität der Kommunikation beeinträchtigt ist. Hierdurch wird entscheidend zur Offenheit der Nutzung beigetragen. Ohne zusätzliche, spezifische Vorbereitung kann mit verschiedenen Gesprächspartnern weltweit eine Verbindung aufgebaut werden.

Nachteile: Die wesentlichen Nachteile der IK resultieren aus dem Konzept des Internets selbst. Bei einer Kommunikation über das Internet kann die Datensicherheit prinzipiell nicht garantiert werden. Zwar gibt es mit der Anonymisierung und Verschlüsselung der Daten Lösungsmöglichkeiten, der unsichere Charakter der Technik bleibt jedoch im Zusammenhang mit medizinischen Daten erhalten. Das zweite Problem der IK ist die Übertragungsgeschwindigkeit. In der Regel bieten Verbindungen über das Internet nur sehr begrenzte Übertragungsraten, so daß die Übertragungsdauer, insbesondere bei Videokonferenzen und größeren Bilddatensätzen, einen sinnvollen Einsatz für medizinische Zwecke meist nicht mehr erlaubt. Bei kleineren oder verlustbehaftet komprimierten Datenmengen kann dagegen die Geschwindigkeit vollkommen ausreichend sein.

Direkte Kommunikation

Die DK beschreibt Kommunikationsverbindungen, bei denen eine direkte Verbindung zwischen den beteiligten Rechnern und Standorten hergestellt wird. Der größte Teil der bis heute üblichen Videokonferenzen und Datenübertragungen wird mittels dieser Technik bewältigt. Die Kommunikation kommt entweder über eine Wahlverbindung oder über eine permanente, immer bestehende Leitung zustande. Bei den Wahlverbindungen handelt es sich um normale Telefonleitungen, zumeist das ISDN-Netz. Im zweiten Fall wird für eine bestimmte Verbindungsstrecke, zu nur einem feststehenden Partner, eine konstante Bandbreite entweder permanent oder stundenweise von einem Telekommunikationsanbieter angemietet. Als Kommunikationstechnologien kommen hierbei ISDN, Frame-Relay als auch ATM- Netze (Asynchronous Transfer Mode) zum Einsatz. Die verfügbaren Videokonferenz-Produkte bestehen meist aus einer Kombination von Software und Hardware und sind für die Anwendung mit einem bestimmten Kommunikationsnetz optimiert.

ISDN

Eine ISDN-Verbindung kann mittels eines Basisanschlusses oder eines Primärmultiplexanschlusses hergestellt werden [4, 8].

Der *Basisanschluß* wird als S_0-Anschluß bezeichnet und bietet 2 Datenkanäle à 64 KBit/s. Durch Kanalbündelung ist eine Übertragungsrate von 128 KBit/s möglich. Mittels Bündelung von drei Basisanschlüssen ist eine Übertragungsrate von 384 KBit/s realisierbar. Durch die allgemeine Verwendung des H.320-Standards für PC-Videokonferenzen ist eine Kommunikation zwischen Produkten unterschiedlicher Hersteller möglich. Für die gemeinsame Betrachtung von Bildern stehen gemeinsame Zeiger (corresponding pointers), die die Orientierung im Bild gewährleisten, zur Verfügung. In Abhängigkeit von der Anzahl der gebündelten Kanäle bietet die Videokonferenz einen guten oder sehr guten Ton bzw. eine ausreichende oder gute Bildqualität. Für den Austausch von Dokumenten sollte generell ein primär digitaler Import bevorzugt werden. Die Übertragung von analogen Dokumenten über eine Dokumentenkamera ist bei einem S_0-Anschluß wegen der eingeschränkten Bildqualität in den derzeitig verfügbaren Systemen nicht sinnvoll. Anders bei der Verwendung von drei Basisanschlüssen wo auch die Einspeisung von Videoquellen wie Mikroskopen oder Endoskopiekameras möglich ist [2, 5, 6, 12].

Neben dem S_0-Anschluß gibt es auch noch den *Primärmultiplexanschluß* oder B(reitband)-ISDN S_{2M}-Anschluß. Er bietet 30 Datenkanäle à 64 KBit/s, wodurch mittels Kanalbündelung 2 MBit/s möglich sind. Der S_{2M}-Anschluß wird häufig in betrieblichen Telefonanlagen eingesetzt. Neben dem Anschluß wird noch spezielle Hard- und Software benötigt, welche bei allen Partnern in identischer Weise vorhanden sein muß. Standardisierte Produkte existieren nicht. Der Dokumentenimport erfolgt primär digital; eine gemeinsame Bildbetrachtung und Nachverarbeitung ist möglich. Die Verbindungsqualität ist für alle bildgebenden Verfahren ausreichend und stabil. Die Bild- als auch die Tonqualität sind sehr gut und die Einbindung von analogen Videoquellen stellt kein Problem dar. Der hohe technische Aufwand verbunden mit den hohen Telefonkosten schränkt den Einsatz dieser Methode allerdings ein, zumal wesentliche technische Weiterentwicklungen nicht zu erwarten sind.

Die *Anwendung* von ISDN für die Telemedizin ist heute fast überall möglich, womit neben der direkten, allzeit verfügbaren Anwahlmöglichkeit auch schon der entscheidende Vorteil dargelegt wäre. Der Einsatz für medizinische Anwendungen hängt sehr von der Anzahl der verwendeten Anschlüsse ab. Ein einziger Basisanschluß kann gut für die reine Datenkommunikation und die reine Videokonferenz genutzt werden, wobei eine eingeschränkte Anzahl von Bildern demonstrierbar ist. Die Durchführung komplexer Videokonferenzen ist schwierig. Die ISDN-Videokonferenz mit drei Basisanschlüssen ermöglicht dagegen schon heute Mehrpunktkonferenzen, bei einer gleichzeitig guten Videobildqualität, die allerdings immer noch eine Verzeichnung bei Bewegungen aufweist. Mit einem Multiplexanschluß können gleichermaßen sehr gute Ergebnisse bei Videokonferenzen und Datenübertragungen erreicht werden.

ATM

ATM ist die jüngste Kommunikationstechnik, die in einer rapiden Entwicklung begriffen ist und deren Standardisierung noch nicht vollständig abgeschlossen ist. Die wichtigste Eigenschaft von ATM ist die Verwendung von identischer Technik (Hard- und Software) sowohl für den LAN[1]- als auch den WAN[2]-Bereich [3, 7], wodurch doppelte Investitionen entfallen. ATM ist definiert für Übertragungsraten von 20 MBit/s bis 2,4 GBit/s[3] und mehr. Üblich ist heute die Verwendung von 155 MBit/s im LAN. Es können alle primär digitalen oder digitalisierten Dokumentenarten importiert werden. Das BWiN[4] des DFN[5] nutzt ATM bereits heute routinemäßig. Die Qualität der Videokonferenz ist hervorragend in Ton und Bild, und die Datenkommunikation erfolgt fast verzögerungsfrei. Damit wird erstmalig die gemeinsame Bearbeitung auch größerer Bilddokumente mit allen Funktionen der Nachverarbeitung möglich. Als Nachteile sind im Moment zu nennen, daß die WAN-Verbindungen angemeldet werden müssen und somit eine Selbstwahl nicht möglich ist. Auch lassen sich Mehrpunktkonferenzen noch nicht verwirklichen. Hinzu kommt, daß die Technik gegenwärtig noch prototypisch, kostenaufwendig und wenig verbreitet ist.

Zusammenfassung der Eigenschaften der direkten Kommunikation

Vorteile: Einer der wesentlichen Vorteile aller Verfahren der DK ist, daß sie im Vergleich zur IK in einer geschlossenen Kommunikationsumgebung stattfinden. Insofern ist sie im Hinblick auf den Datenschutz als relativ sicher einzustufen.

Die Übertragungsgeschwindigkeit hängt sehr von der gewählten Kommunikationsform ab. Grundsätzlich gilt aber, daß bei der DK die Geschwindigkeit der eigentlichen Verbindung auch der Übertragungsgeschwindigkeit ent-

---

[1] Local Area Network
[2] Wide Area Network
[3] Gigabit pro Sekunde, 1 Gbit = 1024 MBit
[4] Breitband-Wissenschaftsnetz
[5] Deutsches Forschungsnetz e. V.

spricht. Es kann also eine Verbindung zu jedem beliebigen Zeitpunkt mit einer eindeutig definierten und im Gegensatz zum Internet vorhersehbaren Geschwindigkeit etabliert werden.

Nachteile: Der Hauptnachteil der DK ist der im allgemeinen proprietäre Charakter dieser Verbindungen. Zwar ist durch die Umsetzung des H.320 Standards eine Videobildkommunikation zwischen den meisten Produkten möglich, bereits bei dem Application Sharing treten aber fast immer Probleme auf, die die Nutzung im medizinischen Umfeld deutlich einschränken. Hinzu kommt, daß alle Produkte auf einer firmenspezifischen Hardware aufsetzen, wodurch ein für den Benutzer transparenter Einsatz erheblich erschwert wird. Als zweiter Nachteil sind die mit der DK verbundenen Kosten zu nennen. Dies gilt sowohl für den initialen Kauf der Gerätschaften als auch für die eigentliche Verbindung, wodurch die Situation entsteht, daß meist nur eine Konferenzstation angeschafft wird, welche dann von einer gesamten Abteilung genutzt wird. Eine direkte Verknüpfung mit dem Arbeitsplatz des Arztes ist somit kaum möglich.

Internet-Direkt-Kommunikation

Mit der IDK wird eine Kombination der beiden vorgenannten Techniken angestrebt. Das Ziel ist es dabei, die Vorteile beider Methoden unter Ausschaltung der Nachteile zu verbinden („best of both worlds"). Von der IK wird das weitverbreitete, standardisierte Protokoll (TCP/IP), die etablierten Dienste (E-mail, FTP, WWW, IP-basierte Videokonferenz) und die überwiegend kostenfreie, einfach zu bedienende, Software verwendet. Die Technik der DK wird zur Herstellung der eigentlichen physikalischen Verbindung genutzt. Auf der Basis einer direkten Kommunikation, somit einer schnellen und sicheren Verbindung, wird dann mittels TCP/IP kommuniziert, so daß die Vorteile des Protokolls und der entsprechenden, aus dem Internetbereich kommenden, Software erhalten bleiben. Es wird sozusagen die Internet-Technologie durch eine direkte Kommunikation getunnelt.

Vorteile: Die IDK eröffnet eine Vielzahl von Möglichkeiten. Eine der wichtigsten ist die generelle Offenheit dieser Technologie. Durch die Verwendung von Standard-Soft- und -Hardware kann jeder verfügbare Computer genutzt werden. Der Einsatz eines gemeinsamen, standardisierten Protokolls ermöglicht die Kommunikation mit fast jedem Partner auf der Welt, wobei durch Kombination mit der DK keine Einbußen hinsichtlich der Übertragungsgeschwindigkeit hinzunehmen sind. Mit der Einführung der IDK wurde ein entscheidender Schritt in die Richtung getätigt, daß eines Tages die Telemedizin genauso einfach und alltäglich sein könnte wie heute die Telefonie. Direkt vom Arbeitsplatz des Arztes aus, egal ob innerhalb eines Krankenhauses oder in einer Praxis, mit jedem Ansprechpartner in der Welt kommunizieren zu können, ist eine Vision, die sich wohl nur mit der IDK verwirklichen lassen wird. Hinzu kommt, daß bei Verwendung eines Standardcomputers auch die gängigen Dienste des Internets, welche bereits heute bei der Informationsrecherche von Bedeutung sind, auf dem gleichen Rechner verfügbar sind. Ein weiterer Vorteil der IDK liegt in ihrer Unabhängigkeit von Entwicklungen der Hardware- oder Netzwerktechnologie. Solange die Technologie einen Einsatz von TCP/IP zuläßt, was gegenwärtig fast ausnahmslos der Fall ist und sich auch in Zukunft nicht ändern dürfte, kann sie ohne weiteres für die IDK verwendet werden. Hieraus resultiert noch ein zusätzlicher Gewinn. In Abhängigkeit von dem Einsatzzweck können verschiedene Netzwerke genutzt werden. Ist eine schnelle und sofort verfügbare Verbindung erforderlich, so wird die IDK verwendet. Steht jedoch Zeit zur Verfügung und wird keine Videokonferenz benötigt, so kann auch eine kostenlose IK zum Einsatz gelangen. Der Benutzer kann dies vom Einzelfall abhängig frei entscheiden, ohne daß sich die Benutzung für ihn ändert. Die IDK eignet sich auch als Grundlage für umfangreichere Netzwerke, so haben die Autoren z. B. auf der Basis der IDK ein Konzept für eine weltweite Vernetzung von Krebszentren erstellt, welches als Grundlage für das von den G7-Staaten angestrebte G7-Onkologie-Netzwerk dient [1].

Nachteile: Zwar lassen sich mit der IDK weitestgehend die positiven Eigenschaften der IK und der DK verbinden, da jedoch nach wie vor eine DK zur Herstellung der Verbindung genutzt wird, fallen unverändert die zum Teil hohen Verbindungsgebühren an. Einzig durch die Flexibilität des Konzeptes, welche es zuläßt, je nach Bedarf das adäquate Kommunikationsnetz zu wählen (s. o.), lassen sich bei der zweckbezogenen Nutzung der IK Kosteneinsparungen erzielen. Die Verwendung des ansonsten sehr positiv zu bewertenden Internet-Protokolls birgt aber auch Nachteile. Im Gegensatz zu der, durch den Einsatz proprietärer Hardware, geschwindigkeitsoptimierten DK entsteht bei der IK durch die Verwendung ausschließlich auf Software basierter Lösungen ein sogenannter Protokoll-Overhead. Durch die zusätzliche Übertragung der für das IP notwendigen Informationen reduziert sich die, für die eigentlichen Inhalte verfügbare, Bandbreite der Gesamtverbindung. Dies bewirkt, daß sich die Übertragungsdauer verlängert bzw. bei einer Videokonferenz die Bildqualität verschlechtert. Das Ausmaß des Protokoll-Overheads ist derart groß, daß bei Verwendung von nur einem ISDN-Basisanschluß ein Einsatz der IDK für medizinische Zwecke nicht mehr sinnvoll möglich ist. Hier muß, trotz der proprietären Eigenschaften, heute noch der DK der Vorzug gegeben werden.

Empfehlungen zum zielgerichteten Einsatz der verschiedenen Kommunikationstechnologien

Grundsätzlich kann durch den Einsatz der Telemedizin im Bereich der bildgebenden Diagnostik eine deutliche Vereinfachung und Komplettierung der Entscheidungsprozesse erreicht werden. Die hierfür notwendigen Voraussetzungen werden von den heute vorhandenen Kommunikationstechniken in einzelnen Bereichen recht gut erfüllt. Dennoch steht bisher keine Methode zur Verfügung, welche allen gestellten Anforderungen zu vertretbaren Kosten gerecht wird. Insofern ist ein zielgerichteter Einsatz der verschiedenen vorhandenen Kommunikationstechnologien um so bedeutsamer. Im folgenden soll eine Annäherung versucht werden, welche eine Einordnung der eigenen Bedürfnisse ermöglichen und damit eine erste Hilfestellung bieten soll. Selbstverständlich wird aus Kostengründen keine Institution für jeden der gedachten Einsatzzwecke eine spezifische Technologie anschaffen, so daß wohl eine Sektion, ausgehend von dem Hauptbedürfnis, die endgültige Entscheidung prägen wird. Grundsätzlich sollte dabei nach Meinung der Autoren berücksichtigt werden, daß dem Einsatz der Internet-Technologie die Zukunft gehört. Keine andere Technologie hat den Informatiksektor in den letzten Jahren mehr beeinflußt, und es ist davon auszugehen, daß dieser Trend anhalten wird.

1. **Bildbetrachtung:** In Abhängigkeit davon, ob ein aktiver oder ein passiver Bildtransfer vorgesehen ist, können verschiedene Techniken verwendet werden. Grundsätzlich ist ein Einsatz der reinen IK möglich, wenn nur wenige Bilder zu übertragen sind und ausreichend Zeit zur Verfügung steht. Die technische Umsetzung wird dabei sowohl für den aktiven als auch für den passiven Bildtransfer in Analogie zur IDK vorgenommen. Generell ist aus Sicherheits- und Geschwindigkeitsgründen die IDK zu bevorzugen. Bei der *aktiven* Abfrage stellt der Nutzer selbst eine Verbindung, in der Regel via ISDN, zu dem Anbieter her und wird dann auf einen ihm zugeordneten Bildserver (WWW-Server) weitergeleitet. Mit einem normalen WWW-Browser (Netscape Communicator, Microsoft Internet Explorer) kann er dann die gewünschten Bilder auswählen und auf seinen Computer laden bzw. mit einer zusätzlichen Software betrachten. Das Virchow-Klinikum arbeitet seit längerer Zeit mit einem derartigen System, welches auch innerhalb des Klinikums für den Zugriff auf Bilddaten und Befunde genutzt wird [13]. Für den *passiven* Versand wird von dem Anbieter eine physikalische IDK-Verbindung unter Verwendung des TCP/IP-Protokolls aufgebaut. Für den eigentlichen Bildtransfer werden dann entweder Standarddienste aus dem Internet wie E-mail und FTP oder der DICOM-Standard[6] genutzt, mit dem die Bilder direkt in eine Betrachtungssoftware des Nutzers geladen werden.
2. **Demonstration:** Die Wahl der Kommunikationstechnologie hängt hier sehr von den Gegebenheiten des Nutzers ab. Steht nur ein ISDN-Basisanschluß zur Verfügung (s. o.), so sollte der DK der Vorzug gegeben werden. Von drei Basisanschlüssen an aufwärts wird die IDK empfohlen.
3. **Konsultation, Zweite Meinung:** Ähnlich der Demonstration sollten auch für die Konsultation die lokalen Gegebenheiten berücksichtigt werden, wobei hier allerdings Einschränkungen zu Geltung kommen. Eine diagnostisch orientierte Videokonferenz, bei der nur eine verlustfreie Kompression gestattet ist, wird mit einem ISDN-Basisanschluß keine befriedigenden Resultate liefern. Aufgrund des Umfanges der Bilddaten wird die Leistungsfähigkeit des Systems meist derart beeinträchtigt, daß die Wartezei-

---

[6] Digital Imaging and Communications in Medicine

ten ein nicht mehr akzeptables Ausmaß annehmen. Insofern sollten, bei der erklärten Absicht die Telemedizin für diagnostische Applikationen einzusetzen, generell mindestens drei ISDN-Basisanschlüsse angeschafft werden. In diesem Zusammenhang ist dann die ausschließliche Nutzung der IDK empfehlenswert.

4. **Ferndiagnose:** Die Gegebenheiten für die Ferndiagnose ähneln in vielem denen der reinen Bildbetrachtung, wobei als entscheidender Unterschied in diesem Fall eine verlustfreie Datenübertragung vorausgesetzt wird. Die Wahl des verwendeten Netzwerkes sollte sich an den konkreten medizinischen Bedürfnissen des einzelnen Falles orientieren. Als Leitlinien zur Beurteilung können die Menge der zu übertragenden Bilddaten und die Zeitachse, d. h. der Zeitraum in dem eine Entscheidung benötigt wird, herangezogen werden. Bei zeitunkritischen Anforderungen oder wenn nur wenige CT/MRT-Schnitte für die Diagnostik erforderlich sind, kann die IC eingesetzt werden, sofern dem Datenschutz Rechnung getragen wird. Sofern eine unverzügliche Entscheidung notwendig ist oder größere Bildmengen zur Debatte stehen, sollte generell der IDK der Vorzug gegeben werden, wobei dann aber auch mindestens drei Basisanschlüsse vorhanden sein sollten. Die technische Umsetzung erfolgt bei allen Szenarien der Ferndiagnose in Analogie zur Bildbetrachtung.

5. **Lehrveranstaltung:** Für Lehrveranstaltungen sind aufgrund der standardisierten Software- und Hardwareplattform unbedingt die IK und die IDK zu empfehlen. Bei *Offline*-Lehrveranstaltungen ist die IK ausreichend und am einfachsten einzusetzen. Für *Online*-Lehrveranstaltungen hat sich die IDK in Kombination mit *Multipoint*-Konferenzen als die günstigste Variante erwiesen.

Literatur

1. Bergh B, Van der Donk E (1997) Standards for Telematics Cooperation between Cancer Centres. Über die Verfasser
2. Blaine GJ, Moore SM, Cox JR, Whitman RA (1992) Teleradiology via narrow-band integrated services digital network (N-ISDN) and Joint Photographic Experts Group (JPEG) image compression. J-Digit-Imaging 5(3):1561–60
3. DoVan M, Humphrey LM, Cox G, Ravin CE (1995) Initial experience with asynchronous transfer mode for use in a medical imaging network. J-Digit-Imaging 8(1):43–48
4. Felix R, Bergh B, Emmel D (1997) Klinikkommunikation und Telemedizin in der Onkologie. Der Onkologe 3(2):122–128, 4/1997
5. Goldberg ME, Ritenour ER (1993) A teleconferencing system. Proc-Annu-Symp-Comput-Appl-Med-Care 803–807
6. Hahn CH, Handels H, Rinast E, Bernardes P, Busch CH, Kuhn V, Miehe J, Will A, Putzar H, Rosler K (1995) ISDN based teleradiology and image analysis with the software system KAMEDIN. Medinfo 8 Pt 2:1511–1514
7. Huang HK, Arenson RL, Dillon WP, Lou SL, Bazzill T, Wong AW (1995) Asynchronous transfer mode technology for radiologic image communication. Am-J-Roentgenol 164(6):1533–1536
8. Inoue T, Inoue T (1994) ISDN application for image transmission. Comput-Methods-Programs-Biomed 43(1–2):139–144
9. Lemke HU (1993) Communication networks for medical image transmission. Strahlenther-Onkol 169(9):512–520
10. London JW, Morton DE, Marinucci D, Catalano R, Comis RL (1995) Cost effective Internet access and video conferencing for a community cancer network. Proc-Annu-Symp-Comput-Appl-Med-Care.78:1–4

11. Meyer-Ebrecht D (1994) Netzwerke für die Bildkommunikation. Gegenwärtiger Stand. Radiologe 34(6):309–316
12. Reponen J, Lahde S, Tervonen O, Ilkko E, Rissanen T, Suramo I (1995) Low-cost digital teleradiology Eur-J-Radiol 19(3):226–231
13. Thomsen J, Zielinski C, Emmel D, Bergh B, Kleinholz L, Felix R (1996) A World Wide Web Based Access to Clinical Patient Data. In: Kilcoyne RF, Lear JL, Rowberg AH (ed) Computer Applications To Assist Radiology. Proc SCAR 96, 8:358–363

KAPITEL 3

Präklinisches Notfallkommunikationssystem

Einführung

Notfälle passieren überall an jedem Ort, zu jeder Tages- und Nachtzeit, in jeder vorstellbaren Konstellation und ... sie können jeden von uns betreffen.

Die Ziele aller notfallmedizinischer Bemühungen um den Patienten sind die Lebensrettung im klassischen Sinne, die Begrenzung des gesundheitlichen Schadens und die Wiederherstellung der bestmöglichen Lebensqualität.

Das Notfallversorgungssystem in Deutschland ist mit Rettungswagen, Notarztwagen und Rettungshubschrauber flächendeckend und zählt bereits zu den besten weltweit. In den letzten Jahren konnte durch den medizinischen und technischen Fortschritt sowie durch die strengeren Ausbildungsvorschriften für den Notarzt die Qualität der medizinischen Erstversorgung weiter verbessert werden. Doch Schwachstellen und Lücken in den einzelnen Phasen des Rettungsablaufes sind leider, trotz guter medizinischer Versorgung, immer wieder festzustellen und führen zu vermeidbaren Gefahren für den Patienten. So kann einerseits eine nicht adäquate Schockbehandlung die Entwicklung einer posttraumatischen Multiorganfunktionsstörung negativ beeinflussen und den Verletzten auch Tage nach dem Unfall noch vital bedrohen, andererseits kann eine nicht sachgerechte Versorgung einer Verletzung zu langwierigen Behandlungen mit einem bleibenden Schaden oder Invalidität führen. Diese unnötigen Defektheilungszustände als Folge solcher Unzulänglichkeiten resultieren meist in einer lebenslangen Behinderung mit all ihren sozialen und wirtschaftlichen Problemen.

Die Anforderungen an das Rettungssystem sind, das therapiefreie Intervall so kurz wie möglich zu halten und jedem Notarzt das erforderliche Wissen zur optimalen Behandlung zur Verfügung zu stellen.

Während der Arzt in der Klinik gewohnt ist im Team zu arbeiten und Rückfragemöglichkeiten hat, muß der Notarzt vor Ort lebenswichtige Entscheidungen allein und ohne die gewohnten diagnostischen Grundlagen treffen. Er muß mit seinem Basiswissen fachspezifische Notfälle vom gynäkologischen über pädiatrischen, internistischen und chirurgischen Gebiet alleine erstversorgen können. Daneben muß er bei Unfällen auch organisatorische Aufgaben übernehmen, von der Absicherung der Unfallstelle über die Lagebeurteilung und Triage bei mehreren Verletzten, bis zur Überwachung der gesamten Organisation der Rettung und der rechtzeitigen Nachforderung der richtigen Rettungsmittel sowie der Auswahl des Zielkrankenhauses.

Begleitet werden muß dies natürlich von einer vollständigen, leicht auswertbaren und dadurch transparenten Einsatzdokumentation.

Während der medizinische und technische Fortschritt in der Notfallmedizin, z. B. bei der Lysetherapie beim akuten Herzinfarkt oder beim neuentwikkelten Defibrillator, mit einem erheblichen Kosten- und Investitionsaufwand erschlossen wird, scheinen dagegen die Notfallkommunikation und -abwicklung, also Managementfunktionen, noch vergleichsweise unterentwickelt. Insbesondere im Bereich der Kommunikation scheinen die technisch-organisatorischen Möglichkeiten nicht annähernd genutzt.

Ein Anliegen muß es daher sein, den Informationsfluß für alle Glieder der Rettungskette, vom Notruf bis hin zum Abschluß der Rehabilitation, optimal zu gestalten.

Zur Zeit erfolgt die Kommunikation zwischen Rettungsmittel und Leitstelle drahtlos auf zugeteilten Frequenzen (BOS-Funk). Die Kommunikationsprobleme entstehen hierbei durch technische und systembedingte Unzulänglichkeiten, wie Funkschatten und Kommunizieren auf unterschiedlichen Kanälen der Rettungsorganisation, Feuerwehr oder Polizei. Die Benutzung eines einheitlichen Rettungskanals im Gleichwellenfunkbereich hat regional zu einer Verbesserung in der Funkkommunikation geführt, dies ist jedoch mit einem erheblichen finanziellen und technischen Aufwand verbunden und nicht weit verbreitet. Es ist aber nach wie vor nur für einen Funkteilnehmer möglich auf dem jeweiligen Kanal zu sprechen. Unverändert ist auch die Informationsflut, die unstrukturiert und unselektioniert auf den Leitstellendisponent einfließt. So werden neben Standort- und Zustandsmeldungen der Rettungsfahrzeuge auch Informationen über besondere Nachforderungen von weiteren Rettungsmitteln oder speziellen Feuerwehrfahrzeugen mitgeteilt. Hierdurch kann es leicht zu einem Verlust oder zu einer verzögerten Weitergabe des medizinischen Zustandsbildes für das anzufahrende Krankenhaus wie beim Kinderspiel „Stille Post" kommen.

Zusätzlich ist es derzeitig für das Rettungsteam sehr problematisch, schnelle und sichere Informationen zur sinnvollen Auswahl des Zielkrankenhauses zu erhalten, umgekehrt ist auch das Zielkrankenhaus häufig nicht in wünschenswertem Umfang über den aufzunehmenden Patienten informiert.

Bei der Ankunft in der Klinik soll der Patient durch ein vorinformiertes und vorbereitetes Notfallteam sorgfältig, effektiv und schnell versorgt werden.

Der Informationsmangel im Zielkrankenhaus über den Zustand des Patienten führt dazu, daß bei Überbewertung unökonomische Ressourcen vorgehalten werden und bei Unterbewertung Patienten möglicherweise einen Schaden erleiden können. Zeitverluste bei der Informationsübermittlung bei zeitsensitiven Situationen wie z. B. bei schwerstverletzten Unfallopfern, Blutungen im Gehirn, Herzinfarkt oder Vergiftungen sind nicht akzeptabel. Derzeit sind evidente Defizite an der Schnittstelle Rettungsdienst-Klinik vorhanden, die durch die Schlagzeilen, „Notfalltourismus" und „Aufnahmenotstand" geprägt sind.

Ein Anliegen muß es daher sein, den Informationsfluß für alle Glieder der Rettungskette, vom Notruf bis hin zum Abschluß der Rehabilitation, optimal zu gestalten. Das Ziel ist, durch verbesserte Kommunikationstechnologien eine gezielte Steuerung verfügbarer Rettungsmittel zu erreichen, den Rettungsdienst vor Ort über die regional freien Behandlungs- und Bettenkapazität zu informieren und die frühzeitige Übermittlung und Weitergabe eines standardisierten Einsatzprotokolls zu gewährleisten.

Lösungsansätze zur Verbesserung der Notfallversorgung

Die Probleme der täglichen Praxis veranlaßten die Abteilung Unfallchirurgie des Universitätsklinikums Regensburg und das Rettungszentrum Regensburg e.V., ein innovatives Gesamtsystem und Kommunikationsnetzwerk zu entwikkeln, die *Notfall-Organisations- und Arbeitshilfe* (NOAH).

Der Lösungsansatz von NOAH besteht in einer verbesserten Kommunikationsanbindung des Notarztes an Krankenhäuser, Rettungsleitstellen und Rettungswachen mittels elektronischer Datenfernübertragung (Abb. 1).

Die Anforderungen an das neue Kommunikationssystem waren eine einfache Handhabung, die Berücksichtigung aller beteiligten Stellen, die Integration bestehender Systeme, die optimale Abstimmung des Informationsflusses auf die Einsatzabläufe sowie die Vermeidung von Redundanzen bei der Datenerfassung, d.h. die Nutzung von Patientenidentifikationskarten am Notepad-Computer, so daß z.B. die Personendaten vor Eintreffen des Patienten in der Zielklinik exakt vorliegen und nicht erneut vom Personal erfaßt werden müssen (Abb. 2).

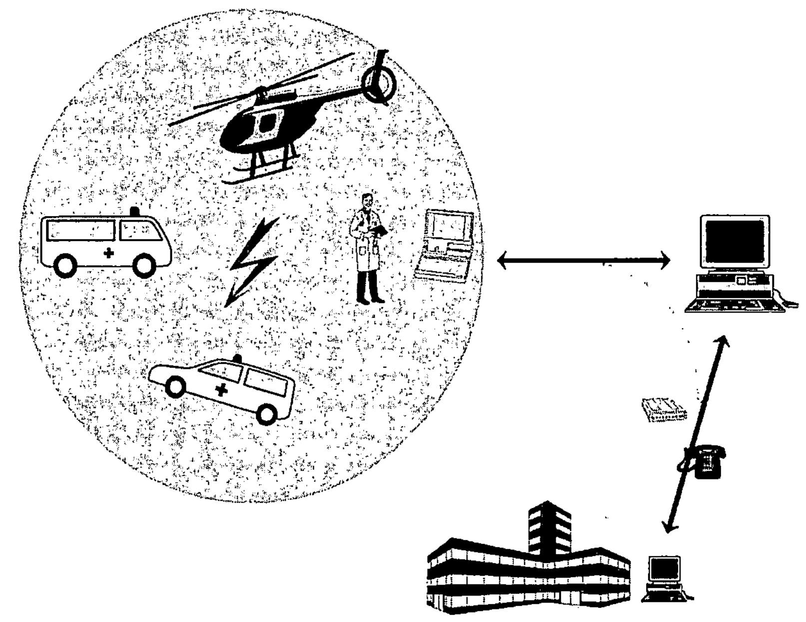

Abb. 1. Kommunikationsnetzwerk der Notfall-Organisations- und Arbeitshilfe (NOAH)

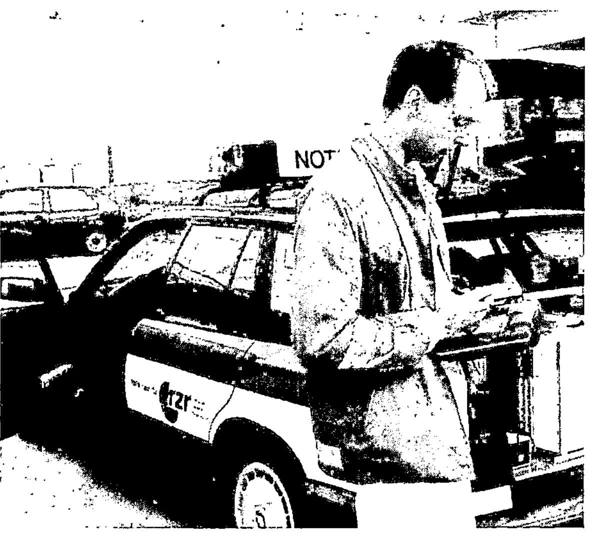

Abb. 2. Datenerfassung am Unfallort durch Notepad-Computer

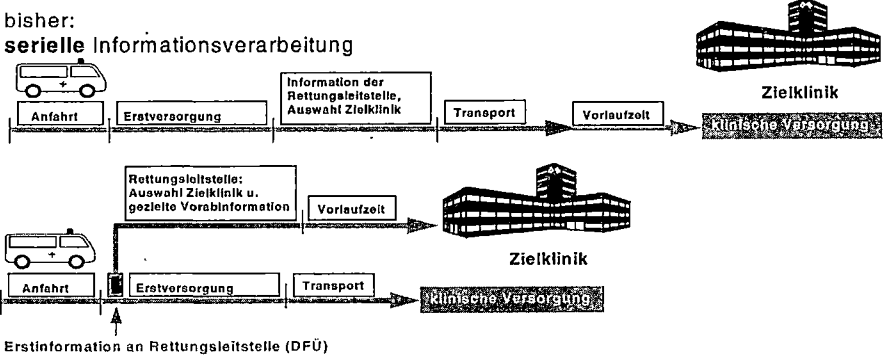

Abb. 3. Parallele Informationsverarbeitung in der NOAH

Zur gezielten Verbesserung der Schnittstelle Präklinik-Klinik unterstützt ein Notepad-Computer mit elektronischer Version des standardisierten Notarzteinsatzprotokolls der Deutschen Gesellschaft für Intensiv- und Notfallmedizin (DIVI) und der Möglichkeit zur mobilen Datenfernübertragung über Datenfunk (MODAKOM) den Informationsfluß zwischen Notfallort und Rettungsleitstelle bzw. Zielklinik (Datex P-Leitung). Hierdurch lassen sich die Daten bidirektional innerhalb weniger Sekunden synchron mit 1000 anderen Teilnehmern übertragen. Der Notarzt gibt nach dem „Fire and Forget"-Prinzip schon während der Erstsichtung wichtige Informationen (Alter, Geschlecht, Erkrankungs- bzw. Verletzungskategorie, durchgeführte Maßnahmen z.B. Intubation) ein und sendet diese Daten an die Rettungsleitstelle (Abb. 3).

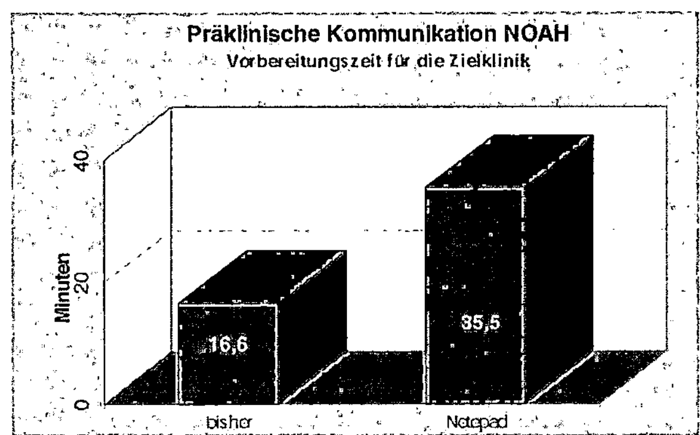

Abb. 4. Zeitgewinn durch Verbesserungen im NOAH-System ·

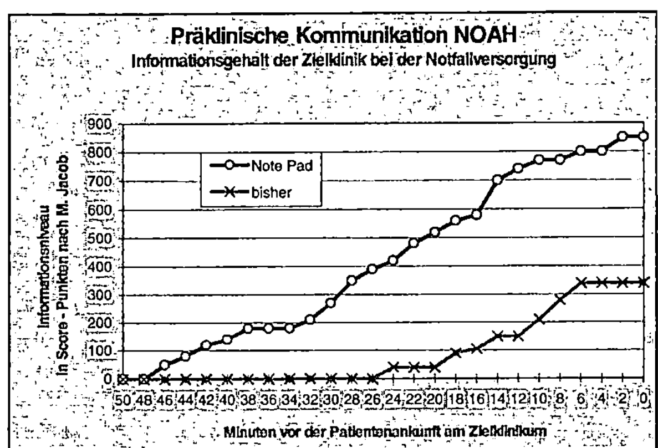

Abb. 5. Informationsgewinn im NOAH-System

In der Rettungsleitstelle kann nun schon sehr frühzeitig anhand der übermittelten Daten die für den Notfallpatienten geeignete Zielklinik ermittelt werden und eine detaillierte Voranmeldung erfolgen. Ein weiterer Vorteil ist die automatische Protokollierung der Dokumentation und der selektive Informationsfluß. Dies zeigt sich insbesondere im Großschadensfall, wo es zu einem heillosen Durcheinander in den Sprechfunkkanälen kommen kann.

In wissenschaftlich kontrollierten Einsätzen wurde die technische wie auch konzeptionelle Eignung des Systems untersucht.

Die Ergebnisse lassen sich wie folgt zusammenfassen:

Die Bedienung ist praktikabel. So kann die Erstinformation innerhalb der ersten 3 Minuten nach Eintreffen an der Einsatzstelle in 15 Sekunden eingegeben werden und steht der Rettungsleitstelle Sekunden später mit vollem Informationsgehalt zur Verfügung. Der Informationsverarbeitungsprozeß konnte verbessert werden.

Der Einsatz des Systems führte zu einem signifikanten Zeit- (Abb. 4) und Informationsgewinn, der durch Wichtung der einzelnen Informationen quantifiziert wurde (Abb. 5). Die Zielklinik wird mit exakten Daten über den Notfallpatienten vorinformiert. Es ergibt sich für das Zielkrankenhaus ein Vorsprung von über 20 Minuten im Vergleich zu herkömmlichen Kommunikationswegen, ein lebensrettender Vorsprung!

Diese Zeit kann u.a. dazu genutzt werden, Ärzte aller benötigten Fachrichtungen in die Notaufnahme zu rufen, OP-Vorbereitungen zu treffen, die Weiterverlegung von Intensivpatienten in die Wege zu leiten und Hintergrunddienste zu alarmieren. Die hohe Qualität der Vorinformation und das damit verbundene Vertrauen in die Korrektheit der Information führen im Zielkrankenhaus zur Reduzierung abwartender Strategien und haben zur Folge, daß notwendige Vorbereitungsmaßnahmen frühzeitig getroffen werden.

Geplanter flächendeckender Einsatz von NOAH in der Region Ostbayern

Neben der Erleichterung der Kommunikation und Dokumentation erlaubt die Programmierfähigkeit des Notepad-Computers dem Notarzt die Hinterlegung von medizinischen Informationen (z.B. Vergiftungen) und Algorithmen zu fachspezifischen Notfällen und könnte dadurch zu einer weiteren qualitativen Verbesserung der medizinischen Erstversorgung führen.

Parallel könnte im Bereich der Rettungsleitstellen, durch den Einsatz des Global Position System (GPS) in den Einsatzfahrzeugen, wie bei großen Speditionsunternehmen bereits etabliert, das „Flottenmanagement" modernisiert und durch optimale Ausnutzung der Kapazitäten die Rettungszeiten verkürzt werden.

Das Gesamtkonzept eines multimedialen Kommunikationsnetzwerkes ist in Abbildung 6 skizziert. Das Konzept beschränkt sich dabei nicht nur auf den

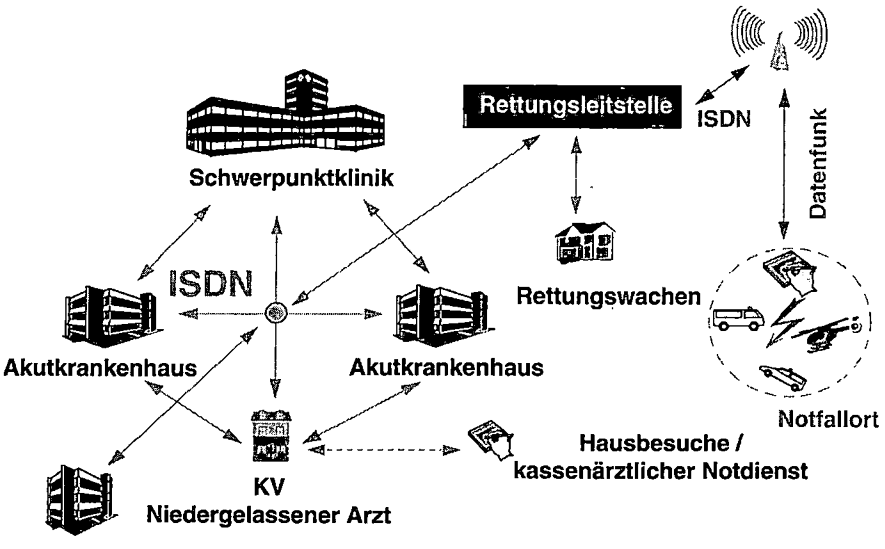

Abb. 6. Kommunikationsvernetzung in der Notfallmedizin

Prozeß der akuten Notfallversorgung, sondern bezieht Aspekte zur Telemedizin mit ein. Durch die Vernetzung der Krankenhäuser sowie der niedergelassenen Ärzte ergeben sich Potentiale, die zu einer weitreichenden Qualitätssteigerung im Bereich der Gesundheitsversorgung führen.

Möglichkeit zur Anbindung an Qualitätssicherungsinstrumente (Outcome Research)

Das bislang durchgeführte Entwicklungsprojekt konnte die Wirksamkeit des NOAH-Konzeptes eindrucksvoll belegen (Verkürzung des präklinischen Intervalls, Verbesserung des Informationsflusses und des Informationsgehalts).

Wichtiger noch ist, den medizinischen Nutzen dieser innovativen Applikation zu bestimmen. Dabei wird insbesondere abzuklären sein, wieviele Leben gerettet, Defektheilungszustände verhindert und wie häufig eine normale Lebensqualität wiederhergestellt werden kann. Eine meßbare Reduktion von Todesfällen und Defektheilungszuständen ist in umfangreichen statistischen Analysen zu erfassen. In einer wissenschaftlich begleiteten, statistisch validierten Anwendungsüberprüfung wird das NOAH-Konzept nun bei einem flächendeckenden Einsatz evaluiert. Es ist notwendig, den direkten, den indirekten und den schwer faßbaren Nutzen zu erheben.

Letztlich wird die Gesellschaft entscheiden müssen, wieviel ihr der erreichbare medizinische Fortschritt wert ist. Es ist zu erwarten, daß sowohl betriebswirtschaftlich wie auch volkswirtschaftlich eine kostenneutrale Finanzierung zu gewährleisten ist.

KAPITEL 4

Telekommunikation im chirurgischen Alltag

J.R. SIEWERT, H. FEUSSNER und M. ETTER

Der unscharfe Begriff Telekommunikation muß für den chirurgischen Bereich näher präzisiert werden. Dazu eignet sich die 1995 von uns vorgeschlagene Unterscheidung [1] zwischen den folgenden vier Begriffen:

Telekonsultation

Unter diesem Begriff ist die Möglichkeit der Konsultation eines Experten oder eines Schwerpunktzentrums mit den Mitteln der Telekommunikation zu verstehen. Diese Möglichkeit der Telemedizin wird voraussichtlich vor allem durch niedergelassene Haus- oder Fachärzte und durch Kliniken der Grund- u. Regelversorgung in Anspruch genommen. In erster Linie erfolgen auf diesem Weg Patientenvorstellungen zur Vorbereitung eventueller stationärer Aufnahmen oder die Frage nach generellen Therapieoptionen und -alternativen. Dazu ist die Übertragung von erhobenen Untersuchungsdaten (Anamnese, Labor, etc.) sowie vor allem die Übermittlung von bildgebender Diagnostik erforderlich. In der Regel ist die Übertragung von Standbildern ausreichend, um die gestellten Fragen zu klären. Aus diesem Grund können die Mindestanforderungen an technischen Standard und Datenrate gering gehalten werden. Dies ist auch aus Gründen eingeschränkter Netzanbindungen der Peripherie sowie begrenzter Investitionsresourcen sinnvoll. Die Ausrüstung mit einfachen Videokonferenzeinrichtungen, welche auch in vorhandene PC's integriert werden können, sowie die Anbindung an *einen* ISDN-Basisanschluß (1 S_0) hat sich in der Praxis als nützlich erwiesen. Dies entspricht einer Datenraten von 128 kbit/s bei der Bündelung beider vorhandenen Leitungen (B-Kanäle). Die Erfassung der Bilddokumente (Röntgenbilder, CT's, EKG-Kurven, Photodokumentationen o.ä.) erfolgt „on line" mittels konventioneller Videopresenter.

Telekonferenz

Die Telekonferenz erfordert ein höheres Leistungsniveau des oben genannten Prinzips der medizinischen Telekommunikation. Der Einsatzbereich liegt in der „horizontalen" Vernetzung verschiedener Schwerpunktzentren oder spezialisierten Einrichtungen für bestimmte diagnostische und therapeutische Verfahren. Hier erfolgt hauptsächlich ein wissenschaftlicher Austausch, aber auch klinische Fachkonferenzen bezüglich komplizierter Fälle und die Organisation von komplexen Behandlungsstrategien und multimodalen Konzepten. Die technischen Anforderungen an Infrastruktur und Datenraten sind hier deutlich höher. Zu den eingesetzten Medien kommen Bewegtbildsequenzen hinzu wie z. B. Videoaufzeichnungen oder die Direktübertragung von Untersuchungen (Endoskopie, Sonographie, etc.). Weiterhin sind eine Vielzahl zusätzlicher peripherer Geräte wie Videorecorder, Umfeldkameras und eine entsprechende Audiotechnik erforderlich. Dadurch steigt der technische und finanzielle Aufwand beträchtlich an. Die Erfahrung zeigt, daß zur Übertragung von Videosequenzen eine Mindestdatenrate von 384 kbit/s notwendig ist, entsprechend der Bündelung von 3 Standard S_0-Anschlüssen im ISDN. Diese Lösung ist sicher nur mittelfristig als akzeptabel anzusehen, da auch bei dieser Datenrate noch eine deutliche Zeitverzögerung und eine zu grobe Rasterung bei schnellen Bewegungen auftritt.

Telepräsenz

Telepräsenz wird definiert als das aktive Eingreifen des angerufenen Kommunikationspartners in das vor Ort ablaufende Szenario. Es ist also nicht nur die gemeinsame Diskussion und Nachbearbeitung einer digitalisierten Bildinformation möglich, sondern zusätzlich die unmittelbare Interaktion am Schauplatz. Hierzu gehören Dinge wie die Fernsteuerung einer Kamera, um z. B. einen Operationssitus durch den Teleexperten zu inspizieren, oder der Einsatz eines Zeigeinstrumentes („Telestrator") um bestimmte Befunde direkt am Objekt zu demonstrieren. Der Einbindungsgrad des Telekonsiliars wird durch diese Ergänzungen deutlich erweitert und somit steigt auch die Qualität der Beurteilung. Zur Realisierung dieser Techniken sind komplexere Systeme mit hohen Datenraten für Audio- und Videokommunikation sowie zusätzliche Kanäle für Steuer- und Kontrollfunktionen erforderlich. Mögliche Einsatzgebiete der Telepräsenz sind z. B. die Hilfestellung bei komplexen intraoperativen Befunden oder neuen Operationstechniken. Dies gilt insbesondere für die „minor access surgery", da hierbei ohnehin Kamerasysteme im Einsatz sind. Das Verfahren läßt sich aber auch auf fast alle Bereiche der offenen Chirurgie übertragen. Auch bei der apparativen Diagnostik kann der Telekonsiliar auf Dinge wie Auswahl der Betrachtungs- oder Schnittebene z. B. bei der Sonographie selbst Einfluß nehmen. Die Interaktion geschieht prinzipiell ohne Mittlerfunktion des vor Ort befindlichen Partners, dieser behält jedoch eine uneingeschränkte Kontrollmöglichkeit der Teleaktionen.

Telechirurgie

Hierbei handelt es sich um die aktive Durchführung von operativen Eingriffen oder Operationsabschnitten durch einen räumlich vom Patienten getrennten Operateur. Die einzelnen Operationsschritte werden von ferngesteuerten Robotern, den sogenannten „Telemanipulatoren", ausgeführt. Der Operateur erhält als Kontrollsignal eine multisensorische Rückkopplung der relevanten Informationen. Erforderlich sind neben den Audio- u. Videosignalen auch taktile Signale sowie die fortlaufende Übermittlung einer Vielzahl von Meßwerten. Die qualitativen Anforderungen an solche komplexen Systeme sind um viele Potenzen höher als in den bisher angeführten Bereichen. So muß die Übertragung der Videosignale nahezu verlustfrei erfolgen, um die punktgenaue Steuerung eines Skalpells zu gewährleisten. Weiterhin müssen Kraftimpulse und taktile Signale übertragen werden, um dem Operateur einen Eindruck von Textur, Elastizität und Festigkeit des Gewebes zu vermitteln (sog. haptisches Feed-back). Technologien, welche derartige Übertragungen mit vertretbarem Aufwand ermöglichen, sind derzeit bestenfalls im Experimentalstadium [2, 3].

Sinnvolle und realistische Einsatzmöglichkeiten für diese Form der Telematik sind, abgesehen vom Einsatz in Kriegs- oder Katastrophensituationen, aller-

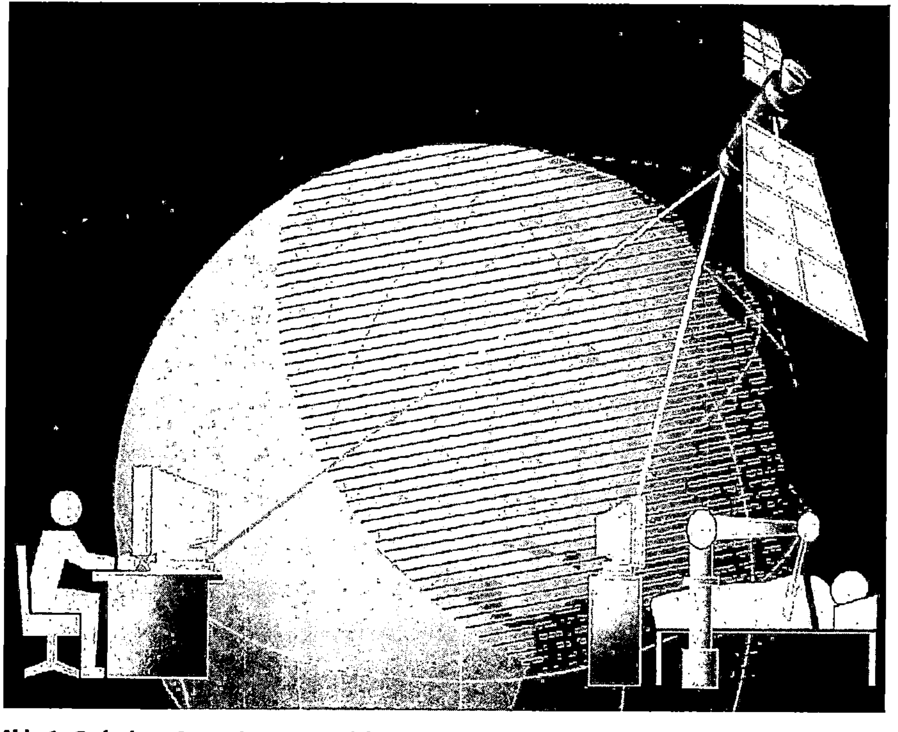

Abb. 1. Gedachtes Szenario zur Durchführung der Telechirurgie

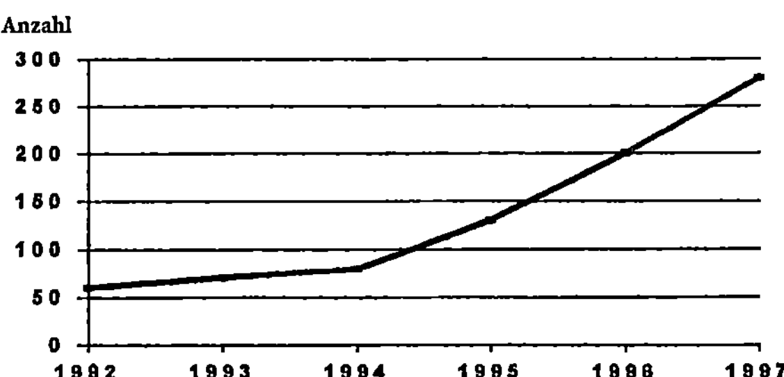

Abb. 2. Entwicklung des Konsultationsbedürfnisses. Anfragen zur Einholung einer „second opinion"

dings auch auf lange Sicht nicht erkennbar. Unseres Erachtens ist Telechirurgie im eigentlichen Sinne weder lohnend noch wünschenswert (Abb. 1).

Anforderungen des klinischen Alltags

Das Kommunikationsbedürfnis zwischen den Trägern der medizinischen Versorgungsleistung (Niedergelassene Ärzte, Krankenhäuser der Grund- und Regelversorgung, regionale Zentren, Universitätskliniken, Rehabilitationszentren usw.) nimmt exponentiell zu. Dafür sind mehre Gründe maßgeblich:

1. Therapeutische Strategien werden zunehmend differenzierter (z. B. multimodale Therapiekonzepte)
2. Die Anspruchshaltung der Patienten an die Qualität der medizinischen Versorgung wird zunehmend größer
3. Der Gesetzgeber schreibt heute die Einholung einer sogenannten Zweitmeinung vor allen Eingriffen vor, die für die weitere Lebensführung des Patienten wichtig sind (SGB V) [4].

Die starke Zunahme des Konsultationsbedürfnisses kommt auch im eigenen Krankengut zum Ausdruck (Abb. 2). Es ist bereits jetzt absehbar, daß das rasant steigende Kommunikationsbedürfnis allein aus Kostengründen auf konventionellem Weg nicht mehr bewältigt werden kann.

Ist-Analyse

Die fachliche Konsultation über räumliche Entfernungen hat in der Medizin eine lange Tradition. Derzeit werden prinzipiell die folgenden Möglichkeiten genutzt:

- **Telefonkonsil**
  Hierbei handelt es sich um eine fernmündliche Anfrage an einen Experten. Der Konsiliar ist auf die Schilderung und Beschreibung des Anrufenden angewiesen. Weitere Informationen können nicht übermittelt werden. Es handelt sich eher um einen kollegialen Rat als um eine echte Konsiliartätigkeit im juristischen Sinne.

Diese Möglichkeit ist zwar schnell und ubiquitär verfügbar, jedoch ist der Angerufene ausschließlich auf die mündliche Information des Anfragenden angewiesen und somit in einer eigenständigen Beurteilung stark eingeschränkt.

- **Konsiliarische Übersendung von Bildmaterial**
  Hierbei werden Stand- wie Bewegtbilder entweder als Röntgenbilder ‚Printouts' oder sogar Videofilme zusammen mit einem Konsiliantrag an den Fachexperten verschickt. Die hierzu genutzten Post- oder Kurierdienste sind zeitaufwendig und teilweise sehr kostenintensiv. Weiterhin bestimmt auch hier der Antragsteller die Auswahl des zur Verfügung gestellten Bild- und Datenmaterials. Häufig fehlen spezielle Untersuchungen, ohne die eine hinreichende Beurteilung nicht möglich ist. Ebenfalls besteht häufig keine Möglichkeit der direkten Rücksprache. Auf die klinische Beurteilung des Patienten muß auch bei dieser Form des Konsils verzichtet werden.
- **Ambulante/stationäre Patientenvorstellung zur Konsiliartätigkeit**
  Durch die direkte Vorstellung des Patienten mit relevanten Röntgenbildern und weiteren Untersuchungsbefunden kann sich der konsultierte Arzt sicherlich ein umfassendes Bild der Situation machen und somit einen qualifizierten Rat erteilen. Allerdings ist die ambulante Patientenvorstellung häufig mit erheblichem Aufwand für die Patienten verbunden. In einem Flächenstaat wie Bayern sind nicht selten mehrere hundert Kilometer zurückzulegen. Dies ist manchen Patienten aufgrund des durch die Krankheit reduzierten Allgemeinzustandes kaum zuzumuten. Die entstehenden Kosten für Anreise oder Transport durch Taxi oder Krankenwagen sind beträchtlich. Weiterhin fehlt auch bei dieser Form des Konsils die unmittelbare Rückkopplung mit dem derzeit behandelnden Arzt. Sollte tatsächlich eine Übernahme des Patienten in die konsultierte Klinik notwendig sein, so ist eventuell eine weitere Anfahrt notwendig, da die erste Konsultation nur ambulant erfolgte und eine definitive Übernahme weder vom Patienten noch von der Klinik organisiert ist.
  Bei der stationären Einweisung von Patienten zur diagnostischen Abklärung und Therapieplanung fallen zusätzlich Kosten in Form der entsprechenden Tagessätze der entsprechenden Klinik an. Hier bestehen erhebliche Unterschiede der jeweiligen Kosten pro Liegetag in Abhängigkeit von der Versorgungsstufe des Krankenhauses.

Technische Möglichkeiten der Telekonsultation

Der gegenwärtige Stand der modernen Telekommunikationstechnik läßt die Übermittlung von nahezu allen im klinischen Alltag genutzten diagnostischen Medien zu. Die Qualität der Wiedergabe hängt in erster Linie von der verwendeten Datenübertragungsrate, aber auch von der Aufzeichnungstechnologie ab. So können Standbilder (konventionelles Röntgenbild, CT, MRT, Sonographie- oder Endoskopie-‚printouts') mit herkömmlichen AV-Kommunikatiosanlagen unter Zuhilfenahme eines Videopresenters mit ausreichender Qualität „on line" übertragen werden. Die Übertragung erfolgt mittels eines

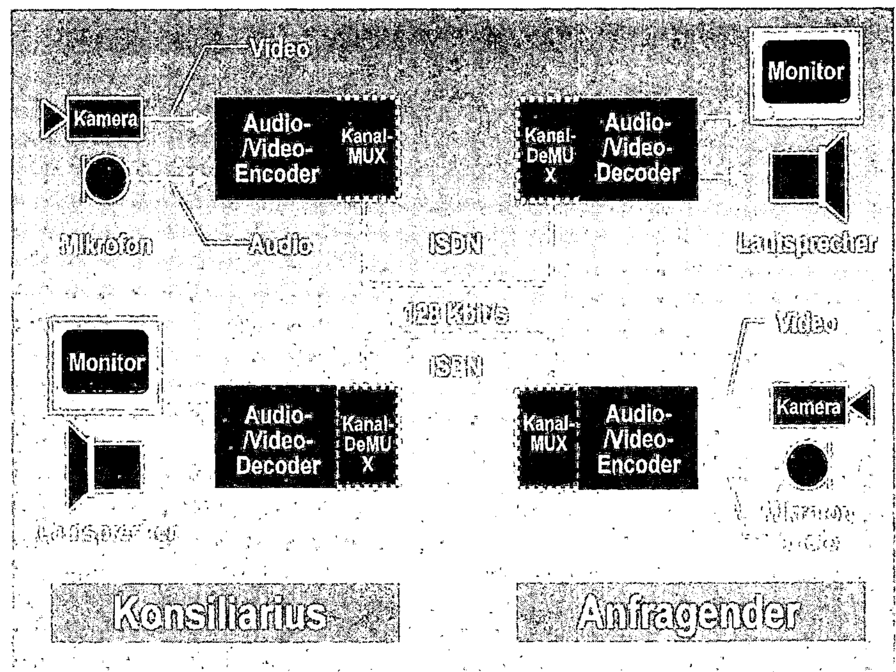

Abb. 3. Technische Ausstattung und Vernetzung eines Telekonsultationsnetzes, basierend auf einer 1 S0 ISDN Verbindung

einfachen ISDN-Telefonanschlusses (1 S_0-Anschluß). Durch Bündelung der beiden in einem Anschluß verfügbaren B-Kanäle wird eine Datenrate von 128 kbit/s erreicht.

Sollen Bewegtbilder in Form von Videosequenzen oder „life"-Untersuchungen (Endoskopie, Sonographie, dynamische Röntgenuntersuchungen oder Laparoskopie) übertragen werden, so muß die Datenrate deutlich höher sein. Hierzu können mehrere ISDN-Leitungen (B-Kanäle), durch Einsatz eines sogenannten Multiplexers oder ähnlicher Techniken, gebündelt werden. Durch parallele Nutzung von 3 S_0-Anschlüssen (6 B-Kanäle) können somit Datenraten bis 384 kbit/s erreicht werden. Dies ist der derzeitige Standard gängiger Videokonferenzsysteme im professionellen Bereich. Mit solchen Anlagen können Bewegtbilder bereits in ausreichender Qualität beurteilt werden. Allerdings sind auch bei diesen Datenraten noch störende Verzögerungsartefakte wie grobe Rasterung und „Stakkatoeffekt" bei schnellen Bewegungen vorhanden. Die Erhöhung der Datenübertragungsrate ist technisch z.B. durch Anbindung an Hochgeschwindigkeitsnetze (ATM-Strecken) oder Satellitenübertragung ohne weiteres möglich. Die fehlende Verfügbarkeit dieser Technologien an den meisten Einrichtungen und die derzeit noch immensen Kosten lassen einen flächendeckenden Einsatz derzeit nicht zu (Abb. 3).

Struktur des überregionalen Telekommunikationsnetzes

Durch Telekonsultation kann eine vertikale und horizontale Vernetzung aller an der Patientenversorgung beteiligten Einrichtungen erfolgen. Die Struktur eines solchen Netzwerks setzt zunächst eine physikalische Vernetzung voraus. Zum jetzigen Zeitpunkt erscheint das digitale Telefonnetz (ISDN), welches weitgehend flächendeckend verfügbar ist, die am besten geeignete Lösung. Internet ist aus Gründen der häufigen Auslastung und der Aspekte des eingeschränkten Datenschutzes bei offener Netzwerkstruktur derzeit noch nicht geeignet. Die Anbindung an „Datenautobahnen" wie Glasfasernetze oder andere ATM-Strecken scheidet aufgrund der noch nicht flächendeckenden Verfügbarkeit und der hohen Kosten ebenso aus wie die Satellitentechnologie.

Im Sinne der vertikalen Vernetzung werden die entsprechenden Teilnehmern entsprechend ihrer Erfordernisse mit unterschiedlichen Qualitätsstandards an das Netzwerk angebunden. Je nach zu übermittelnder Datenmenge erfolgt der Einsatz unterschiedlicher Übertragungsraten und der entsprechenden Technologie von einem einfachen 1 S_0-Anschluß bis hin zu – falls vorhanden – Hochleistungsdatenstrecken z.B. an Universitäten oder Forschungseinrichtungen [5].

Längerfristig gilt als Zielvorstellung die Schaffung einer Kommunikationsplattform mit einer leistungsfähigen „Datenautobahn" (back bone) mit möglichst kurzen Anbindestrecken zu regionalen Knotenpunkten. Dabei muß es sich um ein geschlossenes Netzwerk mit sicheren Zugangsvoraussetzungen und suffizientem Datenschutz handeln. Erste Versuche in dieser Richtung werden bereits von einigen Netzwerkbetreibern unternommen. Entsprechende Verschlüsselungstechnologien (z. B. 1024 bit Schlüssel) sind bereits verfügbar.

„In house"-Infrastruktur

Die optimale Nutzung eines solchen Telekommunikationsnetzwerkes setzt voraus, daß die beteiligten Personen an ihren Arbeitsplätzen für die Telekommunikation erreichbar sind. Wenn möglich sollten bestehende technischen Einrichtungen und Kommunikationsstrukturen der jeweiligen Einrichtung in ein solches Konzept integriert werden. Z.B. sollten Operationssäle und Diagnostikabteilungen in das „in house" Netzwerk eingebunden sein um auch die Übermittlung von „live"-Untersuchungen zu ermöglichen. Auch ein Zugriff auf digitale Speichermedien mit Untersuchungs- und Patientendaten (z. B. PACS, KIS, etc.) wäre wünschenswert. Für den Lehrbetrieb und öffentliche Veranstaltungen sollten auch Seminarräume und Hörsäle berücksichtigt werden.

Den entscheidenden Vorteil bietet aber vor allem die Koppelung der verschiedenen Fachdisziplinen einer Gesamtklinik. Auf diese Weise kann, um dies an einem Beispiel aufzuzeigen, der Radiologe die erhobenen Befunde sofort mit dem Chirurgen besprechen und mit der klinischen Situation korrelieren oder der Pathologe das Schnellschnittergebnis direkt in den Operati-

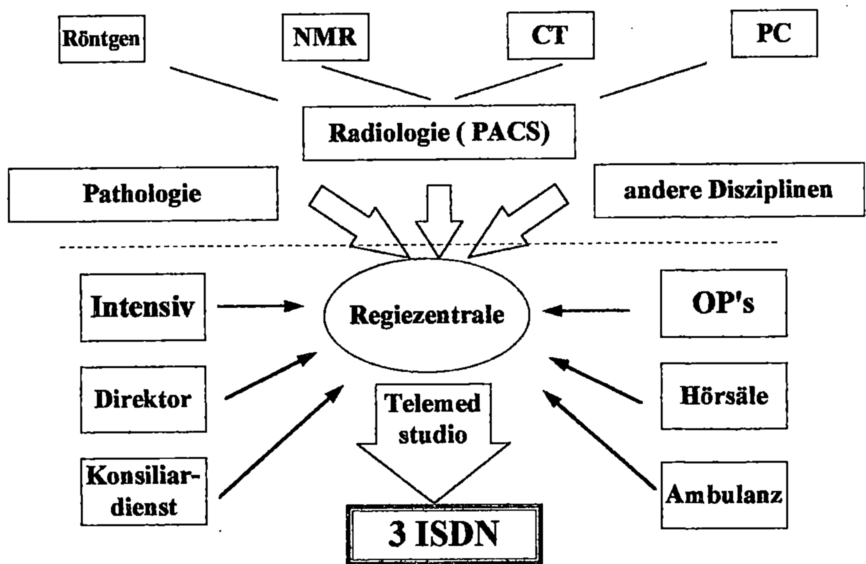

Abb. 4. Beispiel für eine umfassende „In house"-Vernetzung der Audio-/Videokommunkation in der Chirurgischen Klinik des Klinikums rechts der Isar, München

onssaal projizieren und dabei gleichzeitig einen Eindruck vom Operationssitus gewinnen.

Bei der innerklinischen Vernetzung ist jedoch auf eine entsprechende Kompatibilität der Einzelkomponenten und der Übertragungssignale zu achten. Der Vorteil eines digitalen Kamerabildes geht verloren, wenn es zur Übertragung wieder in ein Analogsignal gewandelt werden muß. Die Planung eines solchen Projektes muß deshalb möglichst frühzeitig bereits auf einer interdisziplinären Ebene erfolgen, da die Anforderungen und die Ausrüstung der verschiedenen Partner selbst in einer Klinik extrem unterschiedlich sein kann (Abb. 4).

Praktische Nutzung

Die oben beschriebene vertikale und horizontale Netzwerkstruktur läßt sich im klinischen Alltag z. B. wie folgt integrieren: Alle Einrichtungen der verschiedenen Versorgungsstufen, welche am Gesamtbehandlungsvorgang eines Patienten beteiligt sind, werden miteinander verbunden. Konkret heißt das eine direkte Anbindung von Haus- und Facharzt über Regionalkrankenhaus oder Schwerpunktklinikum bis hin zur Nachsorgeeinrichtung oder Rehabilitationsklinik.

Nach Diagnosestellung stellt der Hausarzt den Fall in der „Telesprechstunde" in seinem regional zuständigen Krankenhaus vor. Dort wird entschieden, ob zur optimalen Therapieplanung weitere Institutionen hinzugezogen werden müssen oder ob der Patient direkt in dieser Klinik behandelt

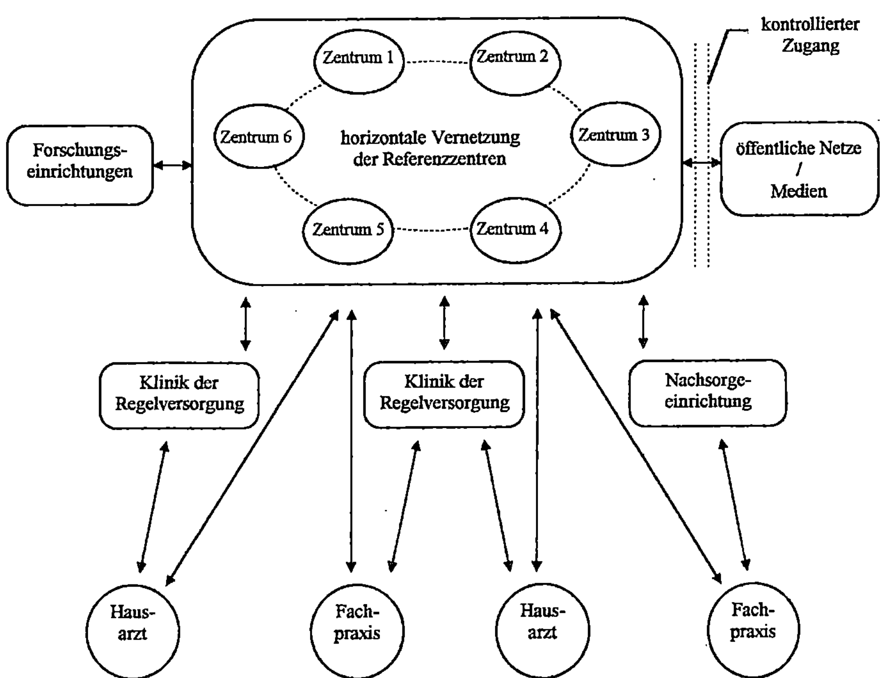

Abb. 5. Aufbau eines horizontal und vertikal verbundenen medizinischen Versorgungsnetzes

werden kann. Handelt es sich um einen komplexes oder fortgeschrittenes Krankheitsbild und ist ein aufwendiges oder sogar multimodales Therapiekonzept indiziert, so erfolgt die Telekonsultation einer Schwerpunktklinik oder eines für diese Krankheit ausgewiesenen Referenzzentrums. Hier kann nun das definitive Therapiekonzept in Hinblick auf logistischen und zeitlichen Ablauf festgelegt werden. Ergänzende Diagnostik kann somit z.B. noch im ambulanten Bereich erfolgen, nachdem die zu fordernden Untersuchungsmodalitäten mit dem Experten besprochen wurden. Dadurch können eine Vielzahl von Doppeluntersuchungen vermieden werden und die beschränkte Untersuchungskapazität im stationären Bereich kann effektiver genutzt werden.

Auch das „feed back" zum Hausarzt oder einer Nachsorgeeinrichtung kann durch diese Netzwerkstruktur optimiert werden. Vorschläge zur Weiterbehandlung in der poststationären Phase können bereits unter Darstellung von Untersuchungs- oder Lokalbefunden vor Entlassung übermittelt und analysiert werden. Auftretende Probleme können detailliert geschildert und eventuell bereits im Vorfeld gelöst werden. Hierdurch wird häufig eine Wiederaufnahme oder Rückverlegung des Patienten vermieden.

Neben dieser vertikalen Struktur soll eine solche Vernetzung auch verschiedene Schwerpunktzentren und Referenzkliniken untereinander verbinden. Auf dieser Basis können Expertenrunden zu verschiedenen Krankheitsbereichen eingerichtet werden. Diese haben die Aufgabe, durch wissenschaftliche Diskussionen, Konsensusgespräche und der Evaluation neu entwickelter

Behandlungsstrategien, einen Qualitätsstandard für die einzelnen Krankheitsbilder festzulegen. Somit kann auch der Bereich von Forschung und Lehre mit in die Telekonsultation integriert werden (Abb. 5).

Ausblick

Die moderne Telekommunikationstechnik wird ohne Zweifel auch in der klinischen Chirurgie bereits innerhalb der nächsten Jahre ein unentbehrliches, selbstverständliches Hilfsmittel werden. Der heutige Stand der Technik erlaubt bereits den relativ kostengünstigen und auch unter klinischen Bedingungen praktikablen Einsatz.

Mittel- bis längerfristig sind zur Nutzung aller modernen Kommunikationsmedien sicher noch gewisse Grundvoraussetzungen bezüglich der Auswahl geeigneter „Datenautobahnen" und vor allem auch des Datenschutz zu schaffen. Auch juristische Aspekte dieser neu entstehenden Arzt/Patienten- oder Arzt/Arzt Beziehung müssen noch festgelegt werden. Entsprechende Vorgespräche mit Experten der medizinischen und juristischen Fachrichtungen wurden bereits geführt.

Ebenso wird es möglich werden, auch die Fragen des Datenschutzes zu lösen und auch die technischen, organisatorischen und strukturellen Voraussetzungen zu schaffen, um das Fernziel eines integrierten nationalen medizinischen Intranets zu erreichen.

Telechirurgie im eigentlichen Sinne – die „ferngesteuerte" Durchführung operativer Eingriffe – gehört dagegen in den Bereich der Futurologie und sollte nicht Gegenstand ernsthafter Bemühungen werden.

Literatur

1. Feussner H, Siewert JR (1996) Telemedizin – technische Möglichkeiten und praktische Anwendung. Chirurg 67(10):984–988
2. Satava RM (1995) Virtual reality, telesurgery, and the new world order of medicine. J Image Guid Surg 1(1):12–16
3. Satava RM (1997) Virtual reality and telepresence for military medicine. Ann Acad Med Singapore 26(1):118–120
4. Hempel K, Siewert JR (1996) „Second opinion" – Versuch einer Begriffsbestimmung. Chirurg 67(4):293–296
5. Schlag PM, Engle-Murke F, Graschew G (1997) Telepräsenz in der onkologischen Chirurgie – aktuelle Konzepte und Entwicklungen. Onkologe 3:157–161

KAPITEL 5

Multimediale Information
in der prä- und postoperativen Phase –
Kritische Stellungnahme

G. Feifel

Niemand wird heute bezweifeln, daß durch die modernen Informations- und Kommunikationstechnologien neue Arbeits- und Erkenntnisdimensionen geschaffen worden sind. Diese sind in den vorangegangenen Beiträgen des Buches aktuell für den Bereich Chirurgie umfassend zur Darstellung gebracht worden. Die Versuchung ist jedoch groß, den Einsatz multimedialer Techniken in der Medizin sogleich als Paradigmenwechsel unseres Handelns darzustellen. Dagegen kommen Experten in Sachen Multimedia zu dem Schluß, daß es noch kein einheitliches Verständnis von Multimedia gibt (Heinz Nixdorf Stiftung 1997). Entspräche es nicht mehr der Wirklichkeit, wenn wir einfach konstatieren, daß ein Wechsel unserer Werkzeuge ansteht?

Die Relativierung von Zeit- und Ortsgebundenheit scheint uns einen neuen Freiheitsgrad im Arbeiten zu eröffnen. Am überzeugendsten ist der Einsatz der neuen Medien im Rahmen von Beratung über weite Distanzen, als second opinion vor operativen Entscheidungen bzw. postoperativen Komplikationen. Teleradiologie ist dabei sicher die am weitesten fortgeschrittenste und bewährteste Form der Telemedizin. Ob sie aber wirklich die Diagnostik zu optimieren vermag, bleibt eine offene Frage. In Anbetracht der teilweise enthusiastischen Erfolgsmeldungen erscheint es angebracht darauf hinzuweisen, daß Telemedizin keine neue Form von Diagnostik oder Therapie darstellt, sondern eine neue Kommunikationsform. Zweifellos verbessert eine optimierte Kommunikation durch die rasche Verfügbarkeit von Daten indirekt den diagnostischen Prozeß, aber nicht voraussetzungslos den diagnostischen Ertrag. Demgegenüber fällt weniger ins Gewicht, daß es bislang nicht gelungen ist, die Telekonsultation ökonomisch zu rechtfertigen. Mit zunehmender Verbreitung der Informationstechniken und ihrer Vereinfachung dürfte das Argument hoher Investitionen relativiert werden. Gravierender wäre die Vorstellung, wenn sich hinter der Optimierung der Kommunikation eine Strukturänderung in der medizinischen Versorgung andeutet mit der Gefahr einer Zweiteilung der Aufgaben: Ein großer Anteil von Datensammlern in der Peripherie und ein hochspezialisierter zentraler Anteil von Experten, die den Überblick besitzen. Wäre es nicht sinnvoller, nach einem anderen strategischen Motto zu verfahren: Multimedia lohnt sich dort, wo traditionelle Verfahren versagen? Ansonsten wird es nicht ausbleiben, daß der augenblicklich noch immer heilsame Zwang, sich Neuem zu öffnen, erlahmen wird, da es ja viel einfacher geworden ist, zu kommunizieren. Und mit zunehmender Nutzung dieser faszinierenden Technologie wird der einfache Erfahrungsschatz reduziert. Diese Entwicklung wird vor allem dann fatal, wenn – wie bei allen technischen Systemen – ein Ausfall eintritt. Außerdem setzt der multimediale Einsatz die unter Umständen wiederholte Rückfrage voraus, was einen erheblichen organisatorischen Aufwand erfordert. Vielleicht sind Chirurgen weniger als andere in dieser Hinsicht gefährdet, aber eben doch auch.

Eine kritische Stellungnahme erfordert dem Eindruck entgegenzuwirken, man müsse das vorhandene Instrumentarium und know how nur nutzen. Die Begeisterung über die Möglichkeiten telematischer Techniken sollte jedoch nicht darüber hinweg täuschen, daß zur Zeit die technischen und personellen Voraussetzungen für ihren breiten Einsatz nicht vorhanden sind. Vieles deutet zwar darauf hin, daß die künftigen Benutzeroberflächen so einfach konstruiert sind, daß sie wie ein konventionelles Schreibzeug benutzt werden können. Bis dahin wird jedoch das erste Jahrzehnt des 21. Jahrhunderts vergangen sein. Wenn wir also multimediale Informationen jetzt für die Chirurgie nutzbar machen wollen, sollten wir uns über den Erwerb technischer Kompetenz im Bereich der Nutzung und des Einsatzes von Multimedia verständigen. Welche Vorbereitungsmöglichkeiten für Hochschullehrer, Studierende und Mitarbeiter gibt es in der Chirurgie? Wie lassen sich die vorhandenen konventionellen Bereiche (Archiv, Bibliothek, Rechenzentrum, Fotolabor) sinnvoll nutzen? Die gezielte Vorbereitung des wissenschaftlichen Nachwuchses an den Hochschulen auf den Einsatz von Multimedia in Lehre und Krankenversorgung ist eine notwendige Folgerung aus den dargelegten Beiträgen. Kenntnisse und Fähigkeiten in der Telematik müssen in Zukunft als Kompetenzkriterien ebenso Eingang in den Qualifizierungsprozeß zum Hochschullehrer finden wie seine operative Expertise. Zum gegenwärtigen Zeitpunkt sind die Voraussetzungen nur sporadisch gegeben, trotz CIP und WAP und trotz der Tatsache, daß zumindest die Universitätskliniken mit leistungsfähigen Netzen ausgestattet werden. Nach allen vorliegenden Erhebungen liegt das Defizit in der Anwendung multimedialer Techniken in der unzureichenden Infrastruktur unserer Institutionen und in der mangelnden Ausbildung. Müssen wir also nicht die Reihenfolge unserer Aktivitäten beim Einsatz von Multimedia verändern und uns zunächst um eine intensive Aus- und Weiterbildung kümmern?

Wie wir von den Sozialwissenschaften lernen können, sind im Umgang mit komplexen technischen Systemen Schlüsselqualifikationen gefragt, auf deren Erwerb wir in der beruflichen Weiterbildung bislang nicht ausreichend vorbereitet worden sind. Interessanterweise wird dabei von Erfahrungswissen gesprochen. Auf die operative Medizin übertragen wäre dies z.B. das Gewebegefühl, die rasche und intuitiv richtige Entscheidung ohne langes Nachdenken. Nach F. Böhle (1996) „ist das sog. Erfahrungswissen eine eigenständige Form des Wissens und gleichzeitig eine zentrale Voraussetzung, um handlungsfähig zu sein." Dabei betont der Autor ausdrücklich, daß es nicht in erster Linie um Erfahrungen aus der Vergangenheit geht, sondern um den Vorgang des „Erfahrungen-Machens" mit allen Sinnen. Wenn wir also von informationstechnischen Aspekten unserer Disziplin im 21. Jahrhundert sprechen wollen, dann ist es auch erforderlich, von den unerläßlichen Voraussetzungen im Umgang mit der Daten- und Bilderflut zu reden. Beispiele für Schlüsselqualifikationen im chirurgischen Bereich sind unbestritten die sinnliche

Wahrnehmungsfähigkeit und assoziatives Denken. Ihr Fehlen dürfte für viele Defizite in der täglichen ärztlichen Routine verantwortlich sein. Wenn der Mangel an solchen Qualifikationen bereits in unserer Generation, d.h. vor der Vernetzung der Arbeitsplätze, zu beklagen ist, so drängt sich die Frage auf, wie sich sinnliche Wahrnehmungsfähigkeit entwickeln soll ohne den praktischen Bezug über Tasten, Fühlen, Hören und Riechen zu üben.

In der Diskussion informationstechnischer Aspekte setzen wir stillschweigend unser eigenes Verständnis chirurgischer Probleme voraus, das wir durch Anschauung, praktisches Handeln und entsprechende Reflexion erworben haben. Bei Fortsetzung der stürmischen technischen Entwicklung sind Zweifel angebracht, ob wir in Zukunft noch von einer solchen Grundlage ausgehen können, zumal Multimedia auch in der Ausbildung einen immer größeren Raum einnehmen wird. Als notwendige Konsequenz ist deshalb zu fordern, daß die technische Entwicklung und Nutzung neuer Medien durch entsprechende Weiterentwicklung unserer Curricula begleitet werden müssen unter Beibehaltung bewährter Erfahrungswerte und der Gewährleistung von Vorwissen und Verständnis. Denn genau genommen erhalten wir keine multimediale Information, sondern nur eine Fülle von Daten. Die Information entsteht erst dadurch, daß der Empfänger die Datensignale und Bilder interpretiert.

II Interaktive Telekommunikation zur intraoperativen Therapieoptimierung

KAPITEL 6

Voraussetzungen für Telekommunikation und Telepräsenz in der Medizin

S. Breide und H.-H. Gaus

Einleitung – Nutzeranforderungen

Wie auf vielen anderen Gebieten der modernen Arbeitswelt ist auch auf dem medizinischen Sektor der Trend zu verstärkter Kommunikation zwischen verteilten Stellen des gleichen Arbeitsumfeldes oder zwischen unterschiedlichen Teilbereichen dieses vielfach spezialisierten Fachgebietes zu beobachten. Der Hintergrund dieser beginnenden Vernetzung unter Nutzung aller heute verfügbaren Telekommunikationsmittel bis hin zum Erstreben einer ‚Telepräsenz' ist der Wunsch nach Steigerung der Arbeitseffizienz und damit letztlich die Verbesserung des Verhältnisses von Kosten zu Nutzen. Eine vereinfachte symbolische Darstellung der miteinander interagierenden Teilbereiche des medizinischen Umfeldes zeigt Abb. 1. Während der Schwerpunkt der folgenden Ausführungen auf den Gebieten liegt, in denen Bild- und Tonkommunikation zum Einsatz kommen, soll der Bereich der Administration, mit seinen vorwiegend auf herkömmlicher Datenübertragung und Speicherung beruhenden Kommunikationsanforderungen, nur sehr kurz gestreift werden. Die Teilbereiche der Diagnose- und Therapieunterstützung mit den verschiedensten

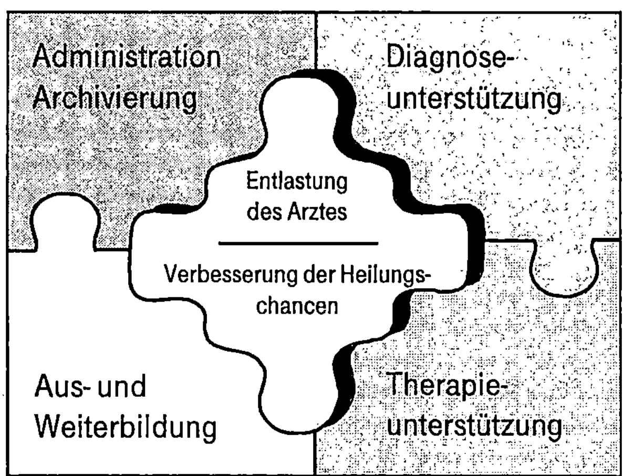

Abb. 1. Einsatz von Telekommunikation im medizinischen Umfeld

sich mehr und mehr verbreitenden bildgebenden Verfahren stellen für die Telekommunikationsinfrastruktur große Herausforderungen dar. Dazu zählt auch der Wunsch, neue Verfahren möglichst schnell und effektiv im Bereich der Aus- und Weiterbildung darstellen zu können und damit eine rasche Verbreitung zu fördern. Die Verbesserung der teilweise recht komplizierten Kommunikationsschnittstellen mit dem im Vordergrund stehenden Ziel einer Entlastung des Arztes und der damit verbundenen Verbesserung der Heilungschancen des Patienten sind die herausragenden Zielstellungen beim Einsatz von Telekommunikationstechniken in der Medizin.

Die in diesem Beitrag betrachteten Kommunikationssysteme lassen sich grob in drei Kategorien aufteilen:

- **Datenverbindungen**
  Darunter sollen hier alle die herkömmlichen ‚Bürokommunikationsmittel‘ verstanden werden, die natürlich auch im medizinischen Umfeld in zunehmendem Maße zur Vernetzung der Arbeitsmittel im administrativen Bereich, z.B. für die Erfassung und Speicherung von Patientendaten oder zur Durchführung von Abrechnungen, eingesetzt werden. Hinzu kommt die Archivierung und Pflege von Bilddaten, wie sie beim Aufbau von zentralen Datenbanken durchgeführt wird.
- **Unidirektionale Audio- und Videoverbindungen**
  Hier wird bereits der erste Schritt in Richtung ‚Telepräsenz‘ angestrebt, indem ein Kanal zwischen zwei Punkten geschaffen wird, der in möglichst naturgetreuer Weise alle ‚vor Ort‘ anfallenden Bild- und Tondaten (von den unterschiedlichsten bildgebenden Quellen) zu einer entfernten Stelle transportiert und damit beispielsweise eine Behandlungsbeobachtung zur Aus- oder Weiterbildung zuläßt. Ein Rückkanal wird dabei, falls erforderlich, meist durch eine einfache Telefonverbindung hergestellt. Die Bilddatenübertragung soll bei den weiteren Ausführungen im Mittelpunkt der Betrachtung stehen.
- **Bidirektionale Videokonferenzverbindung**
  Diese Art der Kommunikation stellt die höchsten technischen Anforderungen an das Telekommunikationssystem, beinhaltet damit aber auch die größte Anpassungsfähigkeit an unterschiedliche Nutzeranforderungen. Prinzipiell wird hier zwischen zwei gleichberechtigten Stellen ein Kommunikationskanal geschaffen, der in beiden Richtungen gleichartige Bild- und Tonübertragung zuläßt. Befundungsbesprechungen sowie Online-Operationsunterstützung und die Verwendung für Ausbildungs- und Trainingssysteme unter Nutzung von „Virtueller Realität" sind Einsatzfelder für diese Art der Kommunikationssysteme.

Eine weitere Betrachtungsweise eines Kommunikationssystems für die Medizin, mit den verschiedenen Schichten, bei denen eine Anforderungsdefinition erforderlich ist, ist in Abb. 2 dargestellt. Die vom Nutzer definierte Anwendung stellt die Basis des Systems dar. Die Art und die zu erreichende Qualität der übertragenen Signale lassen sich aus dieser Nutzerdefinition unmittelbar ableiten. Die darüber liegenden Systembausteine werden in erster Linie von dem zur Verfügung stehenden Kommunikationsnetz bestimmt. Eine saubere, den Anforderungen der Anwendung angepaßte, Definition dieser Bau-

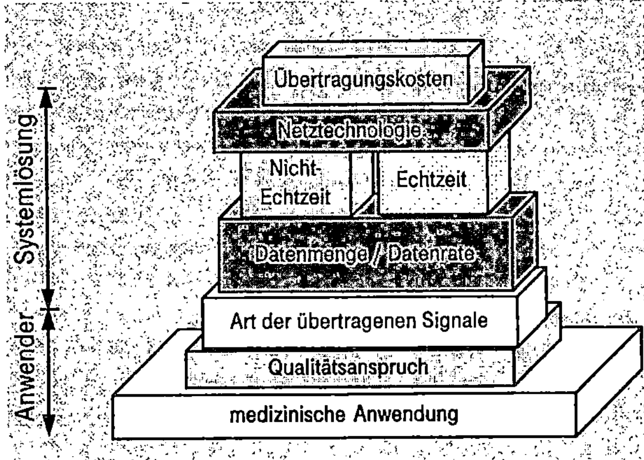

Abb. 2. Anforderungen an die Kommunikationssysteme

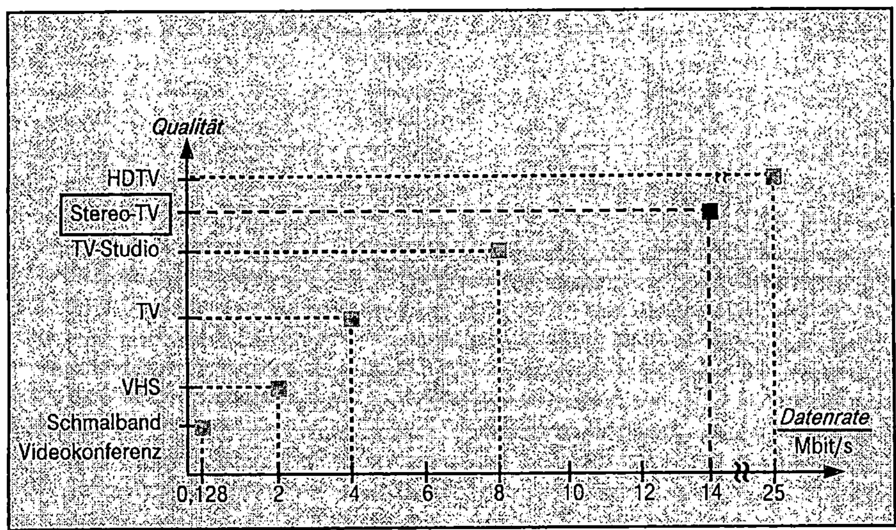

Abb. 3. Erforderliche Datenraten für Bewegtbildkommunikation

steine bedarf sicher in den meisten Fällen einer intensiven, vertrauensvollen Zusammenarbeit von medizinischem Anwender und technischem Systemanbieter. Den abschließenden Baustein bilden die Infrastruktur- und Übertragungskosten. Letztlich muß die gesamte Systemdefinition diesen Faktor mit einbeziehen, um so ein tragfähiges Kommunikationssystem zu konzipieren.

Einen zentralen Faktor bei der Definition eines Echtzeit-Bildkommunikationssystems für medizinische Anwendungen spielt sicherlich das Verhältnis „Bildqualität/Datenrate". In der Grafik von Abb. 3 ist die mit modernen Bilddatenreduktionsverfahren erreichbare Qualität mit der dazu erforderlichen

Datenrate dargestellt. Als Qualitätsstufen sind dabei die Bildeindrücke gängiger Videosysteme zu Grunde gelegt. Der weitgespannte Bereich von der schmalbandigen Videokonferenz mit ihren zeitlich („ruckeligen") und örtlich (unscharfen) niedrig aufgelösten Bildsequenzen bis zum hochqualitativen, hochaufgelösten Bildsystem (HDTV) umfasst einen ebenso weitgefächerten Bereich der notwendigen Datenübertragungsraten. Hier wird deutlich, daß ein den Nutzungsanforderungen angepaßtes Kommunikationssystem auch eine entsprechend leistungsfähige Netztechnologie erfordert. Ein besonderes Augenmerk soll hier einmal auf die hochqualitative, stereoskopische Videoübertragung, mit der erforderlichen Datenrate von ca. 14 Mbit/s, gerichtet werden. Auf diesen Bildkommunikationsdienst wird beispielhaft in den folgenden Abschnitten noch näher eingegangen.

Netztechnologien

Auch wenn der medizinische Anwender letztlich die vorhandenen Kommunikationskanäle lediglich möglichst preiswert nutzen möchte, ohne sich für das dafür verwendete physikalische Netz besonders zu interessieren, ist es an dieser Stelle notwendig einen Blick auf die verfügbaren Technologien für Übertragungsnetze zu werfen. Denn die Netztechnologie bestimmt nicht zuletzt auch die Anwendungsmöglichkeiten. Folgende Netze sind heute verfügbar, oder zumindest im Aufbau begriffen:

- **ISDN (Integrated Services Digital Network)**
  Dieses Netz, das zur Zeit hauptsächlich als Alternative zum traditionellen, analogen Telefonnetz bekannt ist, hat eine, zumindest in Deutschland, sehr hohe Verfügbarkeit. Das heißt, es ist praktisch an jedem Punkt ein Netzzugang realisierbar. Es existiert bereits eine große Anzahl von unterschiedlichsten Endgeräten, die an dieses Netz adaptiert wurden und somit ist eine quasi universelle Einsetzbarkeit gegeben. Auch ein länderübergreifender Einsatz ist durch internationale Standardisierung der verwendeten Protokolle möglich. Der größte Nachteil besteht jedoch in der relativ geringen verfügbaren Datenrate. Bei einer Datenrate von 64 kbit/s bis 2 Mbit/s lassen sich Bewegtbilder in Echtzeit nur mit recht geringen Qualitätsansprüchen oder hochqualitative Standbilder mit langen Übertragungszeiten transferieren. ISDN findet deshalb meist bei den oben kurz angesprochenen Anwendungen der administrativen Bürokommunikation Anwendung.
- **ATM (Breitband-ISDN mit Asynchronem Transfer-Modus)**
  Das im Aufbau befindliche ATM-Netz bietet einen Ausweg aus dem im ISDN vorhandenen Datenratenengpaß. Ein Standardanschluß bietet mit seiner Übertragungskapazität von bis zu 155 Mbit/s vielfältige Möglichkeiten für die Übertragung von Bewegtbildern in Echtzeit. Die Palette der möglichen Anwendungen reicht dabei von Videobildern in Standardauflösung über Stereobewegtbilder und Computergrafiken bis hin zu hochqualitativen HDTV-Übertragungen. Nachteilig wirkt sich die zur Zeit nur geringe Verfügbarkeit für Weitverkehrsverbindungen aus, die auf dieser Techno-

logie basieren. Obwohl im Bereich der Inhouse- und Campusnetze ein Ausbau der ATM-Netze schon vielfach weit fortgeschritten ist, kann nicht überall von der Möglichkeit ausgegangen werden, einen kosteneffizienten Netzzugang zu realisieren. Auch die Handhabung dieses Netzes, der Auf- und Abbau von Verbindungen und das Netzmanagement, ist zur Zeit noch deutlich komplizierter als beispielsweise beim ISDN.

- *IP-Netze (Internet)*
  Das Internet gehört eigentlich nicht zu den hier als Netzbasis eingestuften Übertragungswegen, da es sich hierbei lediglich um einen auf gleichartigem Übertragungsprotokoll basierenden, internationalen Verbund von Rechnern handelt, der über unterschiedlichste Netztechnologien verwirklicht ist. Seine Eigenschaften sollen hier jedoch trotzdem kurz beleuchtet werden, da es sich als weitverbreitete Netzplattform großer Beliebtheit erfreut. Sein größter Vorteil ist damit auch schon angesprochen: Praktisch jeder Rechner oder Computer läßt sich mit einer entsprechenden Zugangsmöglichkeit ausrüsten und der Kontakt zum eigentlichen Netz (die Netztopologien sind äußerst vielfältig und inhomogen) ist leicht realisierbar. Das System weist eine weltweite Einsetzbarkeit mit geringen Übertragungskosten auf. Der entscheidende Nachteil für die hier dargestellten Bildkommunikationsanwendungen ist die im Internet unkalkulierbare verfügbare Datenrate eines Kommunikationskanals, da diese zur Zeit immer abhängig von der Netzauslastung ist. Das heißt bei Nutzung einer Übertragungsstrecke durch mehrere Anwender (es gibt hier keine reservierten Verbindungen) wird die verfügbare Kanalkapazität entsprechend aufgeteilt und es bleibt ggf. nur eine geringe Datenrate für die jeweilige Anwendung übrig.
  Ein weiterer Nachteil ergibt sich durch die weitreichende Vernetzung unter Nutzung weitgehend offenliegender Protokolle: die Sicherheit der übertragenen Daten ist nicht gewährleistet und kann nur durch aufwendige Sicherheitssysteme bis zur einem gewissen Grad hergestellt werden.
- Satellitenübertragung
  Eine weitere Plattform für ein Telekommunikationssystem stellt die Satellitenübertragung dar. Hier besteht die Möglichkeit, einen breitbandigen Übertragungskanal, der bei Nutzung mit digitalen Signalen eine Datenübertragungskapazität von mindestens 34 Mbit/s zur Verfügung stellt, praktisch weltweit zu nutzen. Außer einer bei herkömmlichen Videokonferenzen verwendeten Punkt-zu-Punkt-Verbindung läßt sich bei Satellitenverbindungen auch leicht eine Punkt-zu-Multipunkt-Verbindung realisieren. Damit läßt sich ein besonders für Schulungssituationen geeignetes Übertragungsszenario aufbauen, bei dem von einer Stelle, beispielsweise aus einem Operationssaal, ein Audio- und Videosignal zu unterschiedlichen Empfangsstellen (Hörsälen) gesendet wird. Der Zugang läßt sich über Feststationen oder bewegliche Satellitenerdefunkstellen verwirklichen. Den beschriebenen Vorteilen stehen die zur Zeit noch recht hohen Kosten für die erforderlichen Sende- und Empfangsstationen gegenüber. Auch die systemimmanente relativ hohe Signallaufzeit, die durch die große Entfernung (36 000 km) der verwendeten geostationären Satelliten bedingt ist, muß beim Systemdesign berücksichtigt werden.

Zusammenfassend läßt sich sagen: Für hochqualitative Echtzeitbewegtbildkommunikation stehen mit ATM- und Satelliten-Übertragungswegen, bzw. deren Kombination, flexible, leistungsfähige Plattformen zur Verfügung. Eine hochqualitative Standbildübertragung oder eine Bewegtbildkommunikation mit geringem Qualitätsanspruch läßt sich unter Nutzung des ISDN kostengünstig realisieren. Für die Übertragung von geringeren Datenmengen, wie sie bei Text- und Grafikapplikationen anfallen, kann auch das Internet eine flexible und vor allem sehr breit angelegte, in hohem Maße verfügbare, Plattform bilden.

Echtzeitverhalten

Bei der Übertragungstechnik für elektronische Informationen wird generell zwischen zwei grundsätzlichen Modi unterschieden:

- *Echtzeitübertragung* (auch Realtime oder Online-Übertragung genannt)
  Hierbei werden die beim Sender entstehenden Informationseinheiten (Daten) unmittelbar zum Empfänger übertragen. Es ergibt sich somit lediglich eine meist kurze Verzögerungszeit (die Übertragungszeit) zwischen Aufnahme und Wiedergabe der Information. Zur Nutzung dieses Übertragungsmodus wird entweder ein Übertragungskanal benötigt, der durch entsprechende Breitbandigkeit in der Lage ist, die anfallende Informationsflut zu bewältigen oder, wie in den meisten Fällen, die aufgenommenen Informationen müssen durch eine Datenreduktion an den vorhandenen Kanal angepaßt werden. Dabei kann jedoch, je nach Art und Stärke dieser „Kompression", die Qualität der zu übertragenden Informationen eingeschränkt werden.
- *Nicht-Echtzeitübertragung* (auch Non-Realtime- oder Offline-Übertragung genannt)
  Bei dieser Art der Übertragung wird von vornherein darauf verzichtet, die beim Sender entstehenden Informationen (z.B. Bilddaten) sofort und unmittelbar zum Empfänger zu übertragen. Es wird vielmehr eine Speicherung dieser Daten beim Sender vorgenommen und erst dann wird unter Nutzung der vorhandenen Übertragungskapazität eine Übertragung zum Empfänger durchgeführt. Diese kann unter Umständen, bei großen Datenmengen und kleiner Kanalbandbreite eine erhebliche Zeit in Anspruch nehmen. Beim Empfänger werden die Informationen dann erneut zwischengespeichert und erst bei Bedarf im ursprünglichen Zeitraster dargestellt. Hier können also durch Einsatz von zusätzlicher Wartezeit die Risiken einer zu starken Datenreduktion vermieden werden.

Die erforderlichen Übertragungszeiten für unterschiedliche hochqualitative Einzelbilder bei vorgegebener Datenrate und lediglich einer verlustfreien Datenreduktion sind in Abb. 4 dargestellt. Man erkennt, daß bei den für eine hochwertige Bildübertragung entstehenden Datenmengen erst bei einer Kanalkapazität von über 155 Mbit/s an eine *verlustfreie* Echtzeitübertragung von bspw. TV-Stereosequenzen (40 ms/Bild) zu denken ist. Glücklicherweise

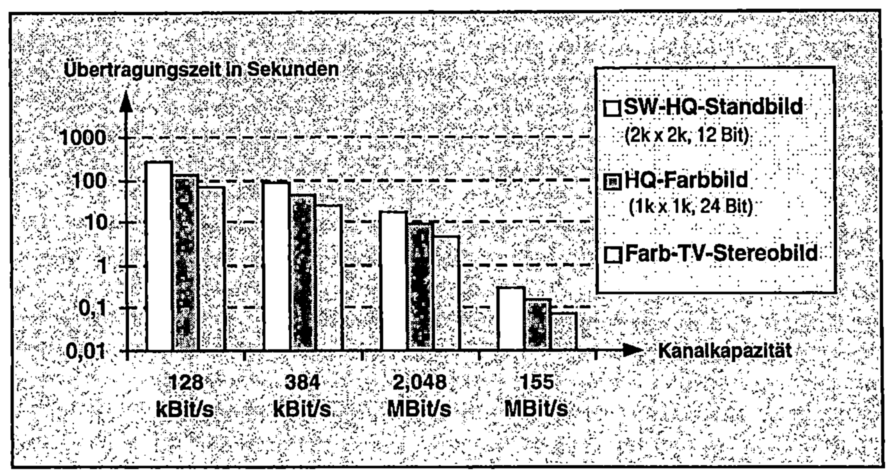

Abb. 4. Übertragungszeiten für hochqualitative Einzelbilder

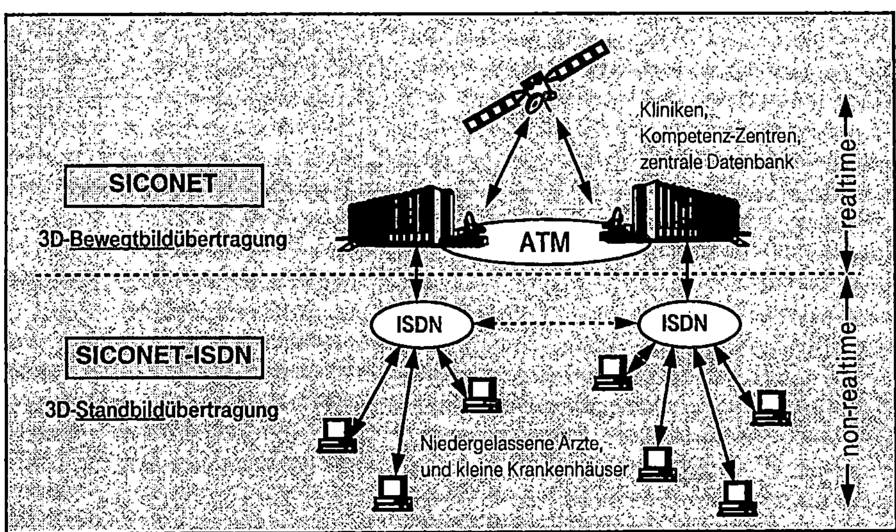

Abb. 5. Realtime/Non-Realtime-Teilnetzstrukturen am Beispiel SICONET

ist bei den heutigen modernen Bewegtbilddatenreduktionsverfahren, die sich der Redundanz- und Irrelevanzreduktion sowohl in örtlicher als auch zeitlicher Dimension bedienen, eine Übertragung mit deutlich geringeren Datenraten ohne auffällige Qualitätseinbußen möglich.

Selbstverständlich können in einem komplexen Anwendungsszenario Realtime- und Non-Realtime-Übertragungen kombiniert werden. In Abb. 5 ist als Beispiel die im Telekom-Projekt SICONET, das sich mit Stereo-Bildübertragung beschäftigt, vorgesehene Netzstruktur dargestellt. Die zwischen großen Kliniken, Kompetenz-Zentren oder Ausbildungseinrichtungen erforderliche

Telepräsenz wird durch den Einsatz von Echtzeitübertragungen unter Nutzung von Satelliten- und/oder ATM-Kanälen erreicht, während kleine Krankenhäuser oder andere Außenstellen mittels ISDN-Kanälen einen Offline-Zugang zum Applikationsnetz erhalten [1].

Anforderungen an die Endgeräte

Neben der Übertragungstechnik kommt den Endgeräten innerhalb eines Telekommunikationssystems, das eine Telepräsenz erzeugen soll, sicherlich eine große Bedeutung zu. Sie bilden auf der Sendeseite quasi die Augen und Ohren des fernen Beobachters und müssen auf der Wiedergabeseite eine möglichst naturgetreue Nachbildung der aufgenommenen Szene erzeugen. Für diesen Vorgang der Fernabbildung einer realen oder auch künstlich erzeugten (Virtual Reality) Szenerie lassen sich eine Reihe von ‚Gesetzen' formulieren:

- *„Die Qualität des Eingangssignals bestimmt die erreichbare Qualität des Ausgangssignals"*
  Diese Regel, die sich zunächst recht trivial anhört, bestimmt jedoch in vielen Fällen die Nutzbarkeit eines Telekommunikationsnetzes mehr als die vermeintlich niedrige Bandbreite des Übertragungsweges. Das herausragende Beispiel ist hier die Bildaufnahmetechnik. Die Auswahl der Kamera, aus einem äußerst breit gefächerten Angebot von der einfachsten Desktop-videokonferenz-Kamera bis zur hochqualitativen HDTV-Spezialkamera, muß für jeden Anwendungsfall sorgfältig getroffen werden, um das möglichst beste Ergebnis zu erzielen. Andererseits sollte natürlich auch das Übertragungssystem in die Auswahlüberlegungen mit einbezogen werden. Bei sehr schmalbandigen Kommunikationswegen, bei denen eine hohe Bilddatenreduktion erforderlich ist, kann eine „gute" Kamera sicherlich auch bessere Bilder liefern als eine „schlechte", der Kostenaufwand muß aber in Relation zur insgesamt erreichbaren Übertragungsqualität bleiben. Hier kann allerdings auch die Planung für eine zukünftig breitbandigere Netztechnik die Auswahlkriterien beeinflussen. Die verwendeten Signalformate, Composite-Video (FBAS, PAL), S-Video (Y/C), Komponenten-Video (RGB, YUV) oder Digitales-Komponenten-Video (DSC, D1, SDI) haben ebenfalls einen entscheidenden Einfluß auf die erzielbare Bildqualität. Die Nutzung der bereits in der Quelle in ihrer Bandbreite reduzierten Composite-Video-Signale (in Deutschland als PAL-kodiertes Signal) ergibt naturgemäß weniger scharfe Bilddarstellungen. Als abschließender Hinweis zur Qualität der Bildaufnahmetechnik sei hier auch noch einmal auf die optimale Gestaltung der Beleuchtung verwiesen: Auch die beste Standardkamera kann im Dunkeln keine guten Bilder erzeugen, es sei denn es ist eine Spezialkamera.
  Außer der Kamera bestimmen eine Reihe von anderen Komponenten der Endgerätetechnik die Qualität der hier betrachteten Audio-/Videokommunikationssysteme. Für die verwendeten Audiosysteme gilt natürlich sinngemäß das oben für Videokomponenten gesagte. Oft werden bei Kom-

munikationssystemen, die einen Videokanal beinhalten, die meist sehr viel schwieriger zu konzipierenden Tonsysteme vernachlässigt. Dies führt ebenfalls zu mangelnder Akzeptanz und eingeschränkter Einsatzfähigkeit des Systems. Bei Installationen mit mehreren Endstellen oder verteilten Beobachtungsmöglichkeiten mit zentralem Regieraum ist auch die oft recht umfangreiche Signalschalt- und -verteiltechnik sorgfältig zu planen. Entfernung und Verlauf der Kabelstrecken, eventuell in der Nähe von störenden Energieverteilsystemen, bestimmen hier die Auswahl der geeigneten Übertragungsmedien. Digitale Signalübertragung über optische Systeme und Kabel liefert hier Störsicherheit und stellt mit der meist vorhandenen großen Bandbreitenreserve die beste Möglichkeit einer späteren Erweiterung mit Hochqualitätsoptionen dar.

- *„Klare Festlegungen und Einsatz standardisierter Komponenten erhöhen Akzeptanz und Zuverlässigkeit"*
  Die Vielzahl unterschiedlicher Komponenten im Bereich der Audio-/Videotelekommunikation führt zum Problem der abzustimmenden Schnittstellen. Glücklicherweise sind die meisten, in diesem Feld verwendeten Signalformate sowie Hard- und Softwareschnittstellen weltweit standardisiert. Damit ist die Kompatibilität von mit gleichen Schnittstellen ausgerüsteten Geräten in den meisten Fällen sichergestellt. Es ist jedoch eine sorgfältige Auswahl, der für die aktuelle Applikation geeigneten Schnittstellen, erforderlich. Damit erreicht man neben der Möglichkeit eines flexiblen Geräteeinsatzes auch die Vereinfachung der Signalübertragung (es sind keine zusätzlichen Signalkonverter erforderlich), die Verbesserung der Service-Freundlichkeit und somit letztlich eine Steigerung der Kosteneffizienz. Ähnliches gilt für die Wahl der verwendeten Datenformate für Datenaustausch und -speicherung. Auch hier erspart man sich bei rechtzeitiger Auswahl von standardisierten Austausch- und Speicherformaten zusätzliche Kosten für Konvertierung und komplizierte Wartung der Datenbestände und erreicht damit eine zukunftssichere Archivierung sowie problemlose Weiterverarbeitung und Austauschbarkeit.
  Die weitestgehende Wahl standardisierter Schnittstellen und die Vermeidung proprietärer Systemansätze beschert dem Anwender somit die Unabhängigkeit von einzelnen Herstellern und erlaubt den Aufbau kostengünstiger Gesamtsysteme.
- *„Die Struktur der gesamten Endstelleneinrichtung ist entscheidend für Akzeptanz und effiziente Nutzung"*
  Eine Endstelle innerhalb eines Telekommunikationssystems für Audio- und Videoübertragung besteht gewöhnlich nicht nur aus einem Endgerät, dessen Anschlußleitungen unmittelbar mit der Gegenstelle verbunden sind, sondern es ergibt sich, je nach Anwendung, eine Art „Endstellennetzwerk", dessen Struktur in Abb. 6 dargestellt ist. Es ergeben sich vier unterschiedliche Netzebenen, deren Schnittstellen und innere Struktur für den Aufbau eines effizienten Systems genau geplant werden müssen. Das Übertragungsnetz des Netzwerkanbieters endet am sogenannten Netzabschluß. Hierbei kann es sich um eine passive Komponente, beispielsweise lediglich eine Anschlußdose, oder auch komplexere aktive Geräte handeln. Der Netzanbieter definiert oft diesen Netzabschluß als den Übergabepunkt

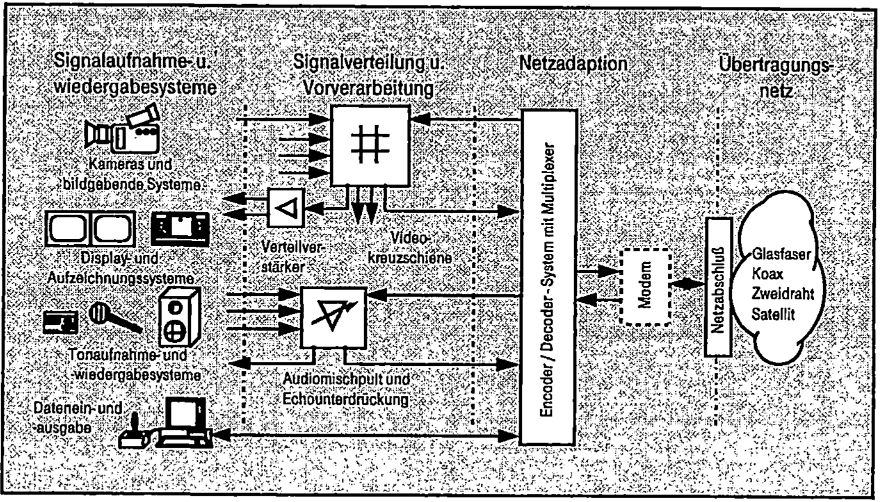

Abb. 6. Endstellenstruktur und Netzebenen bei audiovisuellen Übertragungssystemen

für seine Dienstleistung. Das heißt: Jegliche weitere Gerätekomponenten, die in Richtung Endgerät angeschaltet werden, liegen in der Verantwortung des Anwenders. Beim oben kurz erwähnten Projekt SICONET wurde jedoch auch die zweite Netzebene, die sogenannte Netzadaption, von der Deutschen Telekom bereitgestellt. In dieser Strukturstufe wird das Signal der eigentlichen Endgeräte, in dem hier betrachteten System also die Audio-, Video- und Zusatzdatensignale, an das zu verwendende Netz angepaßt. Meist geschieht hier die Datenreduktion und eine entsprechende Modulation des erzeugten Transportdatenstromes zur effizienten Nutzung des Kommunikationskanals. Die nächste Netzebene in der Endstellenstruktur beinhaltet sämtliche Einrichtungen zur Signalverteilung und -vorverarbeitung. Dieser Strukturteil kann in größeren Installationen durchaus die Komplexität einer kleineren Fernsehanstalt erreichen. Bei Einsatz dieser Technologie im Bereich der Medizin treten naturgemäß hier die größten Probleme auf, da die Planung dieser komplexen technischen Strukturen die Einbindung von Fachpersonal erfordert. Frühzeitige Analyse und Einbeziehung der technischen Notwendigkeiten in die Anforderungen der medizinischen Applikation und die Schulung von speziellem Personal zur Bedienung der aufgebauten Studioinfrastruktur sind daher unabdingbare Voraussetzungen zur Einrichtung eines effizienten und akzeptierten Telekommunikationssystems. Die Einplanung von redundanten Geräten und Verbindungen dient neben der Steigerung der Einsatzverfügbarkeit auch der Wartungsvereinfachung und kann zur Benutzerschulung während des laufenden Normalbetriebes verwendet werden. Professionelle Planung mit entsprechend kompetenten Partnern unter unmittelbarer Berücksichtigung der Anforderungen von Nutzer und Technik und der sauberen Festlegung der Zuständigkeiten gewährleisten den Aufbau einer durchschaubar strukturierten Endstelle und damit auch die effektive Unterstützung bei Problemen oder dem Wunsch nach Erweiterung des Systems.

Zusammenfassung

Obwohl medizinische Applikationen vielfach spezielle Anforderungen an ein Telekommunikationssystem stellen, bieten die heute verfügbaren Netzplattformen technische Lösungsmöglichkeiten für jegliche Telemedizin-Anwendung. Telepräsenz und verstärkt eingesetzte Systeme mit Anteilen der computergenerierten Virtual-Reality erfordern hohe Netzkapazitäten, die jedoch mit Satelliten- oder ATM-Übertragungssystemen bereitgestellt werden können. Die professionelle technische Vorplanung ist eine wichtige Voraussetzung zur erfolgreichen Einführung eines derartigen Telemedizinsystems. Diese Realisierung von zukünftigen Diensten und Netzwerken ist damit ein interdisziplinärer Prozeß, der vom Anwender initiiert, die Gerätehersteller und Netzbetreiber mit einbezieht und bei Übergang in einen „Wirkbetrieb" auch die Versicherungsträger mit einschließen muß. Die aufwendige Finanzierung eines solchen zukunftsorientierten Projektes kann keinesfalls von einem der beteiligten Partner im voraus durchgeführt werden. Erfolg und Nutzen einer Applikation im Bereich der Telemedizin oder Telechirurgie, mit dem Anspruch der ‚Telepräsenz' ist damit auch abhängig von einer effizienten Zusammenarbeit zwischen Fachleuten aus so unterschiedlichen Gebieten wie Medizin und Telekommunikationstechnik.

Literatur

1. Breide S (1997) SICONET – Kommunikationsmedium in der Onkologie. Onkologe 3:135–142

KAPITEL 7

Telechirurgie: Anforderungen, Einsatzmöglichkeiten und mittelfristige Umsetzung

P.M. Schlag, F. Engel-Murke, G. Bellaire und G. Graschew

Einführung

„Telemedicine is the use of information and telecommunication technologies to provide and support healthcare when distance separates the participants". In dieser allgemeinen Definition von Telemedizin führt M.J. Fields die beiden für die Telemedizin wichtigen technischen Disziplinen auf, die Telekommunikationstechnik und die Informatik, die in dem Begriff Telematik zusammengefaßt werden. Die Telechirurgie beschreibt die Anwendung dieser Techniken in der operativen Medizin und beinhaltet die intraoperative Telekommunikation, die Telenavigation, Telemanipulation und Telerobotik. Die telechirurgischen Entwicklungen zielen auf ein intraoperativ anwendbares Gesamtsystem, das elektronische Patientenakte, multimodale 3D-Bildgebung, Eingriffssimulationen und bildkontrollierte Robotik verknüpft [7, 13, 14].

Ziele der Telemedizin sind:

- Medizinische Abläufe durch Management des Informationsflusses zu vereinfachen und zu beschleunigen
- Die Qualität medizinischer Versorgung durch automatisierte und der elektronischen Datenverarbeitung zugängliche Dokumentation zu bewerten und zu überprüfen
- Durch neuartige Verfahren die Diagnose und Therapie in der Medizin zu verbessern.

An diesen drei Anforderungen muß sich jedes telemedizinische respektive telechirurgische Verfahren messen lassen [6].

Intraoperative Telekonsultation und Telepräsenz

Informationsaustausch ist die Basis der Telemedizin, wobei in der Chirurgie die Möglichkeit bestehen muß, jegliche notwendige Information insbesondere während einer Operation online auszutauschen. Dieser Austausch muß nicht nur innerhalb der eigenen Klinik, also chirurgieintern, und innerhalb des eigenen Klinikums, also fachübergreifend, erfolgen können, sondern auch die Konsultation hausexterner Experten muß möglich sein. Neben dem Gespräch

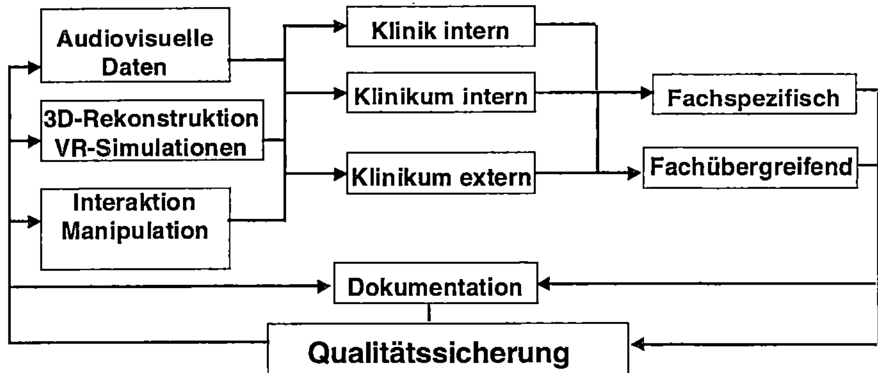

Abb. 1. Informationsabgleich in der Telechirurgie

Tabelle 1. Analyse des intraoperativen Konsultationsbedarfs an Hand von 273 Operationen in der Klinik für Chirurgie und Chirurgische Onkologie der Robert-Rössle-Klink

Intraoperativ erforderliche Konsultationen	62/267	23%
Telefonische Beratung ausreichend	8/62	12%
Situsdemonstration notwendig	54/62	88%
Videoübertragung ausreichend	27/62	44%

der beiden Kommunikationspartner ist die Übertragung visueller Information, z.B. von einem Laparoskop, Mikroskop oder einer OP-Kamera, die wichtigste Aufgabe. Zunehmend werden die Möglichkeiten genutzt, die prä- und intraoperativ erhobenen Daten in Form von Szenarien der virtuellen Realität weiterzuverarbeiten, die dann auch kooperativ bearbeitet werden müssen. Basierend auf dem beschriebenen Bild- und Datenaustausch können weitergehende Anwendungen der Telemanipulation und der computergestützten Interaktion durchgeführt werden (s. Abb. 1).

Ziel dieser Technologie ist, durch die damit intraoperativ verfügbare relevante Bildinformation und die Möglichkeit zur fachübergreifenden konsiliarischen Beratung insgesamt eine Effizienzsteigerung chirurgischer Eingriffe zu erreichen [7]. Insbesondere in der Onkologie, in der Experten aus den verschiedenen Disziplinen (Chirurgie, Radiologie, Pathologie, medizinische Onkologie) eine Therapiestrategie gemeinsam erarbeiten müssen, liegt in der Nutzung telemedizinischer Techniken ein großes Potential. Eine an unserer Klinik durchgeführte Analyse untermauert diese These (s. Tab. 1).

Es zeigte sich, daß bei 62 von 267 durchgeführten Operationen (23%) eine Unterbrechung zur Klärung des weiteren therapeutischen Vorgehens notwendig war. Eine verbale und damit auch telefonische Kommunikation mit dem Konsultierten war in 8 Fällen (18%) ausreichend. In 54 Fällen (88%) mußte der Operationssitus visuell demonstriert werden. Die Operateure waren der Ansicht, daß bei 27 dieser Fälle (44%) das anstehende Problem unter Zuhilfenahme bildübertragender Telekommunikation hätte gelöst werden können. Bezogen auf die Gesamtzahl der ausgewerteten Operationen erwies sich somit in ca. einem Zehntel der Fälle eine intraoperative Videoübertragung zur

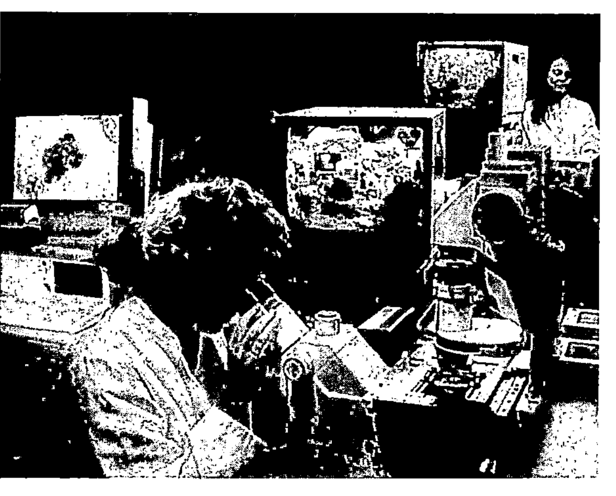

Abb. 2. Verteilte medizinische Intelligenz in der Diagnose. Intraoperative Verknüpfung von Pathologie und Chirurgie

Tabelle 2. Analyse des intraoperativen Bedarfs an Konsultation mit Pathologen

Hausinterne Schnellschnittbefundung	10–30 min
Hausexterne Schnellschnittbefundung	1–3 Std
Externe Konsultationen (second opinion)	1–3 Wochen

Konsultation eines Kollegen als sinnvoll und wichtig. Es soll noch einmal betont werden, daß es sich um eine Auswertung bei rein onkologischem Patientengut handelt. Diese Abschätzung ist nicht übertragbar auf die gesamte Chirurgie, verdeutlicht aber das Potential einer intraoperativen Videokonsultation.

Eine spezielle Einsatzmöglichkeit für eine intraoperative, interdisziplinäre Konsultation ist die Schnellschnittdiagnostik [11]. Die Zeiten für die pathologische Befundung sind exemplarisch in Tab. 2 angegeben.

Der Kommunikationsbedarf bei einer solchen Schnellschnittbefundung ist dabei ein zweifacher. Erstens müssen Operationssaal und Schnellschnittlabor per Audio-/Videoverbindung miteinander kommunizieren können (s. Abb. 2). Der Operateur demonstriert dem Pathologen den Situs und die Stelle, an der eine Probe entnommen wurde. Die exakte Fragestellung der Schnellschnittunterschung wird direkt abgeklärt und der pathologische Befund dem Operateur demonstriert. Zweitens sollte das Schnellschnittlabor für schwierige Fragestellungen mit einer weiteren (oder auch mehreren) pathologischen Abteilung verbunden sein, um auch eine externe Konsultation in einem für die Schnellschnittdiagnostik vertretbaren Zeitrahmen durchführen zu können. Hier ist es erforderlich, daß der externe Pathologe die Steuerung des Mikroskops vornehmen kann, vor allem die Steuerung des Kreuztisches, aber auch Objektivwechsel, Fokuseinstellung etc. Voraussetzung für solche Anwendungen sind natürlich vollständig motorisierte und computersteuerbare Mikroskope.

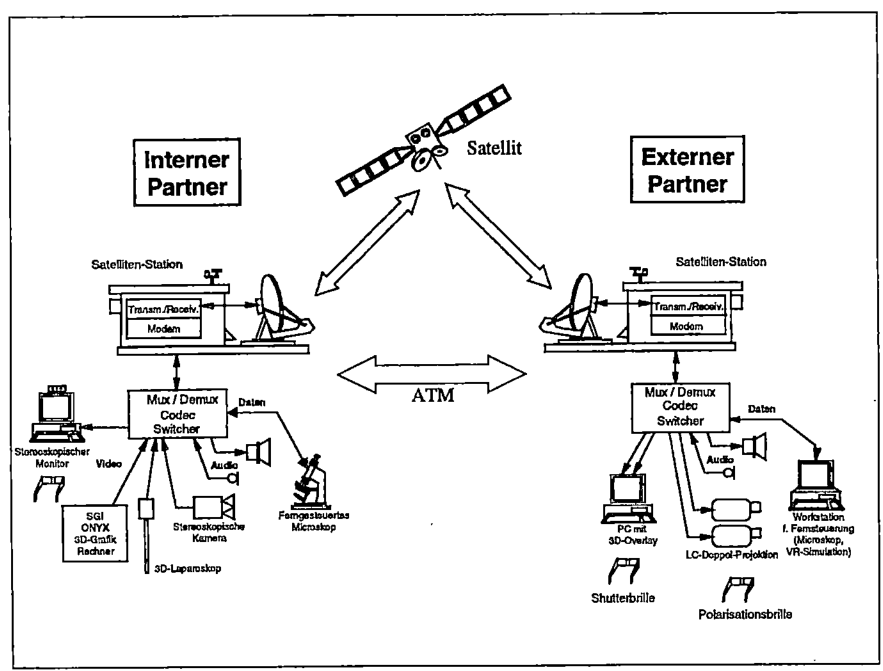

Abb. 3. Telechirurgie mit verteilter medizinischer Intelligenz via SICONET

Tabelle 3. Technische Daten des SICONET/OP 2000-Codex

SICONET/OP 2000 Modul	Technische Daten
Videoschnittstellen	2×DSC (270 MBit/s), 625/50/2:1, ETSI-Coding
Audioschnittstellen	4×Audio (Bandbreite 15 kHz)
Datenschnittstellen	1×G.703 (2 MBit/s), 2×RS 232
Netzseitige Schnittstelle	1×G.703, HDB3-Code (34 bzw. 17 MBit/s)

Real time- und online-telemedizinische interaktive Anwendungen werden
unter dem Begriff Telepräsenz zusammengefaßt und stellen höchste Anforderungen an die Qualität der Datenübertragung. Zur intraoperativen Diagnose
oder zur intraoperativen diagnostischen Unterstützung mittels einer „Second
Opinion" kann nur hochqualitatives Bildmaterial zu Rate gezogen werden.
Schon vor mehreren Jahren haben wir zusammen mit der Deutschen Telekom AG ein System konzipiert, solche Verbindungen zwischen beliebigen Or-
ten zu realisieren. Die Anforderung war, stereoskopische, hochqualitative on-
line-Bildübertragung, Tonübertragung und die Einbindung von Datenverbindungen hoher Bandbreite (z.B. um digitale Röntgenbilder oder CT-Stapel etc.
zu übertragen) und niedriger Bandbreite (als Steuerkanäle) zu realisieren (s.
Tab. 3).

Dieses Ziel wurde im Projekt SICONET/OP 2000 (Stereoscopic Imaging
Communication Network) erreicht, in welchem die notwendigen technischen
und medizinischen Voraussetzungen geschaffen wurden, hochqualitative inter-

aktive, stereoskopische telechirurgische Applikationen durchzuführen [12]. In Abb. 3 ist ein solches Szenario aufgezeigt. Neben stereoskopischen Bildinformationen in Broadcast-Qualität via 3D-Laparoskop, Stereo-OP-Mikroskop und Stereo-Raumkamera sind virtuelle Szenen aus einem Grafik-Superrechner (SGI, ONYX) abrufbar [2]. Parallel zum Videostrom kann z.B. eine CT-Untersuchung (40 Schnitte, 512×512 Pixel) in ca. 1 Minute übertragen werden. Die Übertragungen können dabei über unterschiedliche Datenverbindungen (Satellit, ATM) durchgeführt werden. Das entwickelte SICONET/OP 2000-Modul wird somit den Anforderungen an ein medizinisches Telepräsenzsystem gerecht.

Morpho-funktionales Patientenmodell und Telenavigation

Die Erfahrungen der letzten Jahre zeigten, daß durch eine präoperativ verbesserte Planung bessere medizinische Resultate erzeugt werden, da die Therapie durch die Planung individualisiert, d.h. besser auf den Patienten abgestimmt, werden kann. Unterstützt wird die Planung durch dreidimensionale Visualisierung und Modellierung (z.B. Stereolithographie). Insbesondere zeigte sich dies bei der Konstruktion und Anpassung von Implantaten (z. B. Hüftgelenke), kieferchirurgischen Eingriffen, Strahlentherapie und mehr und mehr bei neurochirurgischen Eingriffen. Bei letztgenannten Operationen, noch mehr bei der hier im Vordergrund stehenden Viszeralchirurgie, ist es nicht nur erforderlich, ein dreidimensionales morphologisches Modell sondern auch funktionelle Informationen bereitzustellen. Diese Informationen müssen topographisch deckungsgleich in einem morpho-funktionalen Patientenmodell repräsentiert werden, das mit verschiedenen bildgebenden Verfahren [1, 4], abzuleitenden Parametern über die Gewebebeschaffenheit, Funktion, Durchblutung usw., konstruiert wird. Aus informationstechnischer Sicht müssen für die Konstruktion dieses Modells geeignete Registrierungsverfahren sowie Bildanalyse- und Interpretationsmethoden entwickelt werden. Das Modell sollte einerseits verschiedene Möglichkeiten der Visualisierung unterstützen (oberflächen- und volumenorientierte Verfahren), dabei intuitive und immersive Benutzerschnittstellen der virtuellen Realität verwenden und auf diese Weise eine Simulation und Eingriffsplanung erlauben [5]. Dieses multimodale Patientenmodell ist somit die grundlegende Voraussetzung für Planung und Simulation verschiedener Operationsmöglichkeiten. Die Präsentation von Datensätzen dient vorrangig der verbesserten intraoperativen Orientierung und Intervention. Die multimodalen räumlichen Informationen stellen per se einen wertvollen Befund dar, der auch in einer elektronischen Patientenakte enthalten und verfügbar gemacht werden sollte.

Besonders schwierig ist, eine Deckungsgleichheit zwischen präoperativen Untersuchungsergebnissen mit dem intraoperativen Befund (OP-Situs) zu erreichen. Form- und Lageveränderungen, die sich durch die mit der Operation verbundene Körpereröffnung, durch Atemexkursion, aber auch durch die direkte operationsbedingte Veränderung der Geometrie eines Organs ergeben, machen spezielle Nachkorrekturen und Adaptationen erforderlich. An der Lösung dieser Aufgaben wird derzeit noch intensiv gearbeitet. In der Regel wird eine solche Modellanpassung nach unserem bisherigen Kenntnisstand nur unter Einbeziehung intraoperativer CT- oder MR-tomographischer (ggf. auch 3D-sonographischer) Daten möglich. Nur unter diesen Voraussetzungen kann ein Navigationssystem die präoperative Planung intraoperativ umsetzen.

Telemanipulation und Telerobotik

Die oben beschriebenen Systeme, welche eine optimale Beobachtung und zuverlässige intraoperative Orientierung gewährleisten müssen, sind eine unabdingbare Voraussetzung für solcherart telechirurgische Anwendungen, in denen ein externer Beobachter auch selbst eingreifen und bestimmte Manipulationen eigenständig ausführen kann (Telemanipulation).

Gearbeitet wird derzeit an einer Adaptation von Verfahren, wie sie in der Kern- und Weltraumtechnik zur Manipulation in gefährdeten oder unzugänglichen Bereichen entwickelt wurden. Im Vergleich hierzu sind zusätzliche Anforderungen zu erfüllen. Eine Interferenz der Systeme mit der Sterilität des Operationssaals ist zu vermeiden und die Bedienung muß möglichst intuitiv erfolgen. Sprachsteuerung, Touch Screen, Head/Eye Tracking und virtuelle Tastatur werden derzeit auf ihre Eignung überprüft. Auch weitere Funktio-

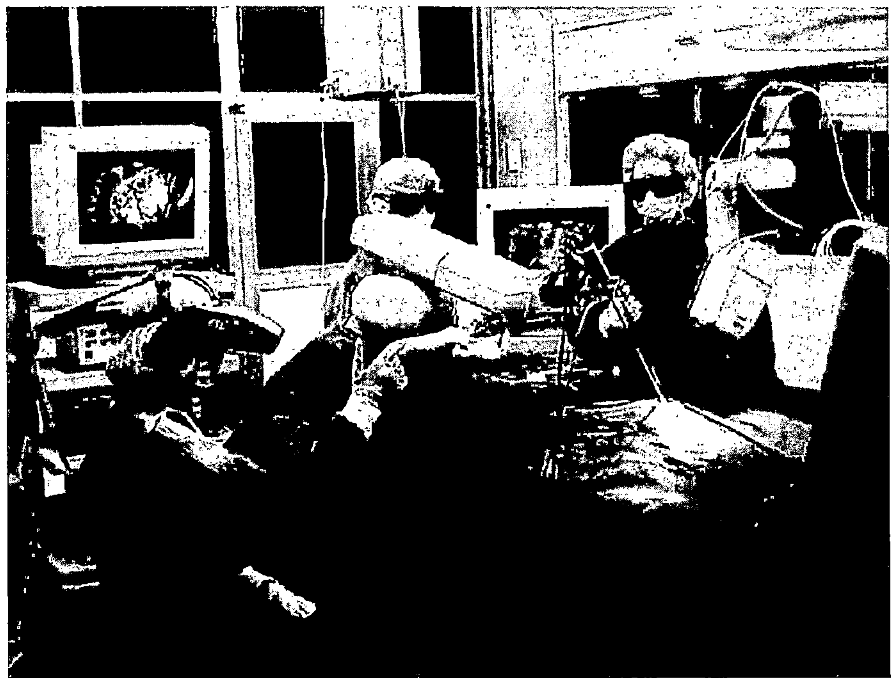

Abb. 4. Module für die Telechirurgie

nen, wie taktiles Feedback, sind in den Ablauf ebenso zu integrieren, wie z.B. die Entwicklung intelligenter Werkzeuge, mechatronischer Greifer und multisensorieller Zangen. Für diese Rückkopplung müssen taktile Sensoren auf der Patientenseite und entsprechende Wiedergabemöglichkeiten auf der Arztseite implementiert werden.

Der Einsatz interaktiv geführter Operationssysteme (Roboter- oder manipulatorgestützte Chirurgie) verspricht mittelfristig eine entscheidende Verbesserung der Therapiequalität bei gleichzeitiger Senkung des Risikos für den Patienten, einhergehend mit einer Entlastung für den Chirurgen. Voraussetzung hierfür ist eine ausreichende Störsicherheit, eine hohe Positioniergenauigkeit und Reproduzierbarkeit. Als einfache Applikation ist z.B. eine zitterfreie Halterung von sehenden Instrumenten anzuführen. Der Übergang zur „Ein-Mann-Operation", heute bei einigen speziellen Eingriffen schon beinahe Wirklichkeit, wird durch interaktiv geführte Roboter und Manipulatoren auf breiter Front möglich. Der Einsatz motorisch angetriebener Operationsinstrumente als zentraler Komponente des mechatronischen Systems spielt hierbei eine wichtige Rolle. Ob eine Verkürzung der Therapiedauer und/oder eine signifikante Kostensenkung erreicht werden kann, läßt sich heute noch nicht beurteilen.

Eine mit diesen Entwicklungen verwandte Forschungsrichtung befaßt sich damit, medizinische 3D-Visualisierungen als vorbereitende Trainingsumgebung zur Übung von Eingriffen einzusetzen (virtuelle Arthroskopie, virtuelle Bronchoskopie, etc.) [3, 8]. Die einschlägigen Simulatoren [9], dienen primär der Ausbildung an Eingriffswerkzeugen (z.B. für die Laparoskopie), nicht aber der Simulation und Planung des Eingriffes selbst. Eine ungelöste Forschungsfrage ist die Gestaltung der virtuellen Gewebeeigenschaften verbunden mit taktilen Force Feedback-Konzepten. Die Entwicklung und Validierung geeigneter Systeme ist von entscheidender Bedeutung für diese informationstechnischen Erweiterungen chirurgischer Ausbildungssysteme.

Resümee

Ziele einer klinikrelevanten Entwicklung werden in naher Zukunft weniger autonome Systeme als vielmehr den Operateur gezielt unterstützende Navigationssysteme sein. Bei diesen Entwicklungen dürfen neben den erheblichen Kosten auch die potentiellen Gefahren nicht übersehen werden. Hierzu zählen die Rückführung der Krankheit auf ein Maschinenbild, der Wirklichkeitsverlust durch eine virtuelle chirurgische Benutzeroberfläche und schließlich eine zunehmende Entfremdung und Entpersonifizierung des Arzt-Patienten-Verhältnisses. Bei allen Weiterentwicklungen muß klar bleiben, daß Krankheit und kranke Menschen nicht beliebig technifizierbar sind, die ärztliche Kunst mehr ist als der verlängerte Arm der Technik und daß für die Heilung eines Kranken mehr erforderlich ist als nur die Beseitigung eines zugänglichen Krankheitsherdes. Dies sollte aber nicht zu einer prinzipiellen Ablehnung der Telechirurgie führen. Es kommt vielmehr darauf an, unter Kenntnis des prinzipiell Möglichen und Beachtung der hieraus resultierenden Gefahren zu versuchen, die Mensch-Maschine-Schnittstelle optimal, d.h. weitgehend patienten-orientiert zu gestalten.

Durch Einsparung von Kommunikationswegen, Unterlassung redundanter Untersuchungen sowie Vereinfachung des diagnostischen und therapeutischen Ablaufs werden letztendlich nicht nur Kosten eingespart, sondern auch Zeit gewonnen, welche wieder für eine intensivere Arzt-Patienten-Beziehung eingesetzt werden kann. Natürlich wird sich durch Telechirurgie das operative Umfeld inhaltlich und personell verändern. Neben dem eigentlichen Arzt wird dem medizinischen Informatiker, aber auch dem Bioingenieur ein wichtiger Anteil in der Behandlung von Patienten zufallen. Die verschiedenen telechirurgischen Systeme und Anwendungen eröffnen aber auch neue Möglichkeiten einer interaktiven Aus- und Weiterbildung. Ähnlich dem Training in der Luft- und Raumfahrt könnte dies an Operationssimulatoren durchgeführt werden. Jeder Operateur hätte somit die Möglichkeit, einen Eingriff in hoher Präzision simuliert durchgeführt zu haben, bevor er der Realität gegenübergestellt wird. Hierdurch könnte ein weiterer Beitrag zur Qualitätskontrolle und Qualitätssicherung in der Chirurgie geleistet werden.

Die Telechirurgie mit den Aspekten der intraoperativen Telekommunikation, Telemanipulation und Telepräsenz werden von uns in dem Forschungskonzept OP 2000 bearbeitet und stellen eine Antwort auf die Anforderungen der Medizin im 21. Jahrhundert dar, wobei hier der Patient nicht technokratisch, sondern individueller, umfassender, schonender sowie präziser und damit letztendlich erfolgreicher behandelt werden soll.

Literatur

1. Beier J, Oellinger H, Richter CS, Fleck E, Felix R (1996) Registered Image Subtraction for CT-, MRI- and Coronary Angiography. Eur Radiol 7:82–89
2. Bellaire G, Graschew G, Engel-Murke F, Krauss M, Neumann P, Schlag PM (1998) Interactive telemedicine in surgery: Fast 3-D visualization of medical volume data. Min Inv Med 8(1/2):3–6
3. Cotin S, Delingette H, Clément JM, Tassetti V, Marescaux J, Ayache N (1996) Volumetric Deformable Models for Simulation of Laparoscopic Surgery. CAR 96, Lemke HU et al. (ed), pp 793–798
4. Englmeier KH, Haubner M, Losch A, Eckstein F, Seemann MD, van-Eimeren W, Reiser M (1997) Hybrid rendering of multidimensional image data. Methods-Inf-Med VOL: 36 (1), pp 1–10
5. Göbel M (1996) Industrial Applications of Virtual Environments. IEEE Computer Graphics & Applications, 16(1)
6. Harris B, Lyndon B (1994) Telemedicine: A Glance into the Future. Mayo Clin Proc 69:1212–1214
7. Hempel K, Siewert JR (1996) „Second opinion"-Versuch einer Begriffsbestimmung. Chirurg 67:293–296
8. Kühnapfel U, Kuhn C, Neisius B (1995) Endosurgery Simulations with KISMET: A Flexible Tool for Surgical Instrument Design Operation Room Planning and VR Technology Based Abdominal Surgery Training. Proc. Virtual Reality World, Computerwoche Verlag, pp 165–171
9. Müller W, Ziegler R, Bauer A, Soldner E (1995) Virtual Realtity in Surgical Arthroscopic Training, Image Guided Surg 5(1):288–294
10. Neumann P, Faulkner G, Krauss M, Haarbeck K, Tolxdorff T (1998) MeVisTo-Jaw: A Visualization-based Maxillofacial Surgical Planning Tool. Proc of the SPIE Medical Imaging 1998, Image Display, Vol 3335

11. Oberholzer M, Fischer HR, Christen H, Gerber S, Bruhlmann M, Mihatsch M, Famos M, Winkler C, Fehr P, Bechthold L et al (1993) Telepathology with an integrated services digital network – a new tool for image transfer in surgical pathology. Human Pathology 24:1078–1085
12. Schlag PM, Rau B, Quack A, Below C, Graschew G, Meyer zur Heyde M, Rakowsky S, Engel-Murke F, Papst M, Balanos E, Breide S, Gaus H (1996) New technologies in surgical oncology. 3-D Video-conference via satellite from Berlin to Paris, CAR 96. Minimal Invasive Medicine 7:184–186
13. Schlag PM, Graschew G, Engel-Murke F, Rakowsky S, Göbel M, Breide S (1996) Vision chirurgisch-onkologischer Eingriffe: Das Konzept OP 2000. Onkologe 2:10–14
14. Schlag PM, Graschew G (1998) A vision of surgery: the concept OP 2000. Langenbeck's Arch Surg, Springer 383:194–197

KAPITEL 8

Telepathologie: Vorteile und Grenzen der Zusammenarbeit

M. Dietel und P. Hufnagl

Telepathologie – warum?

Der Wunsch, bei schwierigen Fällen oder folgenschweren diagnostischen Entscheidungen, eine zweite Meinung (second opinion) von einem Fachkollegen einzuholen, ist angesichts der schnellen Wissensentwicklung in der Pathologie verständlich. Da viele Pathologen als Niedergelassene allein in einer Praxis tätig und damit auf sich gestellt sind, eröffnet die elektronische Übertragung von Mikroskopbildern ganz neue Wege bei der Beurteilung von Kosiliarfällen. Auf das aufwendige und zu großen Zeitverlusten führende Verschicken des in Paraffin eingebetteten Materials könnte dann in vielen Fällen verzichtet werden.

Bei der intra-operativen Diagnostik am OP-Material (Schnellschnitt) steht der Chirurg oftmals vor dem Problem, keine eigene Pathologie im Haus zu haben. Er hat dann entweder die Möglichkeit, den Schnitt per Kurier zu einem Pathologen zu senden, oder mit einem Pathologen den Operationstermin so zu vereinbaren, daß der Pathologe vor Ort auf das zu begutachtende Material wartet. Im ersten Fall kann der Zeitraum bis zum Erhalt der Diagnose kritisch werden. Auch ein sukzessives Abtragen eines Tumors unter histologischer Kontrolle ist so nur schwer realisierbar. Im zweiten Fall wird in der Regel sehr viel Zeit verschenkt.

In Universitätskliniken und großen Krankenhäusern mit eigener Pathologie werden die intra-operativen Schnellschnitte meistens in speziellen Schnellschnittlaboren bearbeitet, in denen ein diensthabender Pathologe diagnostiziert. Bei der stärkeren Spezialisierung der Pathologen in größeren Pathologien kann sich beim Schnellschnitt das Problem ergeben, das der eigentliche Spezialist nicht anwesend ist und zur Beratung des Befundes dazu geholt werden muß. Bei schwierigen Fällen bzw. bei gravierenden Konsequenzen der diagnostischen Entscheidung für den Patienten ist das Einholen einer zweiten Meinung durch einen Kollegen sinnvoll. Befindet sich das Schnellschnittlabor beispielsweise pathologie-extern im OP-Trakt oder besteht das Pathologische Institut aus mehreren, räumlich getrennten Einheiten, so kann das Einholen der zweiten Meinung einen erheblichen organisatorischen Aufwand bedeuten.

Unter Verwendung einer Telepathologie-Verbindung kann für die oben geschilderten Szenarien neben einer entscheidenden Beschleunigung auch eine

Verbesserung und Kontrolle der Qualität der pathologischen Diagnostik erreicht werden. Dies ist auch insofern interessant, da es eine Reihe von Gründen gibt, die zu unterschiedlichen Diagnosen durch mehrere Pathologen führen können:

- unterschiedliche Erfahrungen, individuell differierende Sichtweisen,
- unterschiedliche wissenschaftliche Schulen,
- unterschiedliche Qualität der Kontakte zu den beteiligten Klinikern,
- unterschiedliches Niveau der klinischen Informationen,
- unterschiedliches Profil zusätzlicher diagnostischer Methoden,
- das Fehlen meßbarer Merkmale oder spezieller Auswertungstechnik,
- qualitative Unterschiede zwischen den Labors und dem zur Verfügung stehenden Potential an Fachbüchern und Fachzeitschriften sowie die
- „Tagesform".

Schnellere, intensivere und direktere Kontakte zwischen Pathologen, wie sie die Telepathologie prinzipiell ermöglicht, können dabei helfen, die pathologische Diagnostik zu beschleunigen, ihre Qualität zu verbessern und Differenzen zwischen verschiedenen Pathologien zu verringern.

Telepathologie – Begriffsbestimmung

Unter Telepathologie versteht man die „Begutachtung eines Falles über eine Distanz unter Zuhilfenahme elektronischer Medien". Die folgenden wesentlichen werden unterscheiden:

- Tele-Beratung,
- Tele-Konsultation,
- Tele-Diagnostik,
- Schnellschnitt-Expertise und
- Schnellschnitt-Diagnostik.

Bei der Tele-Beratung (ohne schriftlichen Nachweis) und der Tele-Konsultation (Konsiliarfall) bleibt die Verantwortung für die Diagnose des Falles beim nachfragenden Pathologen. Die Kommunikation kann on-line (z. B. per Videokonferenz) oder off-line (z. B. per Email) erfolgen.

Bei der Tele-Diagnostik geht die Verantwortung für die Diagnose des Falles an den angerufenen Spezialisten über, wenn dieser den Fall definitiv übernimmt. Hierfür ist es außerordentlich hilfreich, wenn der Spezialist das Mikroskop seines Kollegen selbst fernsteuern kann, um eine klare und vollständige Vorstellung des darunter liegenden Präparates zu bekommen. Prinzipiell ist aber auch hier eine Anfrage über Email denkbar und in vielen Fällen ausreichend.

Die Schnellschnitt-Expertise (ein entfernter Pathologe unterstützt einen Kollegen vor Ort) und die Schnellschnitt-Diagnostik (Beaufsichtigung des Materialzuschnittes und Beurteilung der mikroskopischen Präparate erfolgen durch und in Verantwortung eines räumlich entfernten Pathologen) sind ausschließlich online möglich. Neben der Übertragung des Mikroskopbildes muß hier auch eine akustische Kommunikation zwischen beiden Seiten, am besten einschließlich des Operateurs, gesichert sein.

Während zur Zeit Telepathologiesysteme (TP-Syteme) dominieren, die Punkt-zu-Punkt-Verbindungen unterstützen, wird in Zukunft die netzwerkartige Verflechtung von TP-Systemen Realität werden. Pathologen können sich dabei letztlich genauso einfach verständigen wie heute beispielsweise mittels Email.

Anforderungen an ein Telepathologie-System

In der Vergangenheit sind viele Arbeiten zur Telepathologie veröffentlicht worden (einen guten Überblick gibt die Arbeit von Weinstein (Weinstein et al. 1997). Neben den spezifischen Anforderungen, die in erster Linie durch das Anforderungsprofil vor Ort bestimmt werden, lassen sich eine Reihe von allgemeinen Anforderungen formulieren, die ein TP-System auf jeden Fall erfüllen sollte:

- fall-orientierte Kommunikation (im Gegensatz zu bild-orientierter),
- optimale Integration in den alltäglichen Arbeitsablauf,
- Unterstützung möglichst vieler der o.g. Arbeitsweisen,
- realisiertes Interface zum Pathologie-Informationssystem (PIS),
- Übersichtsbilder mit topologischer Verknüpfung zu allen Bildern,
- Speicherung der Protokolle aller Transaktionen – auch aus juristischen Gründen,
- Übertragung dynamischer und statischer Bilder sowie die
- Unterstützung verschiedener Übertragungswege (ISDN, LAN, WAN).

Das Übertragen von Mikroskopbildern allein kann zu Fehlentscheidungen oder auch Verwechslungen führen und muß für die Routinediagnostik abgelehnt werden. Diese Erfahrung hat die Teleradiologie bereits früh gemacht. Sie hat zur Einführung des DICOM-Standards geführt, der mittlerweile in der Version 3 vorliegt und der Teleradiologie international zum Durchbruch verholfen hat (ACR-NEMA 1994). Die Forderung nach Kommunikation ganzer Fälle stellt allerdings außerordentlich hohe Anforderungen an ein TP-System, da ein Fall aus sehr vielen unterschiedlichen Elementen bestehen kann:

- Patientenstammdaten,
- Vorbefunde, Diagnosen,
- Makroskopie, Mikroskopie, Bilder,
- Klinische Anforderungen, Klinische Informationen,
- Laborergebnisse, Messergebnisse,
- Schriftwechsel, Konsultationspartner,
- Bearbeiter, verantw. Oberarzt, Leistungsziffern.

Ohne eine Datenbank im Hintergrund ist die Forderung nach fall-orientierter Kommunikation praktisch nicht erfüllbar. Das Vorhandensein einer Schnittstelle zum lokalen PIS ist die Voraussetzung für die Integration von Patien-

Tabelle 1. Standardisierung der Datenübertragung bei Telepathologie-Systemen

Standardisierungsproblem	Standard
Kommunikation zwischen TP-System und PIS	HL 7 ???
Interoperabilität zwischen Mikroskopen verschiedener Hersteller	VMI (Virtual Microscope Interface), entstanden im Rahmen des EU-Forschungsprojekts EUROPATH
Übertragung von Bildern, sowie deren Bezug zu Präparat, Fall und Patient	DICOM 3.0, Supplement 15 Visible Light Microscopy.
Videokonferenz	H320, H323 ???

tenstammdaten, Vorbefunden, Bearbeitern usw., die andernfalls im PIS und im TP-System gehalten und damit auch doppelt eingegeben werden müssen.

Ein Grundproblem für die Kommunikation zwischen verschiedenen TP-Systemen ist die Verwendung völlig unterschiedlicher Datenformate. Das hat dazu geführt, das TP-Systeme verschiedener Entwickler oder Hersteller sich untereinander nicht verstehen können. Die Standards, die in der Zukunft diese Kommunikation ermöglichen sollen, sind bereits jetzt im wesentlichen festgelegt (Tab. 1).

Die Berücksichtigung dieser Standards muß von einem TP-System der nahen Zukunft gefordert werden.

Technischer Stand

Zu einem TP-System gehört mindestens ein Computer mit Netzanschluß. An diesem Gerät kann dann allerdings nur an Mikroskopbildern diagnostiziert werden, die über das Netz eingegangen sind. Für die Aufnahme von Mikroskopbildern benötigt man eine Kamera, die durch einem Adapter mit dem Mikroskop verbunden wird. Das Mikroskopbild muß für die Speicherung und Übertragung digitalisiert werden. Die Digitalisierung kann entweder bereits in der Kamera oder in einem speziellen Computereinschub (frame grabber) erfolgen. Um einen Fall gemeinsam besprechen zu können, kann eine Videokonferenz realisiert werden. Hierzu benötigt man neben einem entsprechenden Board eine Raumbeobachterkamera, ein Mikrofon, und bei nicht integrierten Systemen einen weiteren Monitor. Soll das Mikroskop des diagnostischen Partners ferngesteuert werden, so ist dafür ein computer-steuerbares Mikroskop erforderlich. Durch entsprechende Software werden die einzelnen Komponenten eines TP-Systems angesprochen, miteinander verknüpft und die Funktionalität auf dem PC angeboten.

Zur Zeit dominieren international Laborlösungen, die vielfach an Universitäten entwickelt wurden (Weinstein et al. 1997, Oberholzer et al. 1995, Schwarzmann et al. 1995, Kayser et al. 1995). Daneben gibt es einige industrielle Lösungen, die in der Regel aus der Kooperation von einem Mikroskophersteller mit einem Softwareunternehmen hervorgegangen sind.

Eine Berücksichtigung der in Abschnitt 3 genannten Standards in TP-Systemen findet zur Zeit kaum statt. Insbesondere hat sich die Betrachtungweise der Telepathologie als Kommunikation von Fällen anstelle von Mikroskopbildern noch nicht durchgesetzt. Dies hängt mit dem überwiegenden Einsatz der Systeme im Rahmen von Forschungsprojekten und Machbarkeitsstudien zusammen. Durch den verstärkten Einsatz der Systeme in der Routine wird der Fall automatisch stärker in den Mittelpunkt gerückt werden.

Eine Reihe von Arbeiten beschäftigt sich mit Problemen der Realisierbarkeit, der Qualität, der Effektivität, der notwendigen Bandbreite der Telepathologie usw. (Weinstein et al. 1997). Allgemein läßt sich jedoch feststellen, daß die prinzipiellen technischen Probleme gelöst sind. Die Anforderungen an Auflösung und Qualität der Bilder stellen bei der live-Kommunikation erhebliche Anforderungen an die zur Verfügung stehende Bandbreite der Telekommunikationsverbindungen. Dies erfordert beispielsweise die Bündelung mehrerer ISDN-Kanäle (Schwarzmann et al. 1995) oder die Nutzung schneller Übertragungstechnologie (z. B. FDDI oder ATM). Die Anforderungen an die örtliche Auflösung bzw. an die Bildgröße in Pixel haben sich als entscheidend gegenüber der farblichen Qualität der Bilder erwiesen (Doolittle et al. 1997).

Die wichtigsten Probleme gegenwärtiger TP-Systeme liegen bei der Integration der Telepathologie in den allgemeinen Arbeitsablauf des Pathologen. Daneben stellen heute TP-Systeme in der Regel firmenspezifische Insellösungen dar, die wegen Nichtberücksichtigung von Standards nur mit Systemen des eigenen Typs Verbindung aufnehmen können.

Die zur Zeit verfügbarenen computer-steuerbaren Mikroskope stellen High-end-Geräte dar, die über viele Eigenschaften verfügen, die ein Mikroskop für die Telepathologie nicht notwendig besitzen muß, das Gesamtsystem aber teuer werden lassen. Mit zunehmender Nutzung von Mikroskopen in der Telepathologie wird die gezielte Enwicklung von Telepathologie-Mikroskopen einsetzen. Mit der Entwicklung einer aus dem Internet ansprechbaren Mikroskopsteuerung (Wolf et al. 1998) konnten wir zeigen, daß die Fernsteuerung eines Mikroskops über einen PC nicht unbedingt kompliziert sein muß.

Für die Schnellschnitt-Expertise setzen wir an der Charité zur Zeit ein ATM-basiertes Videokonferenzsystem ein, mit dessen Hilfe Videobilder verlustfrei live übertragen werden können. Über die gleiche Leitung erfolgt die Audiokommunikation zwischen beiden Seiten. Die Fernsteuerung des Mikroskops im Schnellschnittlabor ist über eine extra ISDN-Leitung unter der Benutzung der Firmware des Mikroskopherstellers und eines Programms zum application sharing (Timbuktu) realisiert (Abb. 1). Ein Endgerät dieser Lösung, bestehend aus Mikroskop, Kamera, PC mit Netzanschluß, ATM-Videokonferenzsystem, Raumbeobachterkamera, Mikrofon und Kontrollmonitor ist in Abbildung 2 dargestellt.

Darüberhinaus befindet sich in unserem Institut derzeit ein TP-System in Entwicklung, das konsequent auf die Anwendung o.g. Standards ausgelegt ist und sich optimal in den Arbeitsablauf des Pathologen integrieren lassen soll. Neben diesen Forderungen steht die Forderung nach Skalierbarkeit der Lösung ganz vorn im Anforderungskatalog. Nur so kann ein großes Institut ko-

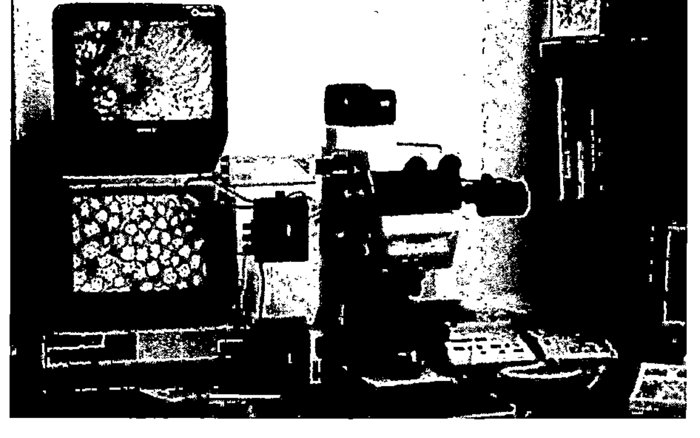

Abb. 1. Darstellung der ATM-basierten Telepathologie am Universitätsklinikum Charité, Berlin

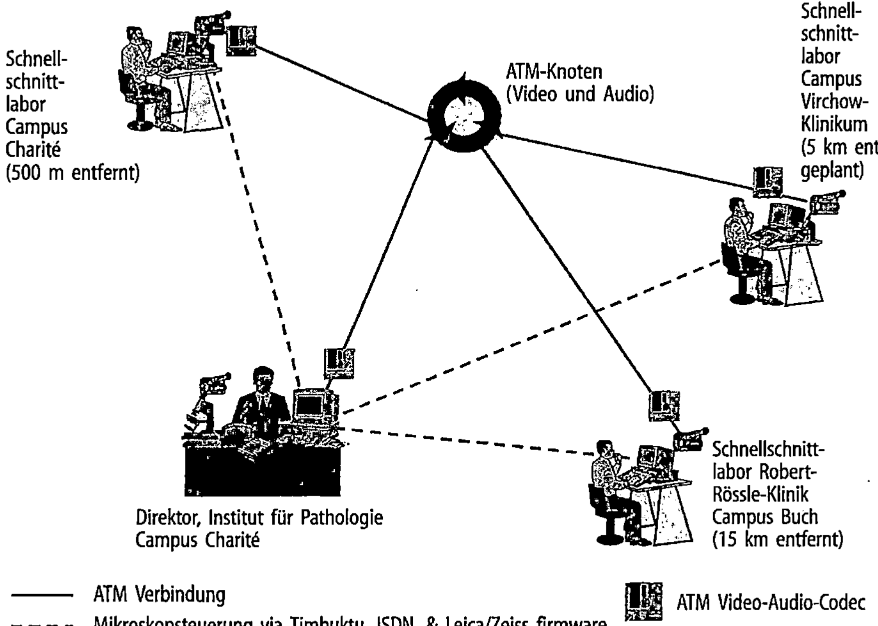

Abb. 2. Telepathologiearbeitsplatz

stengünstig ausgerüstet werden. Der prinzipielle Aufbau des Systems ist in Abbildung 3 wiedergegeben.

Das Institut für Pathologie der Charité hat zwei Standorte in Berlin Mitte und Berlin Wedding. An beiden Standorten arbeiten Schnellschnittlabore. Eine enge Kooperation besteht darüber hinaus zur Pathologie der Robert-Rössle-Klinik in Buch, die ebenfalls Teil der Charité ist und auf Grund ihres onkologischen Schwerpunkts besonders gehäuft Schnellschnittuntersuchungen vornimmt. Das in Abbildung 3 vorgestellte System soll als Client-Server-System so implementiert werden, das beliebige Telepathologie-Verbin-

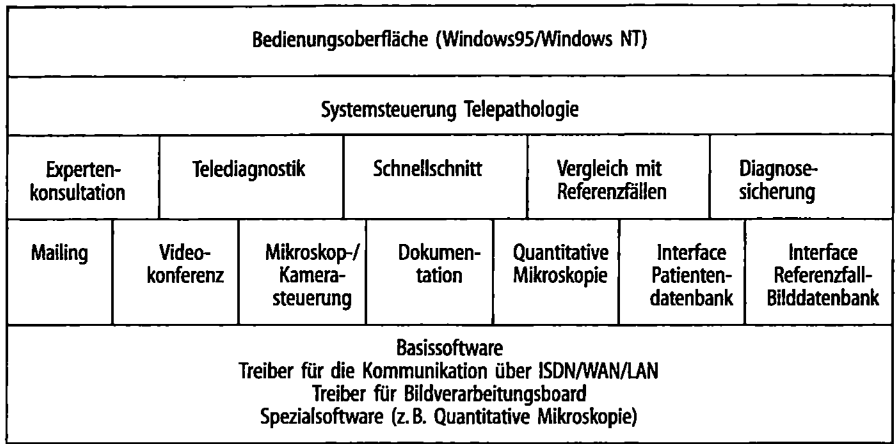

Abb. 3. Prinzipieller Aufbau des zur Zeit an der Charité in Entwcklung befindlichen Systems

dungen zwischen den drei Standorten und den drei Schnellschnittlaboren möglich werden. Die Falldaten sollen in einer zentralen Falldatenbank verwaltet werden, wie das bereits für die konventionellen Fälle realisiert ist.

Vorteile und Grenzen der Zusammenarbeit

Der entscheidende Vorteil der Telepathologie besteht darin, unkompliziert und schnell eine zweite Meinung (second opinion) einholen zu können. Damit kann die diagnostische Sicherheit für Arzt und Patient erhöht werden. Das zeitaufwendige Verschicken von Präparaten kann erheblich reduziert werden – geographische Entfernungen nehmen in ihrer Bedeutung ab. Somit kann die Behandlungszeit von Patienten verkürzt werden. Nicht zu unterschätzen ist die implizite, beschleunigte Durchsetzung von Qualitätsstandards im nationalen und internationalen Maßstab. Krankenhäuser ohne Pathologie lassen sich effektiver versorgen, Spezialisten können schneller zu einem Fall befragt werden. Durch eine langfristig flächendeckende Einführung der Telepathologie erhofft man sich insgesamt neben Zeit- und Geldersparnis eine Qualitätssteigerung in der Diagnostik.

Nicht zu unterschätzen ist auch der Weiterbildungseffekt, wie er durch die Telepathologie praktisch en passant ermöglicht wird.

Die Grenzen der Telepathologie werden dort erreicht, wo eine elektronische Übertragung der Mikroskopbilder nicht ausreicht. So ist beispielsweise eine Einschätzung der Beschaffenheit des Materials bei der makroskopischen Untersuchung zur Zeit mit keinem System möglich.

Wenn für weitergehende Untersuchungen eines Falles bestimmte Spezialfärbungen, immunhistochemische oder molekularpathologische Untersuchungen notwendig sind, so muß man auch in Zukunft paraffineingebettetes Gewebe oder histologische Schnittpräparate an einen Spezialisten einsenden.

Darüber hinaus lassen sich menschliche Kommunikationsprobleme auch nicht auf dem Umweg über die technische Ebene lösen.

Zukünftige Entwicklung

Die Entwicklung der Telepathologie befindet sich zur Zeit in einer Umbruchsphase, die einerseits weg von proprietären Punkt-zu-Punkt-Verbindungen hin zu netz-basierten Lösungen führt und andererseits konsequent den Fall in den Mittelpunkt der Kommunikation rückt. Durch die konsequente Anwendung von Standards für die Übertragung von Bildern und Fallinformationen, die Videokonferenz, die Mikroskopsteuerung und die Einbindung vorhandener PIS kommt es zur Entwicklung eines im Prinzip weltweiten Telepathologie-Netzwerks, welches wiederum ein Teil des sich entwickelnden Telemedizin-Netzwerks ist (Hufnagl et al. 1997). Eine zunehmende Anzahl nationaler, internationaler und industrieller Projekte beschleunigen diese Entwicklung.

Eine weitere wichtige Entwicklung ist der Aufbau von fall-basierten Bilddatenbanken. In diese Datenbanken werden nur Fälle erfaßt, die in einem Konsensprozeß durch ein Gremium von Pathologen beurteilt worden sind (z. B. im Rahmen des europäischen Forschungsprojekts EUROPATH).

Neben der direkten Kommunikation zwischen zwei Pathologen sind auch Videokonferenzen mehrerer Pathologen möglich, um beispielsweise schwierige Fälle im Rahmen von Weiterbildungsveranstaltungen vorzustellen bzw. Workshops auf elektronischer Grundlage zu organisieren.

In der Konsequenz führen diese Entwicklungen zu einer neuen „Kultur" der Diagnostik in der Pathologie, die zu einer stärkeren Kommunikation der Pathologen führen wird.

Literatur

1. ACR-NEMA (1994) ACR-NEMA Digital Imaging and Communications in Medicine (DICOM) Standard V3.0 American College of Radiology, Network Communications Support for Message Exchange
2. Doolittle MH, Doolittle KW, Winkelman Z, Weinberg DS (1997) Color images in telepathology: How many colors do we need? Human Pathol 28:37–41
3. EUROPATH- EUROpean Pathology Assisted by Telematics fir Health, Project supported by the Commission of the European Union (DG XIII: Telematics for Health) http://europath.imag.fr/EUROPATH
4. Hufnagl P, Nguyen-Dobinsky TN (1997) Telemedizin – der virtuelle Arzt im Cyberspace – oder viel Lärm um nichts? Humboldt Spektrum 4 Heft 2, 22–28
5. Kayser K, Fritz M, Drlicek M (1995) Aspects of telepathology in routinary work with specific emphasis on ISDN. Ach Anat Cytol Pathol 43:216–218
6. Oberholzer M, Fischer HR, Christen H (1995) Telepathology: Frozen section diagnostic at a distance. Virchows Arch 426:3–9
7. Schwarzmann P, Schmid J, Schnörr C (1995) Telemicroscope stations for Telepathology based on broadband and ISDN connections. Ach Anat Cytol Pathol 43:209–215
8. Weinstein RS, Bhattacharrya AK, Graham AR, Davis JR (1997) Telepathology: A ten year progress report. Human Pathol 28:1–7
9. Wolf G, Petersen D, Dietel M, Petersen I (1998) Telemicroscopy via Internet. Nature 391:613–614

Interaktive Telekommunikation zur operativen Therapieoptimierung – Kritische Stellungnahme

E. H. FARTHMANN

Nachdem die technischen Voraussetzungen und vorhandene Möglichkeiten der interaktiven Telekommunikation mit dem Ziel der Optimierung von Diagnostik und Therapie dargestellt sind, soll ein kritischer Kommentar die erkennbaren Grenzen dieses Prinzips aufzeigen.

Eine der ersten Forderungen zur Realisierung ist, daß der externe Partner tatsächlich telepräsent ist und auf den Ablauf der Operation einwirken kann.

Unter dem Aspekt der Optimierung ist zu überlegen, welche Determinanten des Therapieergebnisses überhaupt einer externen Einwirkung zugänglich sind. Dies ist offensichtlich nicht der Fall bei dem Patienten selbst (Allgemeinzustand, Diagnose, Erkrankungsdatum) und dem Umfeld der Operation (Anästhesie, Ausstattung, Logistik). Bemühungen der Therapieoptimierung werden sich daher immer auf den Chirurgen richten, der das Operationsergebnis durch Entscheidungsprozesse und Handlungen bestimmt.

Da Fertigkeiten kaum durch Telepräsenz vermittelt werden können, richten sich die Überlegungen zur Optimierung auf die Entscheidungsprozesse. Diese werden wiederum bestimmt durch das vorhandene Wissen und aktuelle patientenbezogene Informationen.

Telepräsenz ermöglicht einen aktuellen Transfer von Wissen entweder durch Konsultation von Experten oder durch Einholen einer Zweitmeinung. Der konsultierte Experte wird in der Regel einem anderen Fachgebiet angehören, während die Zweitmeinung im Sinne einer Second Opinion von einem Fachkollegen eingeholt wird.

Die Qualität dieser Konsultation bzw. Zweitmeinung wird entscheidend durch die Qualität der multimedialen Informationsübermittlung geprägt. Dabei ist die Vermittlung von Daten und Befunden zur Meinungsbildung weniger problematisch, besonders wenn es sich um die Konsultation eines fachfremden Experten, z. B. eines Pathologen, handelt. Schwieriger wird die Situation, wenn es um die Vermittlung subjektiver Eindrücke und von derzeit noch nicht zu vermittelnden Daten wie Tastbefunden geht. Dadurch sind Beratungen unter Chirurgen in der konkreten Situation der Operation Grenzen gesetzt.

Grundsätzlich ist festzuhalten, daß die Beratung durch Einholung einer Zweitmeinung nicht die Delegation von Entscheidungen und Verantwortung bedeutet. Dabei wird die Beratung selbst immer im Interesse des Patienten sein, so daß sie durch den Behandlungsvertrag gedeckt ist. Dieser erlaubt aber eben nicht, daß die Entscheidung als wesentliches Element der Behandlung an einen Dritten übertragen wird.

Das Spektrum interaktiver Telekommunikation erstreckt sich theoretisch von der Beratung bis zum Eingreifen, also von der Telekonsultation bis zur Telemanipulation.

Wenn der externe Partner die Möglichkeit hat, diagnostische Instrumente zu bedienen, z. B. durch Fokussierung, kann dies die Informationsdichte für ihn erheblich steigern. Im Gegensatz zur Telekommunikation sind der Telemanipulation derzeit noch und grundsätzlich engere Grenzen gesetzt. Am ehesten vorstellbar ist eine derartige Entwicklung im Bereich der Navigation, als des gezielten Ansteuerns von Befunden.

Telemanipulation im Sinne therapeutischen Eingreifens erstreckt sich theoretisch in den Bereich der Telerobotik. Es ist vorstellbar, daß die derzeit noch bestehenden technischen und apparativen Probleme gelöst werden. Unbeantwortet hingegen sind noch Fragen, die sich auf die Beziehung zwischen Arzt und Patient beziehen und eine durchaus forensische und ethische Dimension haben. Diese personale Arzt/Patient-Beziehung kann nicht durch die Telepräsenz eines Konsiliarius oder Experten in Frage gestellt werden, da Entscheidungskompetenz und Verantwortung nicht trennbar sind.

III Modellbasierte Chirurgie

KAPITEL 10

Entwicklung der Computer-Assistierten-Chirurgie (CAS) für die HNO-Heilkunde

L. Klimek und R. Mösges

Einleitung

Für die operative Sanierung pathologischer Prozeße im Bereich natürlicher Körperöffnungen bietet sich ein operativer Zugang durch diese Öffnungen konsequenterweise an. So auch im Bereich der Schädelbasis, wo endo- oder transnasale Zugänge zu Pathologien der Nasenhaupthöhle, der Nasennebenhöhlen, der Orbita, des Nasenrachens, der Hypophyse und mittleren und vorderen Schädelgrube beschrieben wurden. Die komplizierte Anatomie sowie das durch den engen Zugang unübersichtliche Operationsfeld führten dazu, daß dieser Zugangsweg lange Zeit wegen seiner hohen Komplikationsrate umstritten war. Erst die Einführung spezieller chirurgischer Instrumente und optischer Hilfsmittel wie Operationsmikroskop und chirurgisches Endoskop hat ein endo- oder transnasales Vorgehen für zahlreiche Pathologien ermöglicht. Wesentlich hierfür war auch die verbesserte präoperative Bildgebung, die präzise Informationen über den pathologischen Prozeß, anatomische Strukturen und Variationen ermöglichte. Der in allen chirurgischen Fächern deutliche Trend hin zu minimalinvasiven Operationsverfahren wurde in der HNO-ärztlichen endo- und transnasalen Chirurgie somit wesentlich früher als in den meisten anderen Fachgebieten realisiert [47, 53]. Ein Problem bestand jedoch weiterhin häufig in der exakten intraoperativen Übertragung der aus den Bilddaten gewonnenen Information auf den Operationssitus. Es oblag dabei der räumlichen Vorstellungskraft des Chirurgen, die zweidimensionalen Einzelschichtbilder gedanklich zu einem dreidimensionalen Abbild der Anatomie zusammenzufügen und intraoperativ vorgefundenen Strukturen zuzuordnen. Zur Orientierung werden hierzu anatomische Landmarken herangezogen, die bei Rezidiveingriffen, destruktiven Prozessen oder Blutung jedoch nicht vorhanden oder unzugänglich sein können. Daher wurde weiterhin über schwerwiegende Komplikaten der endonasalen Chirurgie berichtet [8, 37, 48].

Die Konzeption eines bildgestützten Navigationssystems sollte ein gezieltes, somit gründliches, sicheres und wenig invasives Vorgehen ermöglichen.

Material und Methodik

Die Computer-Assistierte-Chirurgie (CAS) beschreibt ein Verfahren, das auf der Grundlage eines oder mehrerer bildgebender Verfahren (z.B. CT, MRT, MRA, DAS u.a.) eine intraoperative Navigation im Operationssitus ermöglicht.

Die Namensgebung basiert auf einer Anregung von Schlöndorff, der dem Chirurgen eine „computerisierte Assistenz" an die Hand geben wollte und hiermit Entwicklungen anderer Arbeitsgruppen entgegentrat, die den weitestmöglichen Ersatz des Chirurgen durch vollautomatische Robotersysteme anstrebten [7, 27, 51]. Ursprünglich nur für die in Aachen entwickelten Systeme geprägt, ist der Begriff CAS mittlerweile weltweit zu einem Oberbegriff für intraoperative Navigationssysteme avanciert.

Die initiale Entwicklung der CAS-Technik ist wesentlich auf die Arbeit von 4 unabhängig voneinander entstandenen Arbeitsgruppen zurückzuführen, von denen drei aus der Neurochirurgie [41, 43, 52] und eine aus der HNO-Chirurgie stammten [44].

Im Jahre 1985 wurde an der RWTH-Aachen in einer Kooperation der Klinik für HNO-Heilkunde, Plastische Kopf- und Halschirurgie mit dem Lehrstuhl für Meßtechnik mit der Konzeption eines Prototyps begonnen [45]. Das resultierende CAS-System wurde weltweit erstmalig 1986 in der HNO-Chirurgie eingesetzt [44].

CAS: Funktionsprinzip

Um präoperativ gewonnene Bildinformationen für eine intraoperative Lokalisation nutzen zu können, sind folgende Schritte erforderlich (Abb. 1):

- Modellerstellung,
- Korrelation des Patienten mit dem Modell (Referenzierung),
- Koordinatenerfassung,
- Darstellung von Modell und Instrument.

Modellerstellung

Die Erstellung dreidimensionaler Rekonstruktionen digitaler Schnittbildverfahren ist derzeit Stand der Technik und soll daher nicht weiter betrachtet werden. Wichtig erscheint jedoch der Hinweis, daß die Bilddatenerzeugung wesentlicher Bestandteil der CAS-Technik ist und daher ein standardisiertes Protokoll erfordert. Eine in sich konsistente Durchführung der Untersuchung, ohne Gantryneigung oder Änderung von Vergrößerungsfaktor, Schichtabstand und -dicke oder Vorschubrichtung ist ebenso erforderlich wie fehlende Lageänderungen des Patienten während der Datenerhebung. Bei Bewertung verschiedener Bildgebungsverfahren hinsichtlich Ihrer Verwendbarkeit für die CAS-Technik ist die CT durch die Stabilität des zugrunde liegenden physikalischen Effekts mit relativ wenigen Schwierigkeiten verbunden.

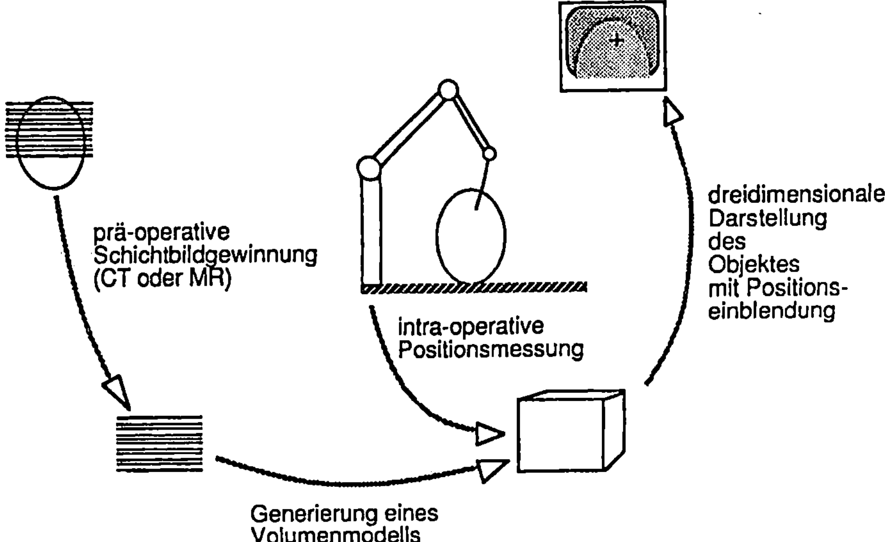

Abb. 1. Präoperativ wird mit einem Schichtbildverfahren (CT, MR etc.) ein Modell der interessierenden Körperregion erstellt. Die Daten dieses Modells werden über geeignete Medien in den Bildverarbeitungsrechner des Systems eingegeben, wo eine 3D-Verarbeitung stattfindet. Intraoperativ ist dieser Rechner mit einer Positionserfassungseinrichtung kombiniert. Durch Korrelation von Strukturen mit bekannten Ortskoordinaten (Referenzierung) wird dem System die Lage des Patienten relativ zur Positionserfassungseinrichtung mitgeteilt und die Vermessung kann stattfinden

Bei der Einbeziehung der MRT und MRA in das CAS System ergeben sich eine Reihe von technischen Problemen, die in der Hauptsache durch die anatomisch morphometrisch ungenaue Wiedergabe bedingt ist [17]. Beispielhaft seien genannt die chemical-shift Artefakte, die an Grenzflächen stark signaldifferenter Gewebe auftreten (Knochen-Luft, Fett-Wasser etc). Das entscheidende Problem für die Verwendung innerhalb des CAS ergibt sich jedoch durch die innerhalb des Magnetfeldes auftretenden Inhomogenitäten, die zu einer Verzerrung der Magnetfeldlinien und somit zu einer verzerrten anatomischen Abbildung führen [54, 55]. Diese Verzerrung anatomischer Strukturen tritt besonders in den Randbereichen des Feldes auf und führt zu Meßfehlern in der Größenordung von mehren Millimetern bis zu mehr als einem Zentimeter [54, 55].

Korrelation des Patienten mit dem Modell (Referenzierung)

Die Trennung der Bilderzeugungsanlagen auf der einen Seite von der Bildverarbeitungsanlage und Positionsmeßeinrichtung auf der anderen Seite macht es erforderlich, das generierte 3D-Modell mit der realen Anatomie des Patienten zu korrelieren. Hierfür wurden verschiedene Lösungen beschrieben. Artifizielle Referenzpunkte werden entweder auf die Haut aufgeklebt oder knochenverankert [29–31, 35, 44, 46, 57]. Anhand der Lage dieser Referenzpunkte wird dann eine Abbildungsvorschrift Patient – Volumenmodell erstellt. Diese Korrelation wird auch durch die Verwendung diskreter anatomischer Landmarken möglich, jedoch stehen hierzu im Bereich der vorderen Schädelbasis in der Regel keine ausreichend exakt zu definierenden (knöchernen) Strukturen zur Verfügung. Eine weitere Möglichkeit ist daher die Verwendung einer großen Anzahl natürlicher Landmarken (Oberflächenregistrierung) [2, 35], wobei automatisierte Segmentierungsalgorithmen die Referenzierung ermöglichen. Neben diesen wurden Referenziersysteme entwickelt, die auf der ortsfesten oder -reproduzierbaren Verbindung eines Rahmens mit dem Patienten beruhen. Als einfachste Lösung, die in der Neurochirurgie weit verbreitet ist, bietet sich hierfür die Verwendung eines stereotaktischen Rahmens oder einer Mayfield-Klemme an [11, 36]. Diese haben für die HNO-Chirurgie den Nachteil eines vergleichsweise großen Aufwandes und einer nicht unerheblichen Traumatisierung des Patienten. Speziell für HNO-Eingriffe entwickelte Systeme versuchen diese Nachteile daher zu überkommen.

Bale et al. stellten ein System vor, bei dem eine zahnärztliche Oberkieferabdruckplatte konnektiert ist zu einer Kopfschale mit hydraulischen Armelementen (VBH-Kopfhalterung) [4]. Durch Erzeugung eines Unterdruckes (Saugpumpe) wird die Abdruckmasse fest an den Oberkiefer gepreßt und erlaubt so die reproduzierbar exakte Positionierung der Kopfhalterung am Patienten.

Nitsche et al. [35] verwendeten ein System basierend auf individuell angefertigten Ohrpaßstücken verbunden mit weiteren Referenzpunkten (Zahnabdruck).

Ein kieferorthopädischer Gesichtsbogen mit Stütz- und Fixierungspunkten auf Nasion, äußeren Gehörgängen und einer Oberkieferabdruckplatte wurde von Hauser et al. vorgestellt [14]. Durch Einbringen eines Plexiglasvisiers mit 3 N-förmig angeordneten Aluminiumstäben (N-Box) während der CT-Datenaufnahme kann bei der anschließenden Bildverarbeitung jede CT-Schicht in Ihrer räumlichen Position korrigiert und Patientenbewegungen während der Bilddatengenerierung somit eliminiert werden.

Koordinatenerfassung

Prinzipiell wurden im Rahmen der Machbarkeitsevaluation vor Beginn der Systementwicklung folgende physikalische Meßprinzipien in Betracht gezogen:

- sonare Meßtechnik,
- elektromagnetische Meßtechnik,
- elektromechanische Meßtechnik,
- optische Meßtechnik.

Sonare Meßtechnik

Koordinatenmeßsysteme auf der Basis von Ultraschall basieren auf dem Prinzip, daß der von mehreren definiert lokalisierten Emittern freigesetzte Ultraschall von mehreren Mikrophonen aufgefangen wird. Über Laufzeitunterschiede des

Schalls kann sodann die Lage einer Sonde im Raum detektiert werden. Dieser Ansatz wurde von uns seinerzeit verworfen, da Meßsysteme auf der Basis von Ultraschall störanfällig gegenüber Luftströmung durch Konvektion oder Klimatisierung sind. In Richtung der bzw. entgegen der Luftströmung treten unterschiedliche Schallgeschwindigkeiten auf und die absolute Schallgeschwindigkeit ist von der Lufttemperatur abhängig. Auch Echos und Störgeräusche können die Meßgenauigkeit beeinträchtigen [35]. Durch Kontrolleinrichtungen (Referenzstrecke bekannter Länge) lassen sich diese Fehler nur z. T. beherrschen.

Dennoch wurden von anderen Arbeitsgruppen technisch hochentwickelte Ultraschallmeßsysteme entwickelt, die über intelligente Fehlerkontrollmechanismen verfügten und somit akzeptable Genauigkeiten erreichten.

Roberts et al. beschrieben eine am Dartmouth-Hitchcock Medical Center (Hanover, USA) entwickeltes Sonarmeßsystem, daß die Position und den Fokuspunkt eines Operationsmikroskops vermaß [10, 43]. Intraoperativ wurden die der Mikroskop-Fokussierebene entsprechenden CT-Schichten in den OP-Situs eingespiegelt.

Reinhardt et al. stellten ein an der Neurochirurgischen Universitätsklinik des Kantonsspitals (Basel, Schweiz) entwickeltes Sonarmeßsystem vor [38, 42, 58]. Dieses bestand aus einem Array mit drei Mikrophonen am Kopfring eines stereotaktischen Rahmens. Im Jahre 1993 stellte die Arbeitsgruppe eine Weiterentwicklung mit Vermessung eines opto-elektronischen Operationsmikroskops vor [39]. Vergleichbar dem System von Roberts erfolgte die Darstellung durch Überlagerung von realer Anatomie und zugehörigem CT-Bild. Somit können diese Systeme als Vorgänger heutiger navigierter CAS-Mikroskope (z.B. MKM-System, Fa. Carl Zeiss, Oberkochen) angesehen werden.

Das von Reinhardt entwickelte Sonarmeßsystem wurde von Nitsche et al. für die HNO-Chirurgie adaptiert [35].

Elektromagnetische Meßtechnik

Koordinatenmeßtechniken auf der Basis niederfrequenter Magnetfelder erfassen die Position einer Sonde durch Rückwirkung ferromagnetischer Anteile der Sonde auf das Magnetfeld. Da diese Beeinflussung des Magnetfeldes bekannt ist, kann die Orientierung und Position der Sonde innerhalb des Feldes berechnet werden. Da das Magnetfeld auch Verzerrungen durch beliebige Metallfremdkörper im OP-Bereich erfährt, wurde dieses Meßprinzip initial verworfen, da eine Nutzung den Ersatz jeglicher ferromagnetischer Teile (Instrumente etc.) im Operationsgebiet erfordert hätte.

Zwischenzeitlich wurde jedoch ein System kommerzialisiert (InstaTrak® System, Fa. VTI, Woburn, Massachusetts, USA), das die Problematik Metallinduzierter Magnetfeldstörungen durch Verwendung. sequentiell aktivierter Spulen behebt [2]. Die bekannte Sequenz und Anordnung ermöglicht die Herausrechung von Störeinflüssen, wodurch das System eine hinreichende Stabilität und Genauigkeit erreicht [2].

Auch Truppe [50] entwickelte ein System basierend auf elektromagnetischer Meßtechnik, bei dem eine Superposition von Ortsinformationen aus Röntgenbildern, CT und MRT in Videobilddaten erfolgt.

Elektromechanische Meßtechnik

Das Meßprinzip elektromechanischer Verfahren beruht auf mehrgelenkigen Armsystemen, deren Segmente durch Drehgelenke mit Winkeldetektoren verbunden sind. Aus der somit ableitbaren Winkelstellung jedes Drehgelenkes sowie der bekannten Armgeometrie lassen sich die Raumkoordinaten der Spitze des als Meßfühler ausgelegten Endelementes der Armkonstruktion berechnen.

Für die Koordinatenerfassung des CAS-Systems fand in einem ersten Ansatz ein kommerziell verfügbarer passiver Roboterarm, der „Perceptorarm" (Micro Controll Systems, Vermont, USA) Anwendung [30, 44]. In den Armsegmenten waren analoge Drehpotentiometer als Rotationskodierer eingebaut. Der Perceptorarm war als Tischmodell ausgeführt (Abb. 2).

Der Patient wurde auf der Fußplatte des Armaufbaus gelagert, wodurch sein Eigengewicht eine gewisse Stabilität und Ortskonstanz gewährleistete. Nachteile des Perceptorarmes waren in der Verwendung analoger Potentiometer als Drehwinkelgeber zu sehen. Durch Bauelementedrift verringerte sich die Meßgenauigkeit im Laufe einer mehrstündigen Operation signifikant und erreichte Abweichungen von mehreren Millimetern. Zudem war die Handhabung des Meßfühlers durch Federzüge und das Gewicht der Bauteile schwerfällig. Gegenkräfte mußten beim Führen der Sonde überwunden werden, wo-

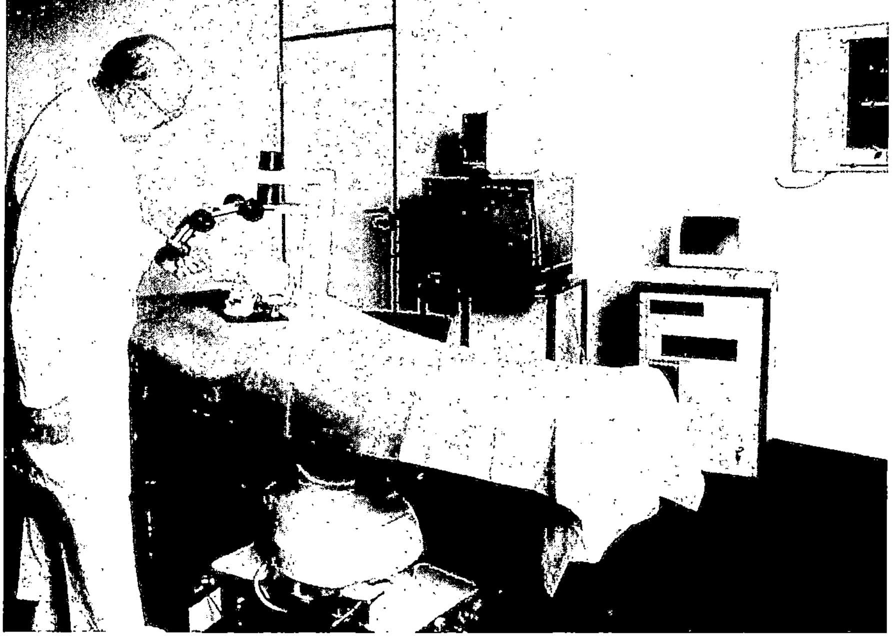

Abb. 2. Das weltweit erstmalig in der HNO-Chirurgie eingesetzte CAS-System: Ein passiver Roboterarm wurde als Tischmodell unter den Patienten gebracht („Perceptorarm", Fa. Micro Controll Systems, Vermont, USA)

durch eine Präparation mit einem navigierten Instrument praktisch unmöglich wurde. Die geringe Reichweite der Meßsonde durch Länge und Anordnung der Armelemente ließ Messungen nur in einem unzureichenden Volumenbereich zu.

Es wurde daher in einer Weiterentwicklung bereits 1986 mit dem Institut für Bekleidungsmaschinen e.V., Aachen, ein Nachfolgemodell konzeptioniert [44]. Dieses wurde mehrfach weiterentwickelt und optimiert [33, 34, 46]. Zur Erweiterung des Meßvolumens wurde der Meßarm auf einem Stativ beweglich montiert und konnte somit bei Bedarf aus dem Operationsfeld herausgeschwenkt werden. Die einzelnen Armsegmente wurden aus Aluminium gefertigt. Eine Ausbalancierung durch Gegengewichte erlaubte die kraftfreie Führung der Armelemente in jede Position. Im Gegensatz zur analogen Meßelektronik des Perceptorarms wurden für die Meßung der Winkelpositionen der Drehgelenke digitale Inkrementalwinkelgeber (Fa. Heidenheim, Traunreuth) eingesetzt. Diese Drehwinkelgeber ermöglichten durch 4fach-Auswertung der Geberimpulse eine Auflösung von 0,025°. Die gesamte Meßelektronik wurde speziell für den Einsatz im CAS-System am Lehrstuhl für Meßtechnik der RWTH Aachen realisiert [1]. Für den einfachen Austausch der Meßfühler bzw. Sondenhalterungen bei sterilen Umgebungsbedingungen war das letzte Armelement mit einem Schnellspannverschluß ausgerüstet. Für das CAS-Instrumentarium der endonasalen Chirurgie wurden spezielle Sonden entwickelt, aber auch herkömmliche Instrumente wie Sauger verwandt. Die Entwicklung oder Adaptation weiterer Instrumente für die CAS-Technik wird derzeit von verschiedenen Arbeitsgruppen vorangetrieben [12].

Im Rahmen der Entwicklung zur Serienreife fanden zahlreiche Fortentwicklungen statt [49]. Das Funktionsprinzip und wesentliche Elemente des mechanischen Meßsystems wurden jedoch beibehalten (Abb. 3).

Vergleichbare Systeme auf der Basis elektromechanischer Meßtechnik wurden von Reinhardt [40, 41], Guthrie und Kelly [13, 15, 16] und Watanabe [23, 52] vorgestellt. Später kamen weitere Arbeitsgruppen hinzu [3, 5, 9, 57].

Kommerziell wurden elektromechanische Systeme (sog. „Armsysteme") in den ersten Jahren der CAS-Vermarktung zahlreich verkauft (v.a. Viewing-Wand®, Fa. ISG Technologies, Mississauga, Ontario, Kanada). Diese wurden jedoch in der jüngsten Vergangenheit fast ausnahmslos durch Systeme mit optischer Meßtechnik ersetzt.

Optische Meßtechnik

Bei der optischen Positionsvermessung werden lichtemittierende oder reflektierende Marker auf dem Meßinstrument angebracht. Ein Kamerasystem erfaßt die räumliche Lage dieser Lichtquellen. Aufgrund der bekannten Lagegeometrie der Leuchtdioden und Kameras zueinander, sowie den Abmessungen des Meßfühlers, können dessen Ortskoordinaten im Raum errechnet werden.

Grundlegende Überlegungen und technische Realisierung des weltweit erstmalig intraoperativ eingesetzten optischen CAS-Meßsystems beruhen auf der Arbeit von Krybus und Knepper [21, 25, 26]. Bei diesem Verfahren wur-

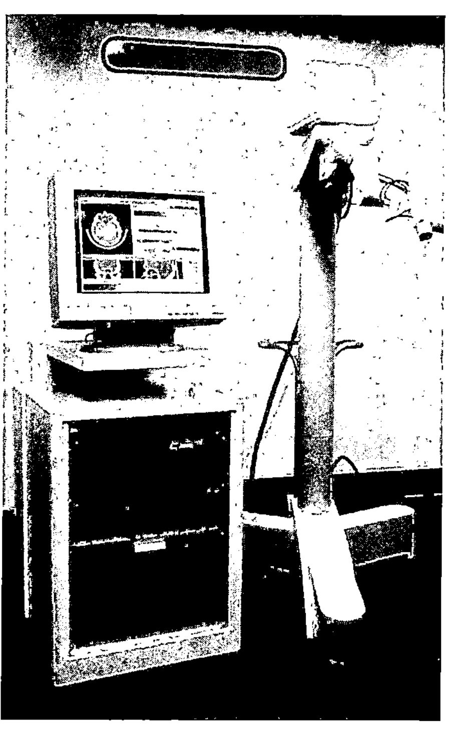

Abb. 3. Serienausführung des elektro-mechanischen Koordinatenmeßarms

den 3 Kameras sternförmig über dem Operationstisch angebracht und erfassten die Position eines stiftförmigen Instrumentenhalters, an dem insgesamt 5 Infrarotdioden in bekannter geometrischer Anordnung angebracht waren (Abb. 4). Auch auf der Haut des Patienten wurden entsprechende Infrarotdioden befestigt. Hierdurch wurde auch die Lage des Patienten ohne erneute Referenzierung automatisch detektierbar (Tracking) und das System ermöglichte somit beliebige Bewegungen des Patienten intraoperativ.

Die Verwendung von Infrarotdioden hat den Vorteil, daß der Einfluß von Streulicht vernachlässigt werden kann. Hierzu wurden alle Kameras mit Infrarotfiltern ausgestattet und Infrarotdioden mit hoher Intensität verwendet. Die Anzahl der Infrarotdioden an Instrumentenhalter und Patient, wie auch die Anzahl der Kameras wurden zur Erlangung eines hohen Sicherheitsfaktors überdimensioniert.

Dieses System bildete die Grundlage des derzeitigen Industriestandards. Die optische Positionsvermessung hat sich bei kommerziell erhältlichen CAS-Systemen weitgehend durchgesetzt (Tabelle 1).

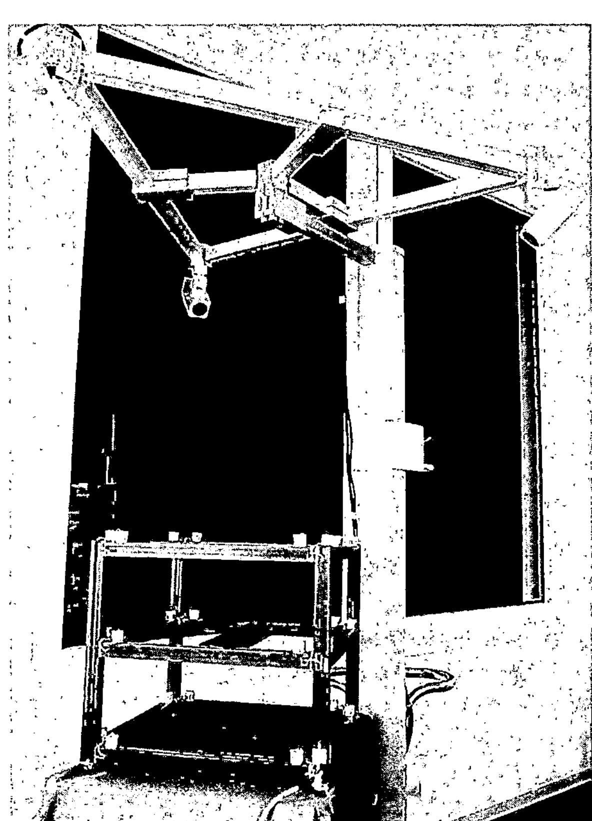

Abb. 4. Prototyp des international erstmalig eingesetzten CAS-Systems auf der Basis optischer Meßtechnik

Tabelle 1. Auswahl derzeit kommerziell erhältlicher CAS-Systeme (Beachte: z. T. verwenden die Systeme verschiedener Hersteller identische Koordinatenmeßsysteme)

Gerätename	Hersteller	Meßprinzip
EasyGuide®	Philips, Niederlande	optisch
SPOCS®	Aesculap, Deutschland	optisch
ViewingWand™	ISG, Kanada	optisch
FlashPoint 5000™	IGT, USA	optisch
OptoTrak®	Northern Digital, Kanada	optisch
Optical Tracking System™	Radionics, USA	optisch
Vector Vision®	BrainLab, Deutschland	optisch
Stealth Station™	Sofamor Danek, USA	optisch
InstaTrak™	VTI, USA	elektromagnetisch
VirtualPatient®	Artma, Österreich	elektromagnetisch
MKM®	Carl Zeiss, Deutschland	Mikroskopsystem
SMN®	Carl Zeiss, Deutschland	optisch

Darstellung von Modell und Instrument

Für die Darstellung eines dreidimensionalen Körpers auf einem zweidimensionalen Medium (Computerbildschirm) bieten sich prinzipiell verschiedene Lösungen an. Die Oberflächendarstellung mit Schattierung und ähnlichen Effekten [56] imponiert zunächst durch ihre realitätsnahe Darstellung („man sieht auf dem Bildschirm, was man auch durch Endoskop/Mikroskop sieht"). Sie bietet demzufolge jedoch kaum zusätzliche Information, wenn die Position eines Meßinstrumentes angezeigt wird. Obwohl in einigen kommerziellen CAS-Systemen realisiert [57] wurde sie von uns daher verworfen. Für die Durchsichtdarstellung („Röntgenblick") gelten vergleichbare Überlegungen.

Das von uns entwickelte CAS-System stellt das Operationsgebiet in Form von multiplanaren Schnittbildern der errechneten 3D-Sequenz dar. Es werden in der Regel die drei senkrecht aufeinander stehenden Hauptachsenschnitte, die axiale, die coronare und die sagittale Ebene dargestellt [30, 46]. Der gemeinsame Schnittpunkt der drei Ebenen entspricht jeweils der Spitze des Meßinstrumentes. Zur Darstellung von Aufsichtebenen, welche schräg zu den genannten Hauptachsen liegen, wurden Algorithmen entwickelt, welche beliebige Schnitte durch das 3D-Modell ermöglichen. Da diese gelegentlich schwierig zu interpretieren sind, wurde zusätzlich die perspektivische Sicht des verbleibenden Patientenschädels auf die Schnittfläche projeziert (Abb. 5).

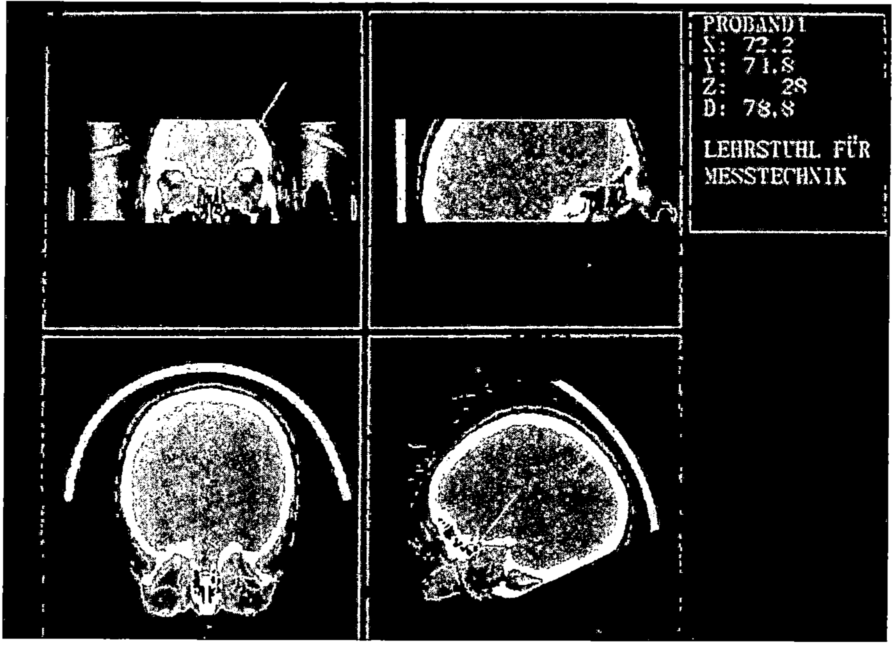

Abb. 5. Einblendung einer 3D-Oberflächenrekonstruktion zusätzlich zur Schnittflächendarstellung auf dem CAS-Bildschirm. Bei schräg gewählten Schnittebenen erleichtert diese zusätzliche Oberflächendarstellung die Orientierung

Das Instrument wird möglichst seiner tatsächlichen Form entsprechend in das Modell lagerichtig eingeblendet. Für hilfreich halten wir die von uns erstmals beschriebene „Vorausschau-Funktion" [17, 18, 31], bei der die Instrumentenspitze virtuell verlängert werden kann und somit ein „Blick" in tiefer gelegene Schichten möglich wird. Hierdurch werden auch Abstandsmessungen wesentlich erleichtert. Weitere Optionen wie Zoom und Gewebsdifferenzierung ergänzen die Darstellung.

Diskussion

In der bildgebenden Diagnostik wurden im letzten Jahrzehnt Fortschritte erzielt wie auf kaum einem anderen Gebiet der Medizin. CT, MRT, DSA u.a. gelten mittlerweile als Routinetechniken. Intraoperativ helfen diese bildgebenden Verfahren dem Chirurgen allerdings nur dann bei der Orientierung, wenn ihm mental die räumliche Korrelation des Operationssitus mit der schnittbildlichen Darstellung der interessierenden Region gelingt. CAS bietet in dieser Situation eine Echtzeit-Positionsdarstellung im dreidimensionalen Model. Da dem Operateur durch diese Lokalisationsangabe in kritischen Situationen des Eingriffs die Orientierung ermöglicht wird, ist nachfolgend eine höhere Sicherheit und Präzision des Eingriffs zu erhoffen. Der Nachweis eines entsprechenden Nutzens der CAS-Technik steht jedoch bislang noch aus. Auch wenn zwischenzeitlich von verschiedenen Anwendergruppen große OP-Serien mit CAS-Anwendung durchgeführt wurden, sind statistisch gesicherte Daten erst bei weiterer Verbreitung der Methodik zu erwarten.

CAS-Anwendungen in der HNO-Heilkunde werden quantitativ überwiegend von Indikationen im Bereich der Nasennebenhöhlen ausgemacht [2, 3, 5, 12, 14, 17, 20, 31, 35]. Hierbei werden mikrochirurgische und endoskopische (Abb. 6) Operationstechniken angewandt. Darüberhinaus wurden jedoch auch Anwendungen im Bereich der Orbitachirurgie [19, 20, 22], der Chirur-

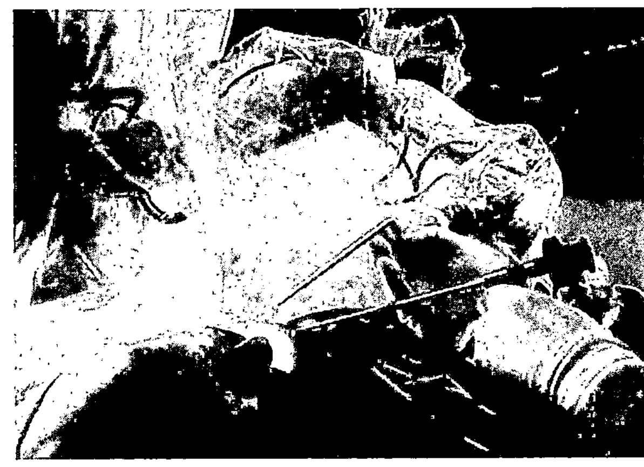

Abb. 6. Anwendung der CAS-Technik in der endoskopischen NNH-Chirurgie

gie der Rhinobasis [18, 24, 32], und Otobasis [6, 18, 28, 29] neben selteneren Indikationen beschrieben.

Eine bislang zu wenig beachtete Anwendungsmöglichkeit von CAS sehen wir in der Ausbildung junger HNO-Chirurgen. Durch die Möglichkeit des direkten Vergleichs von computertomographischem Befund und Operationssitus wird die schwierige Anatomie im Bereich der Schädelbasis leichter erlernbar. Bei unkritischer intraoperativer Anwendung ist hierin jedoch durchaus auch eine mögliche Gefahr des Verfahrens zu sehen. Unerfahrene und mit dem Operationsgebiet nicht vertraute Chirurgen könnten verleitet werden, mithilfe von CAS riskante Eingriffe durchzuführen, zu denen sie ohne das System nicht in der Lage wären. Daher soll hier noch einmal ausdrücklich darauf hingewiesen werden, daß es sich bei dem von uns entwickelten Gerät um eine operationsunterstützende Technik handelt. Der Chirurg erhält eine wertvolle zusätzliche Orientierungshilfe, jedoch ist er weiterhin Entscheidungsträger in der Verantwortung.

Die technische Weiterentwicklung der CAS-Methodik macht derzeit in universitären und kommerziellen Instituten weltweit erfreulich rasche Fortschritte. Dennoch sind weitere Entwicklungen notwendig, insbesondere hinsichtlich Referenzierung und Tracking, aber auch hinsichtlich einer möglichen Aktualisierung der präoperativen Bilddaten an intraoperativ eingetretene Veränderungen der Anatomie.

Danksagung. Herr Prof. Dr. med. G. Schlöndorff (em. Ordinarius der Klinik für HNO-Heilkunde, Kopf- und Halschirurgie der RWTH Aachen) hatte die Idee zur Entwicklung der CAS-Technik.

Herr Prof. Dr.-Ing. W. Krybus, Herr Dipl.-Ing. L. Adams, Herr Dr.-Ing. R. Rüger und Herr Dipl.-Ing. A. Knepper (alle ehem. Lehrstuhl für Meßtechnik der RWTH Aachen, Direktor: Prof. Dr.-Ing. Meyer-Ebrecht) schufen die technischen Voraussetzungen für eine klinische Anwendung des CAS-Systems.

CAS wurde gefördert mit Mitteln des Ministeriums für Wissenschaft und Forschung des Landes Nordrhein Westfalen (Projekt-Nr.: IV.B7-400 098 86) und des ehem. Bundesministeriums für Forschung und Technologie (Projekt-Nr.: 01KN88012).

Literatur

1. Adams L, Krybus W, Meyer-Ebrecht D, Rüger R, Gilsbach JM, Mösges R, Schlöndorff G (1990) Computer assisted surgery. IEEE Computer Graphics and Applications 10:43–51
2. Anon JB, Klimek L, Mösges R, Zinreich SJ (1997) Computer-assisted endoscopic sinus surgery. Otolaryngol. Clin N Am 30:389–401
3. Anon JB, Lipman Sp, Oppenheim D, Halt RA (1994) Computer-assisted endoscopic surgery. Laryngoscope 104:901–905
4. Bale RJ, Vogele M, Freysinger W, Gunkel AR, Martin A, Bumm K, Thumfart WF (1997) Minimally invasive head holder to improve the performance of frameless stereotactic surgery. Laryngoscope 107:373–377
5. Carrau RL, Snyderman CH, Curtin HB, Weissman JL (1994) Computer assisted frontal sinusotomy. Otolaryngol. Head Neck Surg 111:727–732
6. Christ CP, Haid CT, v Glass W, Wolf S, Klimek L (1992) Computer assisted surgery as an aid to orientation in surgery of the middle cranial fossa. [Abstract] Europ Arch Oto-Rhino-Laryngol 249(7)408
7. Drake JM, Joy M, Goldenberg A et al. (1991) Computer- and robot-assisted resection of thalamic astrocytomas in children. Neurosurg 29:27–33
8. Freedmann HM, Kern EB (1979) Complications of intranasal ethmoidectomy: a review of 1000 consecutive operations. Laryngoscope 89:421–434

9. Freysinger W, Gunkel AR, Vogele M, Bale RJ, Thumfart WF (1996) Einsatz der ISG Viewing Wand in der HNO-Chirurgie. ORL Nova 6:223–228
10. Friets EM, Strohbein JW, Hatch JF, Roberts DW (1989) A frameless stereotactic operation microscope for neurosurgery. IEEE Trans Biomed Eng 36:608–617
11. Golfinos JG, Fitzpatrick BC, Smith LR et al. (1995) Clinical use of a frameless stereotactic arm: results of 325 cases. J Neurosurg 83:197–205
12. Gunkel AR, Freysinger W, Martin A, Völklein C, Bale RJ, Vogele M, Thumfart WF (1997) Three-dimensional image-guided endonasal surgery with a microdebrider. Laryngoscope 107:834–838
13. Guthrie BL, Kaplan R, Kelly PJ (1990) Neurosurgical stereotactic operating arm. Stereotect Funct Neurosurg 54:497
14. Hauser R, Westermann B, Reinhardt HF, Probst R (1996) Computerunterstützte Chirurgie der Nasennebenhöhlen mit einem optoelektronischen Ortungssystem. Laryngo-Rhino-Otol 75:199–207
15. Kelly PJ (1986) Computer-assisted stereotaxis: new approaches for the management of intracranial intra-axial tumors. Neurology 36:535–541
16. Kelly PJ (1990) Stereotactic imaging, surgical planning and computer assisted resection of intracranial lesions: methods and results. Advances and Technical Standards in Neurosurg 17:77–118
17. Klimek L, Kainz J, Reul J, Mösges R (1993) Vermeidung vaskulärer Komplikationen bei der endonasalen Nasennebenhöhlenchirurgie – Teil II: Prä- und intraoperative Bildgebung. HNO 41:582–586
18. Klimek L, Mösges R, Laborde G, Korves B (1995) Computer-assisted image-guided surgery in pediatric skull-base procedures. Journal of Pediatric Surgery 30:1673–1676
19. Klimek L, Wenzel M, Mösges R (1993) Computer-assisted orbital surgery. Ophthalmic Surgery 24:411–417
20. Klimek L, Wenzel M, Mösges R, Bartsch M (1991) Computergestütztes Verfahren zur intraoperativen Orientierung bei Orbitaeingriffen. Ophthalmo-Chirurgie 3:177–183
21. Knepper A (1988) Optisches Meßsystem zur dreidimensionalen Positionserfassung. Diplomarbeit, RWTH Aachen
22. Korves B, Klimek L, Mösges R (1996) Surgical decompression in endocrine orbitopathy – A three-dimensional locating device ensures grater safety. ORL 58:46–50
23. Kosugi Y, Watanabe E, Goto J (1988) An articulated neurosurgical navigation system using MRI and CT images. IEEE Trans Biomed Eng 35:147–152
24. Krückels G, Korves B, Klimek L, Mösges R (1996) Endoscopic surgery of the rhinobasis with a computer-assisted localizer. Surg Endosc 10:453–456
25. Krybus W (1991) CAS: Intraoperative Positionsmessung in der Chirurgie. Dissertationsschrift, RWTH Aachen
26. Krybus W, Knepper A, Adams L, Rüger R, Meyer-Ebrecht D (1991) Navigation support for surgery by means of optical position detection. In: Lemke HU, Rhodes ML, Jaffe CC, Felix R, (Hrsg.). Proceedings of the CAR '91. Springer Publishers Berlin, pp 362–366
27. Kwoh YS, Hou J, Jonckheere EA, Hayati S (1988) A robot with improved absolute positioning accuracy for CT guided stereotactic brain surgery. IEEE Trans Biomed Eng 35: 153–160
28. Laborde G, Gilsbach JM, Harders A, Klimek L, Nachtsheim A, Krybus W (1992) CAL – a computer assisted localizer for preoperative planning of surgery and intraoperative orientation. Acta Neurochir 119:166–170
29. Laborde G, Klimek L, Harders A, Gilsbach JM (1993) Frameless stereotactic drainage of intracranial abscesses. Surg Neurol 40:16–21
30. Mösges R (1992) Die Methodik Computerunterstützten Operierens dargestellt am Beispiel Hals-Nasen-Ohrenärztlicher Eingriffe. Habilitationsschrift RWTH-Aachen
31. Mösges R, Klimek L (1993) Computer-assisted surgery of the paranasal sinuses. The Journal of Otolaryngology 22:69–71
32. Mösges R, Schlöndorff G (1988) A new imaging method for intraoperative therapy control in skull base surgery. Neurosurg Rev 11:245–247
33. Mösges R, Schlöndorff G (1989) A new imaging method for intraoperative therapy control in skull base surgery. Neurosurg Review 11:245–247
34. Mösges R, Schlöndorff G, Klimek L, Meyer-Ebrecht D, Krybus W, Adams L (1989) CAS – Computer assisted surgery – Am innovative surgical technique in clinical routine. In: Lemke HU, Rhodes ML, Jaffe CC, Felix R (eds). Computer Assisted Radiology – Computergestützte Radiologie. Springer-Verlag Berlin Heidelberg New York London Paris Tokyo Hong Kong, pp 413–415

35. Nitsche N, Hilbert M, Strasser G, Tümmler HP, Arnold W (1993) Einsatz eines berührungsfreien computergestützten Orientierungssystems bei Nasennebenhöhlenoperationen. II. Anatomische Studien und erste klinische Erfahrungen. Otorhinolaryngol. Nova 3:173–179
36. Oliver A, Germano IM, Cukiert A et al. (1994) Frameless stereotaxy for surgery of the epilepsies: preliminary experience. Technical note. J Neurosurg 81:629–633
37. Rauchfuss A (1990) Komplikationen der endonasalen Chirurgie der Nasennebenhöhlen – spezielle Anatomie, Pathomechanismen, operative Versorgung. HNO 38:309–316
38. Reinhardt HF, Horstmann GA, Gratzl O (1993) Sonic Stereometry in Microsurgical Procedures for Deep-Seated Brain Tumors and Vascular Malformations. Neurosurgery 32: 51–57
39. Reinhardt HF, Horstmann GA, Spink R, Amrein E, Forrer P (1993) Stereo-Microvision. Development of an Opto-Electronic Operating Microscope. Bildgebung 60:105–109
40. Reinhardt HF, Meyer H, Amrein E (1988) Computer-assisted device for the intraoperative CT-correlated localization of brain tumors. Eur Surg RES 20:51–58
41. Reinhardt HF, Meyer H, Amrein E (1986) Computer aided surgery, ein erster Schritt: Robotik für Hirnoperationen? Polyscope plus 6:1–6
42. Reinhardt HF, Zweifel HJ (1990) Interactive sonar-operated device for stereotactic and open surgery. Stereotect. Funct Neurosurg 54:393–397
43. Roberts DW, Strohbein JW, Hatch JF, Jurray W, Kettenberger H (1986) A frameless stereotactic integration of computerized tomographic imaging and the operating microscope. J Neurosurg 65:545–549
44. Schlöndorff G, Meyer-Ebrecht D, Mösges R, Krybus W, Adams L (1987) CAS – Computer assisted surgery. Arch Otorhinolaryngol 45
45. Schlöndorff G, Mösges R, Meyer-Ebrecht D (1987) Verfahren zum reproduzierbaren optischen Darstellen eines chirurgischen Eingriffs. Deutsches Patentamt, Patentschrift DE 37 17 871 C2
46. Schlöndorff G, Mösges R, Meyer-Ebrecht D, Krybus W, Adams L (1989) CAS (Computer assisted surgery) Ein neuartiges Verfahren in der Kopf- und Halschirurgie. HNO 37:187–190
47. Stammberger H (1991) Functional endoscopic sinus surgery. Decker BC Philadelphia
48. Stankiewics JA (1989) Complications of endoscopic sinus surgery. Otolaryngologic Clinics of North America 22:749–759
47. Storz K (1992) CAS – Computer assisted surgery. Produktinformation Fa. Karl Storz GmbH. 5th Tuttlingen Fa. Karl Storz
48. Truppe M, Pongracz F (1995) Interventional Video Tomography. San Jose SPIE-Symposium
51. Veitschegger WK, Wu CH (1988) Robot calibration and compensation. IEEE J Robot Automation 4:643–656
52. Watanabe E, Watanabe T, Manaka S, Mayanagi Y, Takakura K (1987) Three-dimensional digitizer (Neuronavigator): new equipment for computer-tomography guided stereotaxic surgery. Surg Neurol 27:543–547
53. Wiegand ME (1981) Transnasale, endoskopische Chirurgie der Nasennebenhöhlen bei chronischer Sinusitis. III. Die endonasale Siebbeinausräumung. HNO 29:287–293
54. Wyper DJ, Turner JW, Patterson J, Condon BR, Grossart KWM, Jenkins A, Hadley DM, Rowan JO (1986) Accuracy of stereotactic localization using MRI and CT. J Neurology Neurosurg and Psychiatry 49:1445–1448
55. Young IR, Gottschlich KW (1988) Entwicklungstendenzen der MR-Tomographie und Spektroskopie. Der Nuklearmediziner 11:189–194
56. Zinreich SJ, Mattox DE, Johns ME, Holliday MJ, Kennedy D, Price JF, Quinn CB, Kashima HK (1988) 3-D CT for cranial facial and laryngeal surgery. Laryngoscope 98:1212–1219
57. Zinreich SJ, Tebo SA, Long ML, Brem DMH, Mattox DE, Loury ME, Vander Kolk CA Koch WM, Kennedy D, Bryan RN (1993) Frameless stereotactic integration of CT imaging data: accuracy and initial applications. Radiology 188:735–742
58. Zweifel HJ, Reinhardt HF, Horstmann GA et al. (1990) CT/MRI-korrelierte Stereometrie mit Ultraschall für Hirnoperationen. Ultraschall in Med. 11:72–75

„Hyperreale", perioperative 3D-Visualisierung des Herzens: Ausgangspunkt für virtuelle Operationen

C. F. Vahl, R. de Simone, J. Albers, P. Meinze, J. Mühling, T. Beth,
U. Rembold und S. Hagl

„Virtuelles Operieren; hyperreale Darstellungen, 3D-Visualisierung": Widerstand und Ablehnung wird sich bei einigen Chirurgen bereits einstellen, wenn sie mit den Begriffen, die so weit von der chirurgischen Praxis entfernt scheinen, konfrontiert werden. Für den Bereich der Herzchirurgie ist die Situation insofern anders, als der Herzchirurg in der klinischen Praxis immer wieder mit den Limitationen der heute als Standard geltenden perioperativen Diagnostik konfrontiert wird. Gerade die Komplexität mancher Eingriffe läßt dem Herzchirurgen daher jede weitere Hilfe als willkommen erscheinen. So ist es kein Zufall, daß die Herzchirurgen gemeinsam mit den Neurochirurgen zu den Pionieren auf dem Feld des Einsatzes computerunterstützter Visualisierungsmethoden gehörten und – auch unter dem Eindruck der Entwicklung minimal invasiver Operationsmethoden – ausgesprochen aufgeschlossen für die konkrete Umsetzung ergänzender „virtueller" Verfahren bei Herzoperationen sind.

Wozu eine virtuelle Herzoperation?

Im Gegensatz zu allen anderen Operationstechniken in anderen chirurgischen Disziplinen wird im Bereich der Herzchirurgie die Operation zumeist nicht am vitalen Organ, sondern am cardioplegisch stillgestellten Herzen durchgeführt. Da die Ischämiezeit des Herzens trotz cardioplegischer Lösungen begrenzt ist, ergibt sich für den Chirurgen ein unmittelbarer Zeitdruck, vereint mit dem Wissen, daß eine einmal getroffene Entscheidung innerhalb des gegebenen zeitlichen Fensters nur begrenzt korrigierbar ist. Ferner bedeutet der cardioplegische Herzstillstand, daß das Herz während der eigentlichen Operation wie ein nasser Waschlappen im Pericard liegt und mit seiner ursprünglichen intravitalen Form und Funktion nur noch wenig gemeinsam hat. Die räumlichen Beziehungen der intracardialen Strukturen zueinander, wie man sie intraoperativ vorfindet, haben schon allein dadurch, daß die einzelnen Herzhöhlen während der Operation blutleer und kollabiert sind, keinen unmittelbaren Bezug mehr zur in-vivo Situation. Ein einfaches Beispiel mag das illustrieren: der Ventrikelseptumdefekt, den man intraoperativ vorfindet entspricht in seiner Konfiguration der intravitalen Situation nur noch bedingt: in Abhängigkeit davon, welcher Zugang gewählt wurde, wie die intraoperative Exposition gelingt, wie die Assistenten die Haken halten, wird dieser VSD eine ganz unterschiedliche Konfiguration vom kreisrunden Loch bis hin zum schmalen Schlitz annehmen. Komplizierend kommt noch hinzu, daß selbst unter Intravitalbedingungen die Form dieses Ventrikelseptumdefektes keineswegs konstant ist. Vielmehr ändert sie sich in Abhängigkeit von der Phase innerhalb des Herzzyklus. So kann ein Ventrikelseptumdefekt von einem Schlitz in der Diastole bis zu einem runden, großen Loch in der Systole alle Formen annehmen. Die gelegentlich beobachtete Situation, daß ein eingenähter Flicken sich später als nicht dicht erweist, geht in der Regel nicht darauf zurück, daß der Chirurg den Flicken nicht richtig eingenäht hat, sondern daß er bestimmte Traktionen, die sich innerhalb des Herzzyklus ergeben, nicht adäquat vorhersehen konnte, so daß die Nähte letztlich ungleich belastet sind und es an der am stärksten belasteten Stellen zum Einriß kommt.

Was der Herzchirurg anstrebt, ergibt sich aus diesem einfachen Beispiel zwanglos: wenn man das dreidimensional visualisierte Patientenherz idealerweise auf dem Computermonitor zum Schlagen bringen könnte, dem schlagenden Herz aus jeder beliebigen Perspektive von innen und außen zusehen könnte und gleichzeitig Meßwerte erheben könnte, dann ständen dem Chirurgen konkrete Information über die Konfigurationsänderungen der ihn interessierenden intracardialen Strukturen zur Verfügung. Bei einem derartigen Vorgehen ließe sich nach eingehender Abmessung der intracardialen Strukturen (pseudo-intravitale-Morphometrie) bei Vorliegen des oben angesprochenen Ventrikelseptumdefektes eine chirurgisch optimale Konfiguration eines Flickens definieren. Diesen würde man in das patientenidentische Herz virtuell implantieren, das Herz dann erneut schlagen lassen um schließlich anhand des Modelles zu prüfen, wie der optimale Flicken aussehen muß und wie er einzunähen ist. Genau diesen Flicken könnte man man bereits am Tag vor der Operation zurechtschneiden und sterilisieren lassen, um ihn gezielt, wie am Modell erprobt, zu implantieren. Diese Darstellung einer virtuellen Herzoperation umschreibt eine konkrete klinische Vision. Bevor auf die einzelnen Schritte zu deren Umsetzung eingegangen werden soll, muß definiert werden, was unter „virtuellem Operieren" zu verstehen ist.

Virtuelles Operieren

Wir fassen mit dem Begriff „virtuelles Operieren" alle Techniken und Strategien zusammen (Geräte, Verfahrensweisen, Methoden), die es ermöglichen sollen, den Chirurgen unmittelbar in computergenerierte Umgebungen einzubinden.

Virtuelles Operieren setzt daher die Verfügbarkeit und die Weiterentwicklung geeigneter Geräte auf der Ebene der „Mensch-Maschinen-Schnittstelle" (von der beidhändigen vieldimensionalen Maus bis hin zur Registrierung und feed-back-Einspielung von Pupillenbewegungen) ebenso voraus wie der Bereitstellung von Echtzeitcomputergraphik, von Echtzeitmeßdatenerfassung und -verarbeitung, die Entwicklung geeigneter Eingabewerkzeuge für Interventionen im Datensatz (z. B. Datenhandschuh) oder die Ermöglichung eines unmittelbaren Agierens des Chirurgen in der dreidimensionalen Welt z.B. mittels Verwendung spezieller Geräte (3D-Aktuatoren, „Headmounted-Display"). Auf dem Weg zur virtuellen Herzoperation sind nach heutiger Kenntnis einige wesentliche Zwischenstationen zu durchlaufen.

Zwischenstationen

Pseudo-intravitale Morphometrie

Entscheidende Grundlage für den angestrebten wissenschaftlichen und praktischen klinischen Einsatz „virtueller Operationsverfahren" am Herzen ist die realitätsgetreue Erfassung der dreidimensionalen Anatomie (18). Geeignete tomographische Verfahren werden für die Herstellung eines Primärdatensatzes eingesetzt. Am gleichen Patienten können auch zwei und mehr Schnittbilder liefernde Verfahren eingesetzt werden, wobei das erhobene Primärdatenmaterial zu einem neuen Primärdatensatz „gemischt" werden kann („matching" von CT, MRT und Ultraschalldaten um gleichzeitig Information über das Skelett (CT), die Weichteile (MRT) und die Textur (Ultraschall) verfügbar zu haben). Die auf den Datensatz angewendeten Visualisierungsalgorithmen sollen dann idealerweise die Kontur (Innen- und Außenoberfläche), die Textur (z.B.: Myocardinfarkt) und – in Zukunft auch – die Qualität (Elastizität, Farbe, Reißfestigkeit etc.) des Herzens wirklichkeitsgetreu abbilden [4, 6–11, 19].

Die Schwierigkeiten bei einer wirklichkeitsnahen Visualisierung der Morphologie erklären sich durch Komplexität der Anatomie selbst und aus den Limitationen, die alle Schnittbildserien liefernden physikalischen Verfahren

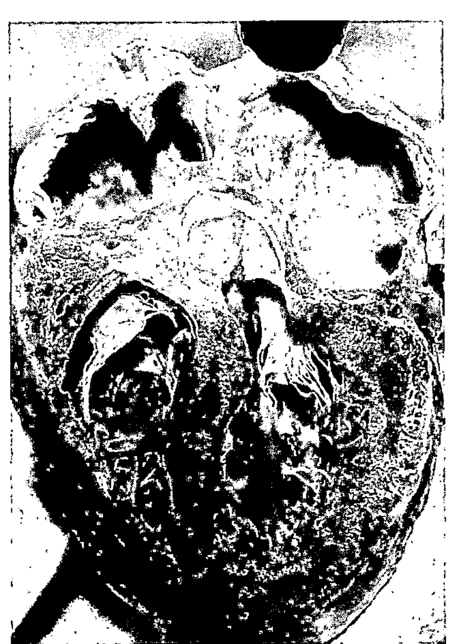

Abb. 1. Topographische Beziehungen im menschlichen Herz: Strukturen mit ganz unterschiedlichen „Materialeigenschaften" liegen im Herz in unmittelbarer Nachbarschaft: Blutgefäße, Muskulatur, Klappen, Sehnenfäden, Trabekel und Fettgewebe

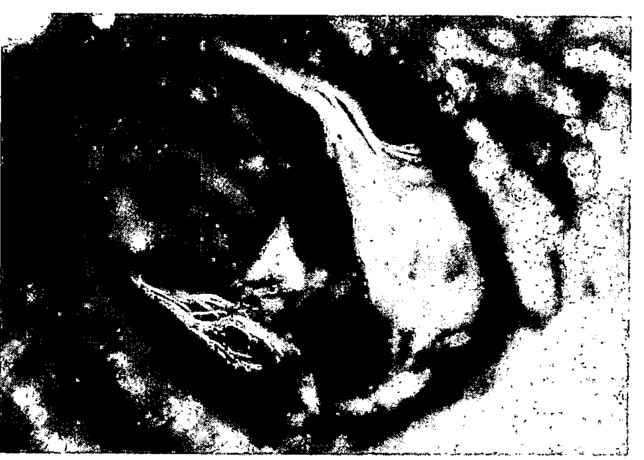

Abb. 2. Darstellung einer Herzklappe (Tricuspidalklappe). Zur Beschreibung der Klappe und ihrer Funktion ist eine dreidimensionale Vorstellung unverzichtbar. Erst eine konkrete Vorstellung der Funktion der Klappe innerhalb jedes Herzzyklus als *dreidimensionale* Struktur erlaubt eine erfolgversprechende chirurgische Korrektur

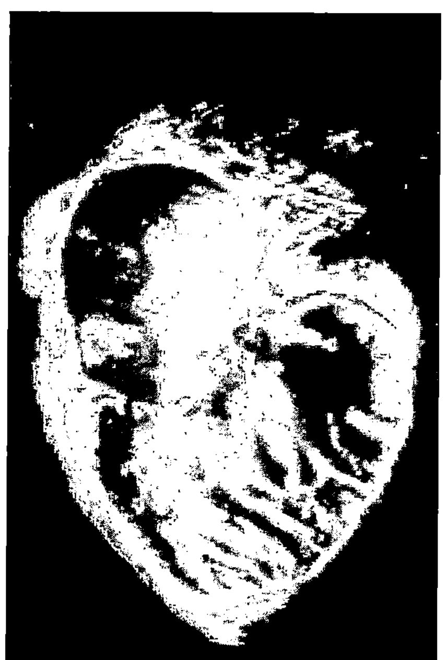

Abb. 3. Visualisierung der intracardialen Morphologie auf der Grundlage von Schnittbildserien. Es wird der Blick auf das Ventrikelseptum gezeigt, wobei die Tricuspidalklappe zwischen Vorhof (oben) und Kammer (unten) angeschnitten ist

haben. So ist das Herz charakterisiert durch die enge topographische Beziehung ganz unterschiedlicher Gewebstypen (Klappen, Sehnenfäden, Muskel, Bindegewebe, Narben, Trabekelnetzwerke) (Abb. 1 und 2).

Betrachtet man sich eine Herzklappe genauer (Abb. 2) so wird deutlich, daß ein Ausmessen der beteiligten Strukturen (Segelränder, Papillarmuskeldurchmesser und -Länge etc) im Sinne der Morphometrie eine dreidimensio-

nale Darstellung erforderlich macht. Selbst unter statischen Bedingungen ist
die exakte Morphometrie kein triviales Problem, wie die Abbildungen illustrieren. Kompliziert wird die Situation erst, wenn eine 4-dimensionale Morphometrie erforderlich wird, wie sie für eine präoperative Abschätzung der
chirurgischen Strategie zur Klappenrekonstruktion erforderlich wäre. Abb. 3
zeigt eine dreidimensionale Rekonstruktion eines menschlichen Herzens. Die
Originaldaten entstammen einer computertomopraphischen Schnittbildserie.
Die hier verwendete „Heidelberger Raytracing Technik" [18] hat sich als ein
Verfahren bewährt, das eine detailgetreue, wirklichkeitsnahe Darstellung des
Herzens ermöglicht. Grundsätzlich scheint das Problem einer detailgerechten,
wirklichkeitsnahen dreidimensionalen Darstellung des Herzens somit gelöst.

Volumetrie

Von erheblicher klinischer Bedeutung ist die Bestimmung des Blutvolumens
innerhalb der einzelnen Herzhöhlen, die Volumetrie. Bislang stehen zu diesem Zweck lediglich approximative mathematische Schätzmodelle zur Verfü-
gung. Dabei unterstellt man für das Herz eine bestimmte Geometrie (z.B.:
Hohlkegel), bestimmt eine Achse und berechnet auf dieser Grundlage das
Volumen. Innerhalb gegebener Grenzen liefern derartige, auf Modellannah-
men beruhende Verfahren beim Gesunden zutreffende Werte. Je mehr das
Herz jedoch von der idealen geometrischen Form abweicht (z.B. durch lokale
Infarkte, Aneurysmen etc), desto weniger sind diese Verfahren zutreffend.
Das bedeutet, daß diese Verfahren gerade für den erkrankten Patienten, bei
denen die Information über die Volumina von Bedeutung ist, praktisch nicht
anwendbar sind.
  Der Einsatz von Schnittbildserien eröffnet hier neue Möglichkeiten. Einen
dreidimensionalen Datensatz muß man sich zusammengesetzt denken aus einer Vielzahl kleiner Würfel oder Quader. Diese kleinste Volumeneinheit wird
als Voxel bezeichnet. Durch entsprechende Segmentierungsverfahren läßt
sich unterscheiden, welche der Voxel im Datensatz Myocard präsentieren und
welche Blut. Aus der Anzahl der Voxel und dem bekannten Voxelvolumen
läßt sich dann das gesamte intracardiale Volumen berechnen. Wird ein
Schnittbildverfahren mit entsprechender zeitlicher Auflösung eingesetzt, kann
auch das Herz-Zeit-Volumen, bezogen auf die einzelnen Herzkammern berechnet werden. Limitiert werden diese Verfahren heute durch die mit der
Segmentierung in Verbindung stehenden wissenschaftlichen Fragen: ein optimales Segmentierungsverfahren für das Herz ist noch nicht gefunden, so daß
die Reproduzibilität der Messungen bei den heute zumeist eingesetzten halb-
automatischen Segmentierungsverfahren noch von der Erfahrung des Mes-
senden abhängig ist.

Hyperreale 3-D-Visualisierung

Das Ziel einer Standard 3D-Visualisierung ist die wirklichkeitsnahe, reale,
Abbildung eines definierten Herzens. Werden in diese 3D-Visualisierung wei-

tere Informationen eingebunden, die mit dem bloßen Auge nicht erkennbar sind, spricht man von einer „hyperrealen" Darstellung: dazu gehört z.B. die Visualisierung der Textur, der physikalischen Eigenschaften, der Durchblutung, der Topographie des Reizleitungssystemes etc. Erste Schritte auf diesem Weg wurden bereits geleistet.

Daher ist es Forschungsziel auf dem Weg zu einer virtuellen Chirurgie des Herzens, eine „Anreicherung" des patientenidentischen Datensatzes mit zusätzlichen Informationen, die sich der reinen Wahrnehmung primär entziehen, zu erreichen. Klinisch bedeutsame Informationen über Texturveränderungen des Myocards sind dem Chirurgen in der Regel nur bedingt zugänglich: sie sind zumeist nur indirekt erschließbar z.B. über die intraoperative Beobachtung eines reduzierten bzw. veränderten Kontraktionsverhaltens betroffener Herzwandabschnitte. Für den Patienten lebenswichtige Veränderungen des Herzmuskels zum Beispiel einer Abstoßungsreaktion nach Herztransplantation sind primäre Veränderungen der Myocardtextur. Veränderungen der Myocardtextur sind von herausragender Bedeutung bei der Beurteilung einer Myocardischämie (wobei alle Zwischenschritte von der akuten Ischämie bis zur Manifestation der Infarktnarbe exakt charakterisierbar sind). Sie sind aber auch unmittelbar operationsbezogen im Kontext der Applikation cardioplegischer Lösungen, der Erfassung allergischer Reaktion und anderen funktionellen Zuständen von Bedeutung.

Eine in diesem Zusammengang typische Texturveränderung stellt das Myocardödem dar, d.h. Wassereinlagerungen innerhalb des Herzens, wie sie

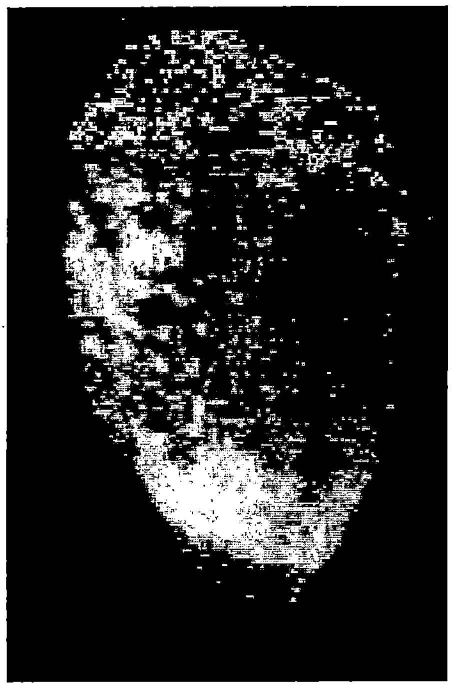

Abb. 4. Pseudo-dreidimensionale Darstellung eines Myocardödems nach Ligatur eines Vorderwandgefäßes. Das Myocard im abhängigen Stromgebiet zeigt ein massives Myocardödem, wobei der Wassergehalt im Farbspektrum zwischen „ocker-beige-weiß" codiert ist. Im weiteren Verlauf würde dieses Areal dem Infarktareal entsprechen. Präparat: isoliertes Schweineherz

z.B. infolge eines Myokardinfarktes, einer akuten Abstoßungsreaktion oder
der Cardioplegiegabe auftreten können [1, 17]. Es ist unserer Arbeitsgruppe
unlängst gelungen, die dreidimensionale Verteilung experimentell induzierter
Myocardödeme im Herzmuskel aufzuzeigen. Wird in einem experimentellen
Modell am Schwein eine Myokardischämie künstlich induziert, kommt es in
der abhängigen Region zu Myocardödem. Mittels kernspintomographischer
Schnittbildserien wird ein dreidimensionaler Datensatz erstellt und anschließend eine dreidimensionale Rekonstruktion durchgeführt [5, 18, 15], die bei
Einsatz geeigneter Segmentierungsalgorithmen eine simultane Darstellung
von Texturveränderung und Morphologie gestattet (Abb. 4).

Synthese von Anatomie und Funktion: 4D-Visualisierung

Bei der chirurgischen Rekonstruktion der Mitralklappe ist nicht nur die Anatomie der Klappe von Bedeutung, sondern auch das Verhalten der Klappen-
strukturen innerhalb des Herzzyklus. Um wieviel verkürzen sich systolisch
die Papillarmuskeln, an denen die Mitralklappe aufgehängt ist, wieweit rela-
xieren sie diastolisch? Diese funktionelle Information ist für die korrekte Planung einer chirurgischen Intervention an der Mitralklappe essentiell. Das
zeitliche bzw. räumliche Auflösungsvermögen der für derartige Untersuchungen heute in Betracht kommenden Schnittbildverfahren stellt allerdings derzeit noch eine wesentliche praktische Limitation dar.

Abbildung pathophysiologischer Veränderungen:
Blutfluß, Muskelfunktion und Morphologie

Um pathophysiologische Zustände adäquat zu definieren bzw den Erfolg chirurgischer Verfahren beurteilen zu können, bedarf es geeigneter und periope-
rativ praktikabler Verfahren. Der Einsatz von Ultraschall hat sich in den letzten Jahren zum in der Herzchirurgie bevorzugten Verfahren entwickelt.
Für die Charakterisierung einer Mitralklappeninsuffizienz steht als intra-
operatives bildgebendes Verfahren bisher vor allem die transösophageale
Echocardiographie zur Verfügung. Bei Wahl einer entsprechenden Schnittebene läßt sich das Ausmaß der Klappeninsuffizienz durch Farbdopplerbilder
zufriedenstellend abschätzen (Abb. 5). Allerdings strömt das Regurgitationsvolumen bei Mitralklappeninsuffizienz nicht in Form einer Ebene vom Ven-
trikel in den linken Vorhof zurück, sondern als ein dreidimensionles Volumen, wobei an unterschiedlichen Stellen innerhalb dieses – als „Wolke" gedachten Flüssigkeitsvolumens – unterschiedliche Strömungsgeschwindigkeiten herrschen. In Abhängigkeit von den pathophysiologisch relevanten Veränderung der Mitralklappe kann dieses Regurgitationsvolumen alle Formen
annehmen. Eine semiquantitative Abschätzung dieser Regurgitationsvolumina
– und damit z.B. die Beurteilung der Qualität der chirurgischen Intervention) – ist daher selbst dann schwierig, wenn eine gleichsam „optimale"
Schnittebene durch die „Wolke" gefunden wurde und setzt daher erhebliche
Erfahrung des Untersuchers voraus.

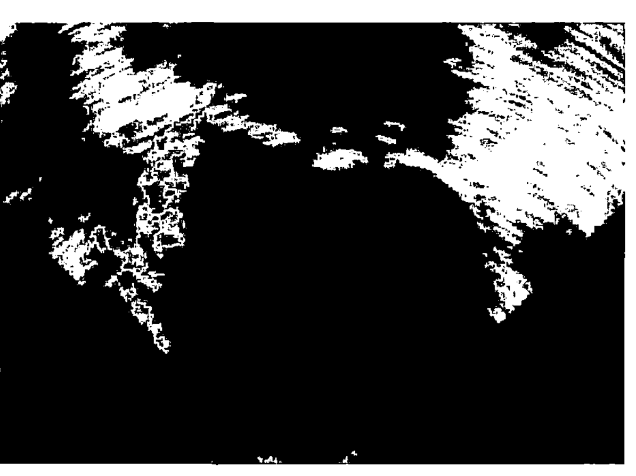

Abb. 5. Echocardiographische Darstellung zur Abschätzung der Mitralklappeninsuffizienz. Es handelt sich um eine zweidimensionale Abbildung, wobei nur die Information, die auf der durch das Herz gelegten Schnittebene gemessen wird, für die Bildverarbeitung verfügbar ist. Ein Rückschluß auf das Verhalten im dreidimensionalen Raum bleibt spekulativ und hängt wesentlich von der Erfahrung des Untersuchers ab

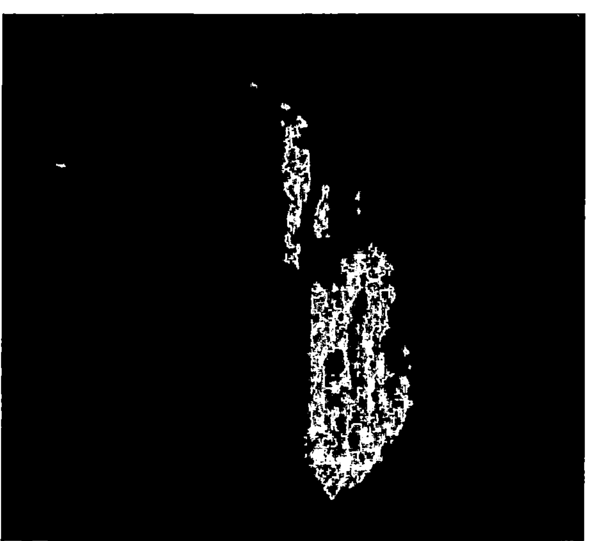

Abb. 6. Pseudo-dreidimensionale Darstellung des Blutübertrittes über eine insuffiziente Mitralklappe. Die farbcodierte Information kann – trotz Einsatz des Raytracers und der volumenorientierten Darstellung – nur dem mit diesen Methoden Erfahrenen einen konkreten dreidimensionalen Eindruck vermitteln. Unterschiedliche Strömungsgeschwindigkeiten des Blutes sind in unterschiedlichen Farben codiert

Es kommt daher einem wirklichen qualitativen und quantitativen Sprung gleich, daß es unserer Arbeitsgruppe gelungen ist, erstmals das Dopplersignal dreidimensional aufzubereiten und zu visualisieren (Abb. 6, Abb. 7). Die Abbildungen machen klar, daß das in den linken Vorhof zurücktretende Volumen eine

Abb. 7. Dreidimensionale Darstellung des Blutübertrittes durch eine undichte (insuffiziente) Mitralklappe (nur mit rot-grün-Brille zu sehen!). Erst diese dreidimensionale Information läßt eine Abschätzung des Ausmaßes der Insuffizienz zu (es gibt keine zweidimensionale Schnittebene, die das Volumen repräsentiert). Das ist insbesondere für die rekonstruktive (erhaltene) Mitralklappenchirurgie von erheblicher Bedeutung, da die dreidimensionale Konfiguration einen unmittelbaren Rückschluß auf das zugrundeliegende Problem erlaubt und somit konkrete Wege einer Klappenkorrektur aufzeigt. Um die Strukturen dreidimensional zu sehen, ist die grün-rote Brille zu benutzen

komplexe dreidimensionale Struktur darstellt. Es gibt praktisch keine wirklich optimale Ebene, mit der sich die in Abb. 5 dargestellte Regurgitation, die bis in die Lungenvenen reicht, adäquat darstellen ließe. Aus der räumlichen Konfiguration des Farbdopplersignales bei Mitralklappeninsuffizienz ergeben sich für die chirurgische Intervention entscheidende Informationen. Es ist davon auszugehen, daß die dreidimensionle Darstellung von Farbdopplerdaten der rekonstruktiven Mitralklappenchirurgie eine rationalere Basis geben wird.

Ein darauf aufbauender Schritt wird es sein, in Form von Computeranimationen die dreidimensionalen Farbdopplerwolken in den Datensatz hereinzuspielen, die sich ergeben, wenn – im Sinne einer virtuellen Operation – chirurgische Modifikationen der Mitralklappe vorgenommen werden. So ließe sich das „Gefühl" für die richtige intraoperative Entscheidung bei der Rekonstruktion zum Teil am Computermodell trainieren.

Visualisierung des Unsichtbaren: Einbindung von Wissen

Bei der chirurgischen Korrektur oder Palliation angeborener Herzfehler kann nicht nur die unmittelbare Verletzung durch eine Naht oder Incision, sondern bereits der vorsichtige Zug durch Haken eine Verletzung des Reizleitungssystemes induzieren. Anhand anatomischer Modelle ist die Lage des Reizleitungssystemes innerhalb des Herzens und dessen topologische Variation in Abhängigkeit von der Grunderkrankung bekannt. Da das Reizleitungssystem aber letztlich nur aus modifizierten Myocyten besteht, ist es mittels bildgebender Verfahren nicht zu visualisieren. Eine hyperreale Visualisierung des Herzens sollte daher die Visualisierung des Reizleitungssystemes in entsprechender Farbkodierung in den patientenidentischen Datensatz einschließen. Dazu muß auf anatomische Modelle, akkumuliertes anatomisch/pathologisches Wissen und auf charakteristische Standards bei Erkrankungen zurückgegriffen werden.

Dann ließe sich am dreidimensionalen Modell nicht nur der chirurgische Zugang planen, sondern es ließe sich eine Operationsstrategie am Modell entwickeln, die das Reizleitungssystem sicher schont. Eine Unterbrechung des Reizleitungssystemes an unterschiedlichen Stellen wäre simulierbar: die sich daraus ableitenden Konsequenzen für die Reizausbreitung und den Kontraktionsablauf darstellbar. Sogar eine chirurgisch optimale Plazierung von Schrittmachérelektroden wäre am Modell möglich.

Das Einspielen einer Vielzahl weiterer Informationsqualitäten wäre wünschenwert. Dazu gehört die Wandspannung, die Blutversorgung, der Sauerstoffgehalt, die Festigkeit, die rhythmische Irritabilität.

Multimodale Informationsaufbereitung: hinterlegte mathematische Modelle

Zur synästhetischen Darstellung dieser gebündelten EDV-vermittelten Information rund um das Herz gehören neue Darstellungsformen: zum heutigen Zeitpunkt scheint eine multimodale 3-D-Information eine erstrebenswerte Option: die visuelle Repräsentation des Herzens bedarf der Ergänzung durch den über geeignete Instrumente vermittelten Tastsinn (z.B.: Tasten des Druckes im Gefäß, Tasten von „Schwirren" etc), und der Einbindung akustischer Signale (z.B.: je näher man an das Reizleitungssystem kommt, je lauter wird ein warnender Pfeifton). Zur Umsetzung dieses Zieles scheint allerdings die Entwicklung geeigneter hinterlegter mathematischer Modelle geboten, die eine deckungsgleiche Abbildung der multimodalen Informationsquellen gestatten. In Abhängigkeit von den Zielen des Nutzers wären unterschiedlich komplexe (und damit schnelle) Aufbereitungen denkbar, die sich zum Beispiel dadurch ergeben könnten, daß man wählen kann, ob man im mathematischen Gittermodell, im Oberflächenmodell, im Volumenmodell oder in den Originalvolumendaten arbeiten möchte.

Steht ein realitätsnahes bzw hyperreales patientenidentisches virtuelles Modell des Herzens zur Verfügung, so käme den hinterlegten mathematischen Modellen die Aufgabe zu, die Veränderungen des Operationssitus mathematisch abzugleichen.

Interaktion mit dem Datensatz

Ziel der bisher angeführten Verfahren ist es aber nicht, eine Serie pseudodreidimensionaler Bilder auf dem Computermonitor herzustellen, die man betrachtet wie Photographien, sondern die Möglichkeit der Interaktion mit dem Datensatz bereitzustellen. Dazu bedarf es geeigneter Navigationsinstrumente, mit denen sich der Nutzer im Datensatz bewegen und gleichsam seinen Wünschen entsprechend durch das Herz „fliegen" kann, um sich die Strukturen, für die er sich interessiert, im Detail anzusehen und auszumessen.

Um eine virtuelle Operation, das heißt die Simulation eines Eingriffes im patientenidentischen Datensatz zu ermöglichen, bedarf es ergänzender Entwicklung aus der Robotik: geeignete Aktuatoren müssen entwickelt werden, deren räumliche Position sowohl im virtuellen Modell, als auch unter realen intraoperativen Bedingungen kontrollierbar ist (Zangen, Haken, Nadelhalter, Bohrer etc.). In der virtuellen Umgebung ist die Entwicklung geeigneter force-feed-back-Systeme unverzichtbarer Baustein.

Zur Simulation der Herzfunktion und des Operationsergebnisses gehört die Kenntnis und Abbildung des Funktionszustandes des nachgeschalteten Systems (großer Kreislauf, kleiner Kreislauf). Die heute zur Verfügung stehenden Widerstandsmessungen sind jedoch im pulsatilen System nur grobe Approximationen. Eine Charakterisierung und rechnerunterstützte Modellierung der Kopplung von Herz und nachgeschaltetem System („ventrikuloarterielle Kopplung") wird mittels mathematischer (Kreislauf-) Modelle erreicht und erscheint nach Bestimmung physikalischer Parameter grundsätzlich auf individuelle Patienten übertragbar.

Robotik

Schon immer waren herzchirurgische Interventionen mit Herz-Lungen-Maschine roboterbegleitete Operationen. Selbst die einfachste Herz-Lungen-Maschine (HLM) erfüllt alle Kriterien eines Roboters. Bei dem heutigen Kenntnisstand „schlägt dieser Roboter HLM wie ein grober Hammer in die Regulationsmechanismen des Kreislaufes hinein". So erklärt sich, daß die extracorporale Circulation allein bereits ihre eigenständige Pathophysiologie besitzt. Die Entwicklung einer intelligenten HLM, die sich geeigneter Kreislaufmodelle zur „HLM-arteriellen" Kopplung bedient, ist aktueller Forschungsgegenstand. Inwieweit die sich heute rasch entwickelnde sensorgestützte Robotik zum Einsatz intracorporaler EDV-gesteuerter Mini- und Mikro-Aktuatoren führt, die intracorporale Eingriffe vornehmen können (z.B.: Plaques auflösen, Prothesen von innen einnähen) bleibt abzuwarten. Das Ziel, die heutige Herzchirurgie „von außen nach innen" zu ersetzen durch eine *„Chirurgie von innen nach außen"* scheint nicht mehr grundsätzlich unrealistisch. Bewußt wird hier aber auf eine weitere Diskussion und Darstellung minimalinvasiver Verfahren verzichtet.

Datensatzgetriggerte Datensätze: Konkrete Aussichten und praktische Schritte

Die aus chirurgischer Sicht unproblematische perioperative Handhabung von Ultraschalluntersuchungen läßt die ultraschallgestützten Methoden derzeit als Methode der Wahl für die intraoperative Anwendung erscheinen. Es wäre nun wünschenwert, wenn intraoperativ nicht nur das unmittelbar mit dem Ultraschallgerät erzeugte Bild zur Verfügung stände, sondern das wesentlich informationsreichere hyperreale Bild des Herzens. Um das zu ermöglichen, wird von dem präoperativ mittels unterschiedlicher Untersuchungen gewonnenen Datenmaterial ausgegangen, das – wie oben beschrieben – in einen gemeinsamen Datensatz gemischt wird. Diesem hyperrealen Datensatz wird ein mathematisches Modell hinterlegt. Intraoperativ werden dann Echodaten gewonnen, die ihrerseits wieder auf den „hyperrealen" Datensatz bezogen werden. Das geschieht durch on-line-matchen der Echodaten mit dem hyperrealen Referenzdatensatz. So triggert der intraoperativ erhobene Ultraschalldatensatz das Verhalten des hyperrealen Referenzdatensatzes: das „hyperreal" visualisierte Herz würde dann mit der im Ultraschall real gemessenen Frequenz synchron schlagen, die im Echo vermessenen Achsen würden dem des Referenzdatensatzes entsprechen u.s.w. So determiniert ein intraoperativ in Echtzeit gewonnener Datensatz den aktuellen dynamisierten Phänotyp des hinterlegten hyperrealen Datensatzes, der damit dem Operateur pseudoreal zur Verfügung stände. Anders ausgedrückt würden die intravital gewonnenen Ultraschalldaten zur dynamischen Skalierung des hyperrealen Datensatzes eingesetzt. Ferner käme der intraoperativen Diagnostik die Rolle zu, spezifische Daten, die mittels anderer Verfahren nicht erhoben werden (wie z.B. farbcodierte Dopplersignale) in den Datensatz zu integrieren. Eine hyperreale Darstellung eines patientenidentischen Herzens, bei dem zwei und mehr sich

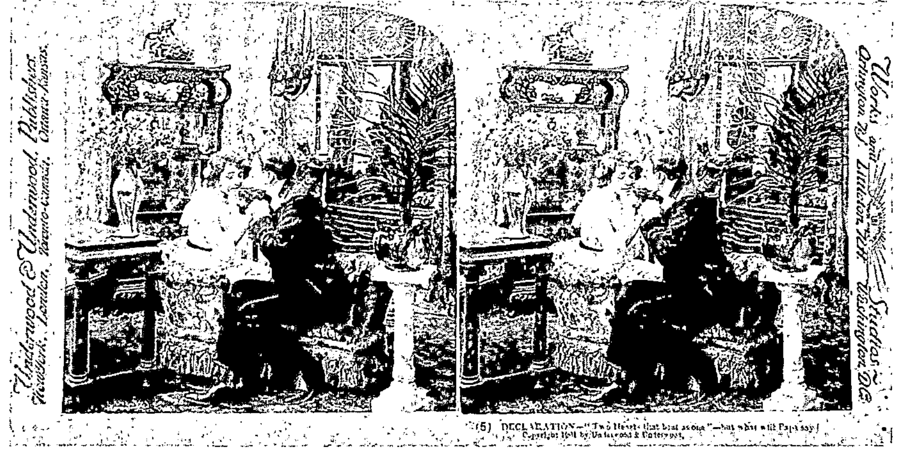

Abb. 8. Two hearts that beat as one. Stereophotographische Darstellung von zwei Herzen, die als eines schlagen und somit multimodale Informationen unterschiedlicher Art und von unterschiedlichen Quellen in einem vereinten Herz zusammenführen. Erster – und ca. 100 Jahre zurückliegender – Versuch einer hyperrealen Visualisierung des menschlichen Herzens

wechselseitig triggernde und skalierende Herzdatensätze als gematchter Datensatz als ein Herz schlagen würde (siehe Abb. 8: „two hearts beat as one"), an dem chirurgische Interventionen simuliert werden können und mit dem der Erfolg realer operativer Interventionen geprüft werden kann, würde einem erheblichen qualitativen Fortschritt in der Herzchirurgie gleichkommen.

Ein wesentlicher praktischer Schritt auf diesem Weg der interaktiven Datensätze ist die Digitalisierung *aller* den Patienten betreffenden Meßdaten und die Etablierung eines einheitlichen Datenformates. Erste Schritte in dieser Richtung sind sichtbar: so könnte bei universeller Anwendung des DI-COM-3 Standards (Digital Communication in Medicine) die gesamte durch unterschiedliche bildgebende Verfahren zusammengetragene Information für einen gegebenen Patienten tatsächlich auf nur einem Speichermedium (Datenträger) gesichert, gepflegt und verfügbar gehalten werden [2, 3, 16].

Damit ergibt sich das Problem der Datenmenge und der Datenhaltung. Eine befriedigende, dauerhafte Speicherungsform steht heute noch nicht zur Verfügung. Man muß sich vergegenwärtigen, daß ein 640×640 pixel Echt-Farbbild des Herzens annähernd 1 Megabyte Speicher kostet. Unterstellt man für das menschliche Auge für das bewegte Bild eine Zeitauflösung von 30 Bildern pro Sekunde würden sich bei einem Standard Echofilm von 10 min Dauer ungefähr 18 Gigabytes ergeben. Das entspricht – bildlich gesprochen – 12500 1.4 MB floppy disks [14]. Eine physikalische Auslagerung auf Datenträger erzeugt grundsätzlich Probleme der Datenhaltung, so daß im Sinne einer Lösung dieses Problemes Datenkompressionsverfahren, die heute in steter Entwicklung und z.T. bereits in klinischer Erprobung sind, als der sinnvollere Weg erscheinen. Bei Nutzung der JPEG-Algorithmen (eine Entwicklung der Joint Photographic Expert Group) ist heute eine unter klinischen Bedingungen leicht zu handhabende Datenkompression möglich, wobei von Kompressionsraten zwischen 4:1 bis 100:1 berichtet wird [12]. Als Vorteil von JPEG wird die Möglichkeit eines „real-time-encoding" und „-decoding" angeführt. Grundsätzlich bergen Kompressionsverfahren notwendigerweise immer die Möglichkeit des Datenverlustes. Ermutigend ist eine Untersuchung von Karson, der in einer im geblindeten Protokoll durchgeführten Analyse digitale echocardiographische Bilder mit Raten zwischen 4:1 und 40:1 komprimierte und diese mit den nicht kompromierten Originalbildern vergleichen ließ. Interessanterweise ließ sich bei Kompressionsraten bis zu 20:1 in der geblindeten Studie kein wesentlicher Unterschied zwischen komprimierten und realen Bildern nachweisen [13]. Speziell für Video-Sequenzen wurde das MPEG Datenkompressionsverfahren entwickelt (Motion Picture Expert Group). Zum gegenwärtigen Zeitpunkt erlaubt MPEG jedoch noch nicht die unter klinischen Bedingungen wichtig scheinende „real-time encoding" und „-decoding"-Funktion, so daß die Entwicklung abzuwarten bleibt [14, 16].

Realisierbarkeit?

Bei der vorliegenden Darstellung waren im Kontext einer „Herzchirurgie im Jahr 2000" Visionen gefragt, konkrete Visionen, die auf dem Boden der Erfahrungen meiner Arbeitsgruppe sowie bestehender Vorarbeiten zumindest sachlich begründet scheinen. Deren Realisierbarkeit hängt von zu vielen Faktoren ab, als daß eine Prognose sinnvoll schiene. Unsere Überzeugung, daß diese Zielvorstellungen umgesetzt werden, stützt sich weniger auf die chirurgische Forschung, sondern auf die energisch vorantreibende Entwicklung in der Unterhaltungsindustrie, von der wache Chirurgen weiter profitieren werden: es ist ganz einfach nicht vorstellbar, daß Chirurgen zu Hause und in der Umwelt aktiv und in aller Selbstverständlichkeit diverse elektronische Medien einsetzen, daß sie digitale Technik und Kommunikation im privaten Bereich verwenden, um sich dann in der Klinik auch noch im nächsten Jahrtausend gegenseitig irgendwelche analogen Bilder in muffigen klinischen Konferenzen über den Tisch zu schieben.

Literatur

1. Allen SJ (1994) The pathophysiology of myocardial edema. Principles of myocardial fluid balance. Curr Opin Anesthesiol 7:12–17
2. Barthel J (1996) Interconnectivity in endoscopy: The DICOM endoscopy supplement. Gastroenterologist 4:10–12
3. Bidgood WD, Hori S (1996) Modular extension of the ACR-NEMA DICOM standard to support new diagnostic imaging modalities and services. J Dig Imag 9:67–77
4. Boissonnat JD (1988) Shape Reconstruction from Planar Cross Sections. Computer Vision, Graphics, and Image Processing 44 1:1–29
5. Boxt L, Hsu DT, Spotnitz HM, Katz J (1993) Effect of perfusion induced myocardial edema on T2 relaxation time in vitro. Magn Res Imag 11:375–383
6. Goldwasser SM, Reynolds RA, Talton DA, Walsch ES (1988) Techniques for the Rapid Display and Manipulation of 3D Biomedical Data. Comp Med Imag and Graphics 12 1:1–24.
7. Gordon D, JK Udupa (1989) Fast Surface Tracking in ThreeDimensional Binary Images. Computer Vision, Graphics, and Image Processing 45:196–214
8. Höhne KH, Hanson WA (1992) Interactive 3D Segmentation of MRI and CT Volumes using morphological operations. J Computer Assisted Tomography 16:285–294
9. Höhne KH, RL Delapaz, R Bernstein, RC Taylor (1987) Combined Surface Display and Reformating for the Three-Dimensional Analysis of Tomographic Data. Investigative Radiology 22 7:658–664
10. Kajiva JT, BP von Herzen BP (1984) Ray Tracing Volume Densities. Computer Graphics 18 3:165–173
11. Kajiya JT (1986) The Rendering Equation. Computer Graphics 20 4:143–149
12. Karson T, Chandra S, Morehead A, Stewart W, Nissen S, Thomas J (1995) JPEG compression of digital echocardiographic images: impact on image quality. Am Soc Echo 8:306–317
13. Karson T, Zepp R, Chandra S, Morehead A, Thomas J (1996) Digital storage of echocardiograms offers superior image quality to analog storage, even with 20:1 digital compression: results of the Digital Echo Record Access Study. Am Soc Echo 9:769–778
14. Katz AL, Tilkemeier PL (1997) Multimedia image display: a view to the future. Current Opinion in Cardiology 12:566–570
15. Pearlman JD, Edelmann RR (1994) Ultrafast magnetic resonance imaging: segmented turboflash, echo-planar, and real-time nuclear magnetic resonance (review). Radiol Clin North Am 32:593
16. Ratib O, Ligier Y, Mascarini C, Logean M, Girard C, Trayer G, Hochstrasser D (1997) Multimedia image and data navigation workstation. Radiographics 17:515–521
17. Spotnitz HM, Hsu DT (1994) Myocardial edema: importance in the study of left ventricular function. Adv Cardiac Surg 5:1–15
18. Vahl CF, Meinzer HP, Hagl S (1991) Three-dimensional presentation of cardiac morphology Thorac Cardiovasc Surgeon 39 (Suppl) 198–204
19. Yoo TS, Neumann U, Fuchs H, Pizer SM, Cullip T, Rhoades J, Whitaker R (1992) Direct visualisation of volume data. IEEE Computer Graphics&Applications:63–71

KAPITEL 12

Optimierung chirurgischer Eingriffe mittels virtueller Realität

K.-H. ENGLMEIER, M. HAUBNER, C. KRAPICHLER und A. LÖSCH

Einleitung

Unter dem Begriff „virtuelle Realität" werden Techniken (Geräte und Methoden) zusammengefaßt, die es ermöglichen, den Menschen unmittelbar in künstliche, computer-generierte Umgebungen zu integrieren. Darunter fallen innovative Geräteentwicklungen zur Verbesserung der Mensch-Maschine-Kommunikation und das Forschungsgebiet der Echtzeit-Computergraphik. Zur Realisierung des „Immersions-Effektes", d. h. des Eintauchens des Menschen in die virtuelle Umgebung, ist es notwendig, mindestens 15 mal pro Sekunde auf Benutzereingaben (z. B. Bewegen des Kopfes) zu reagieren und eine neue Stereo-Darstellung zu erzeugen.

Existierende VR-Softwaresysteme aus industriellen Bereichen (Flug- und Fahrsimulation, Architektur, etc.) lassen sich nur sehr eingeschränkt auf das spezifische Anforderungsprofil und die Ausgangssituation in der Chirurgie anwenden. Unter anderem werden dazu Verfahren benötigt, die eine 3D-Visualisierung tomographischer Schichtbildsequenzen in Echtzeit erlauben sowie eine Vereinfachung geometrischer Oberflächenbeschreibungen durchführen, ohne dabei den Informationsgehalt zu verringern oder zu verfälschen.

Methode

Volumen-Visualisierung

Im Gegensatz zu industriellen VR-Anwendungen sind in der Medizin keine geometrischen Objektbeschreibungen als Ausgangsdaten verfügbar. Statt dessen stellt eine Sequenz von tomographischen Schichtbildern den Ausgangspunkt der Datenverarbeitung dar. Es existieren verschiedene CPU-basierte Verfahren zur dreidimensionalen Visualisierung solcher Datenvolumen, die jedoch – mit Ausnahme von massiv-parallelen Implementierungen – aufgrund der hohen Berechnungsintensität nicht echtzeitfähig sind.

Ein sehr effizientes Verfahren zur dreidimensionalen Volumenvisualisierung auf Standard-Architekturen stellt das sogenannte 3D Texture Mapping dar [1]. Es basiert auf der Fähigkeit verschiedener Graphik-Systeme der Firma Silicon Graphics, dreidimensionale Datenvolumen als Texturen zu definieren. Damit kann eine transparente Darstellung erzeugt werden, indem – wie in Abb. 1 rechts zu sehen ist – viele parallele, teilweise transparente Schnittflächen durch den Texturquader gelegt werden. Der Grad der Transparenz läßt sich abhängig vom Grauwert durch den Einsatz von Lookup-Tabellen modifizieren, die auch die Fensterung kontrollieren.

Die Qualität der Darstellung hängt hauptsächlich von zwei Faktoren ab. Der erste ist die Ortsauflösung der 3D-Textur, die durch die Größe des installierten Textur-Speichers limitiert ist. Wenn der vorhandene Textur-Speicher nicht groß genug ist, um die vollständige Schichtbildsequenz aufzunehmen, so kann der Texturquader in kleinere Texturvolumen unterteilt werden, deren Auflösung an das Interesse des Benutzers angepaßt werden kann. Da zu einem Zeitpunkt nur eine Textur aktiv sein kann, muß dann für jede Sub-Textur die Schnittflächen-Sequenz dargestellt werden, was jedoch nur einen minimalen Performance-Verlust bedeutet. Der zweite Einflußfaktor auf Darstellungsqualität und -geschwindigkeit ist die Anzahl der erzeugten Schnittflächen und damit auch die Anzahl der zu texturierenden Pixel. Dieser Zusammenhang wird dazu verwendet, die Darstellungsqualität an die vorgegebene Bildaufbauzeit anzupassen.

Viele medizinische Anwendungsfälle lassen sich durch eine direkte 3D-Visualisierung unbearbeiteter Schichtbildsequenzen bereits ausreichend unterstützen; andere jedoch (z.B. Simulation minimalinvasiver Eingriffe) benötigen Objektinformationen (z.B. Organgrenzen) und setzen damit eine Segmentierungsphase voraus.

Segmentationstechniken

Auch während der Segmentation kann der Mediziner von stereoskopischen Darstellungen und den verbesserten Interaktionsmöglichkeiten der virtuellen

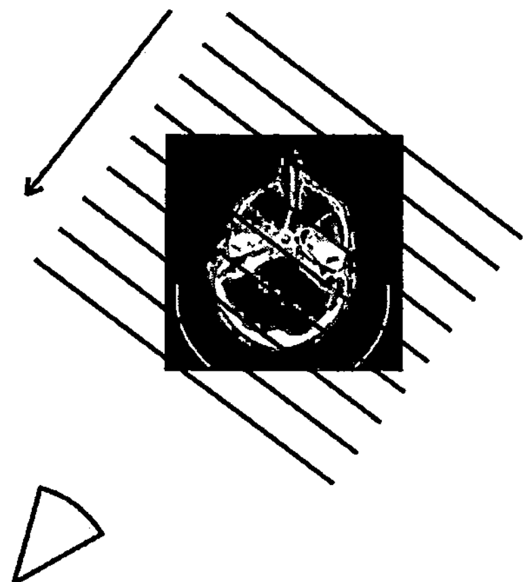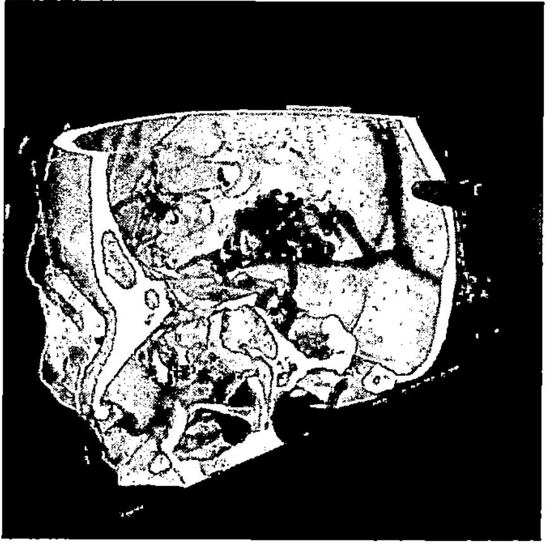

Abb. 1. Volumen-Visualisierung durch dreidimensionales texture mapping

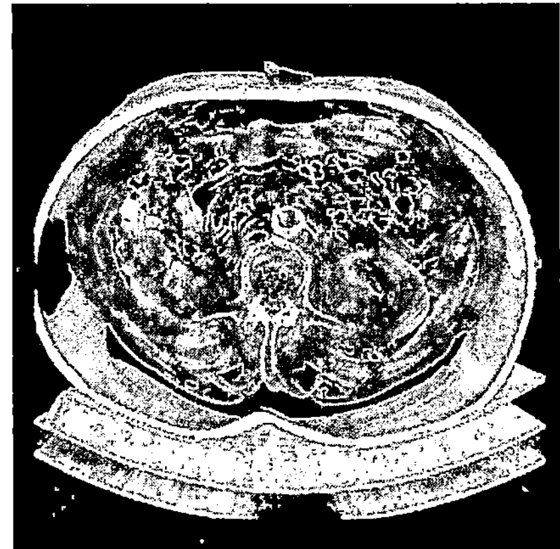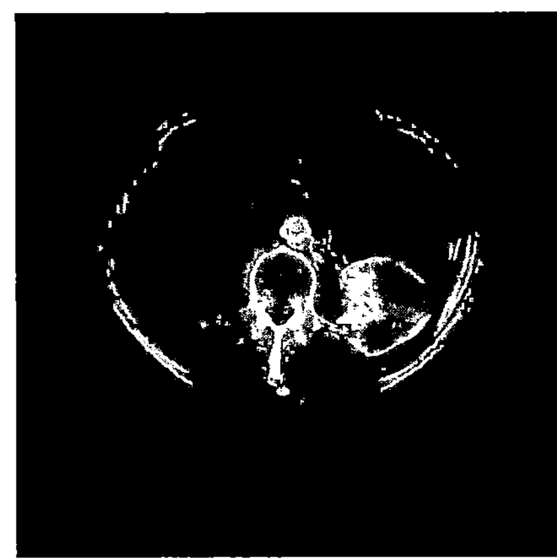

Abb. 2. Segmentationstechniken in der virtuellen Realität

Realität profitieren. Im folgenden stellen wir zwei sich ergänzende Methoden vor, die für viele Fragestellungen effizient einsetzbar sind.

Die erste Methode erweitert den Ansatz des 3D Texture Mapping um ein zweites Texturvolumen, das Information über die 3D-Grauwertgradienten der Schichtbildsequenz enthält (Abb. 2 links). Diese Textur wird verwendet, um die Beträge lokaler Gradienten auf geometrische Objekte zu projizieren. Die Objekte entstammen einer Modell-Datenbank für anatomische Strukturen, die typische Formen und Lagen von Organen speichert.

In einem ersten Schritt (Abb. 2 rechts) kann der Mediziner z.B. ein Nieren-Modell bewegen und verformen, bis die Lage und Größe ungefähr den individuellen Gegebenheiten entspricht. Dabei dient die Gradienten-Textur als Anhaltspunkt, da die Wahrscheinlichkeit für eine Organabgrenzung an einer Stelle mit hohen Gradientenbeträgen größer ist als in homogenen Bereichen.

Im zweiten Schritt wird dann die Segmentierung durch vollautomatische Algorithmen vervollständigt. Dazu werden Merkmale (Grauwertbereich, Texturmerkmale, etc.) des Volumenausschnitts berechnet, der durch das Modellobjekt markiert wird. Diese Information läßt sich dann dazu verwenden, die Objektgrenzen durch lokale Wachstumsprozesse (des Objekts oder des Hintergrundes) genauer anzupassen. Die erste Methode ist damit für eine Segmentation relativ einfach strukturierter, groß abgebildeter Organe geeignet.

Die zweite Methode dient zur Segmentationsunterstützung komplex strukturierter Organe (z.B. Gefäßbäume). Sie basiert auf einem dreidimensionalen volume-growing-Algorithmus [2], der durch interaktiv positionierbare Barrieren gesteuert werden kann. Dazu wählt der Benutzer als erstes durch das Verschieben der Volumen-Ränder ein möglichst kleines Sub-Volumen aus, in dem das zu segmentierende Objekt enthalten ist. Danach wird der Wachstums-Prozeß durch die Angabe des Startpunktes und evtl. eines Grauwertbereichs gestartet. Für den Fall, daß dabei ein zu großer Bereich segmentiert wird, läßt sich das Wachstum durch das Einsetzen dreidimensionaler (vordefinierter oder formbarer) Barrierekörper eingrenzen.

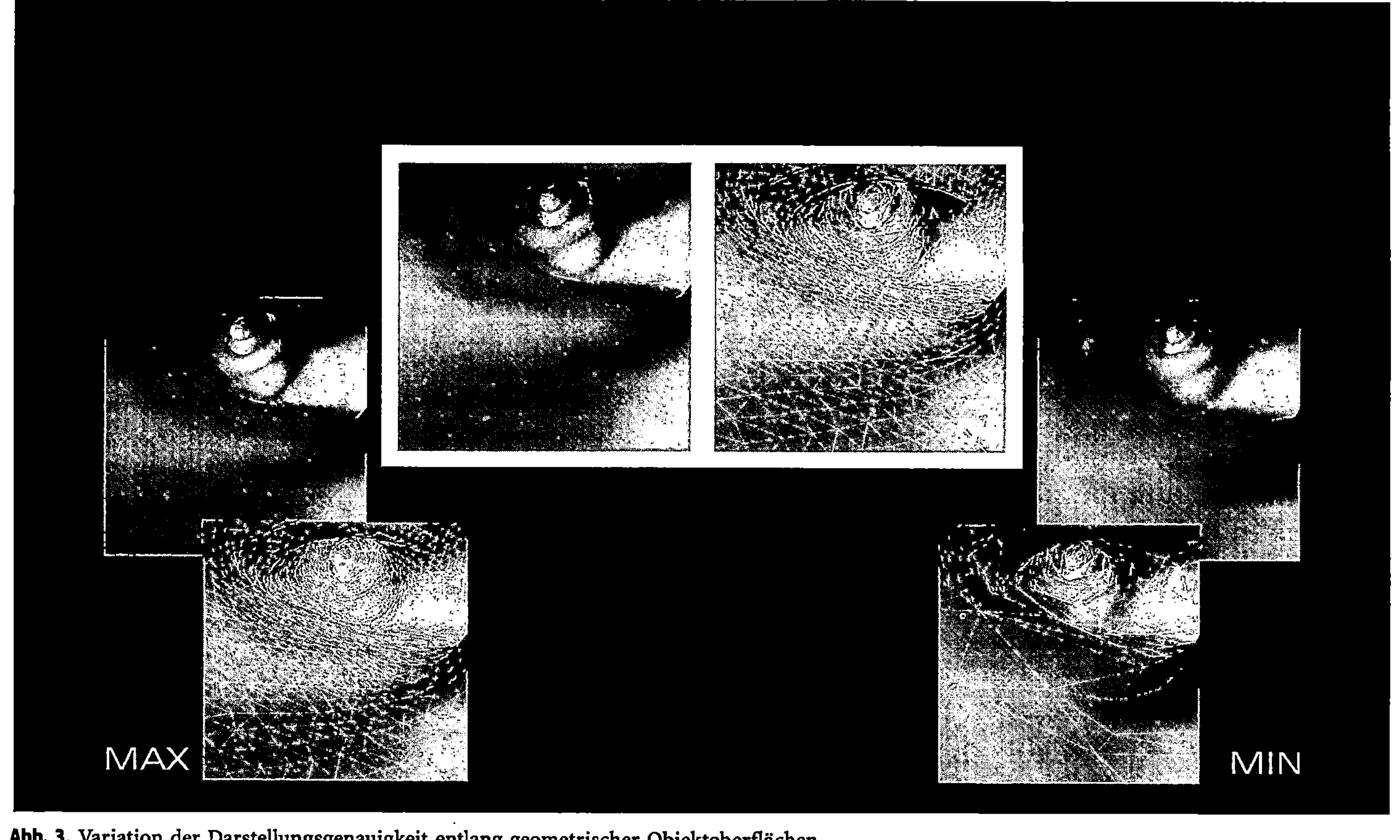

Abb. 3. Variation der Darstellungsgenauigkeit entlang geometrischer Objektoberflächen

Oberflächen-Visualisierung

Zur schattierten Visualisierung segmentierter Objekte werden meistens oberflächenorientierte Verfahren eingesetzt. Dazu muß eine geometrische Beschreibung der Objektoberfläche generiert werden [3, 4]. Diese zeichnen sich durch eine hohe Genauigkeit aus, mit dem Nachteil, daß eine sehr große Anzahl geometrischer Primitive entsteht. Trotz der Leistungsfähigkeit moderner Graphik-Architekturen ist deshalb in den meisten Fällen eine Reduktion der Oberflächenkomplexität notwendig, um hohe Bildwiederholraten zu erzielen. Hohe Reduktionsfaktoren lassen sich dabei nur erreichen, wenn der Informationsgehalt stark verringert wird, was in der Medizin jedoch in den meisten Fällen nicht akzeptabel ist.

Diese Problem läßt sich mit einer neu entwickelten Methode lösen, die es erlaubt, entlang der Oberfläche von Objekten den Reduktionsgrad und damit die Darstellungsgenauigkeit zu variieren. Damit wird es möglich, die Objektbereiche ohne Informationsverlust darzustellen, für die sich der Betrachter am meisten interessiert; die übrigen Bereiche werden durch weniger genaue Oberflächennetze angenähert. Das Interesse läßt sich dabei aus der Distanz der Objekte zum Betrachter ableiten [5].

Das neue Verfahren verwendet eine hierarchische Datenstruktur, die während des Reduktionsvorgangs (z.B. nach [6]) aufgebaut wird. Die Strukturierung der Daten erlaubt es dann, die Reduktion während des Darstellungsprozesses für beliebige Teilobjekte rückgängig zu machen. Weiterhin ermöglicht die Datenstruktur eine Durchführung von Sichtbarkeitsentscheidungen für komplette Teilobjekte. So kann z.B. zu einem sehr frühen Zeitpunkt erkannt werden, daß ein Großteil des Objekts außerhalb des sichtbaren Bereichs liegt, was aufgrund der Pipeline-Architektur moderner Graphik-Systeme zu einem hohen Performance-Gewinn führt.

Insgesamt erlaubt es die neue Methode erstmals, verschiedene Genauigkeiten entlang der Objektoberfläche für die Echtzeit-Darstellung nahezu beliebig zu kombinieren. Damit lassen sich auch hochkomplexe Szenen in der virtuellen Realität verarbeiten, ohne dabei Reduktionsartefakte in Kauf nehmen zu müssen.

Zusammenfassung

Das kurz vorgestellte Verfahren ermöglicht eine durchgängige Unterstützung des medizinischen Bildverarbeitungsprozesses durch Methoden der virtuellen Realität [7]. Daß dabei zu keinem Zeitpunkt Informationen verloren gehen bzw. unsichtbar bleiben, wird durch eine ständige Anpassung der Darstellung an das Interesse des Betrachters gewährleistet. Die Verwendung von Standard-Architekturen bei der Graphik-Hardware stellt dabei die Einsatzmöglichkeiten in der chirurgischen Eingriffsplanung sicher und erlaubt damit einen neuen Zugang zur 3D-Information individueller Patientendaten.

Literatur

1. Cabral B, Cam N, Foran J (1994) Accelerated volume rendering and tomographic reconstruction using texture mapping hardware. In: Proceedings of the 1994 ACM/IEEE Symposium on Volume Visualization pp 91–97
2. Haralick RM, Shapiro LG (1993) Computer and robot vision. Addison-Wesley, Reading, Mass
3. Yun H, Park KH (1992) Surface modeling method by polygonal primitives for visualizing three-dimensional data. Visual Computer 8:246–259
4. Lorensen WE, Cline HE (1987) Marching cubes: a high resolution 3-d surface construction algorithm. ACM Computer Graphics 21:163–169
5. Krapichler C, Haubner M, Lösch A, Lang MK, Englmeier K-H (1997) Human-machine interface for a VR-based medical imaging environment. In: Proceedings of SPIE Medical Imaging pp 527–534
6. Schroeder WJ, Zarge JA, Lorensen WE (1992) Decimation of triangle meshes. ACM Computer Graphics
7. Haubner M, Krapichler C, Lösch A, Englmeier K-H, van Eimeren W (1997) Virtual Reality in Medicine – Computer Graphics and Interaction Techniques. IEEE Trans on Information Technology in Biomedicine 1:61–72

KAPITEL 13

Modellbasierte Chirurgie – Kritische Stellungnahme

V. SCHUMPELICK

Einer kritischen Kommentierung komme ich mit einem lachenden und einem weinenden Auge nach. Lachend, da jede neue Herausforderung mich reizt, weinend, weil die ersten Ansätze noch so unschlüssig und tastend sind, daß man sie allzu leicht vom Tisch wischen könnte. Wir haben so viele Bedenkenträger in unserer Gesellschaft, daß auf jede Innovation zehn Bedenkenträger kommen. Und es ist das Normative an der Ordinarienfunktion, daß häufig kleine neue Flämmchen schon dann ausgetreten werden, wenn sie gerade aufzüngeln. Ich möchte mich darum sehr zurückhalten, aber es ist schwer, sich zurückzuhalten, wenn es um das Selbstverständnis der Chirurgie geht. Obwohl ich meine, daß der Ansatz der Entwicklung von computergestützten Systemen völlig richtig ist, müssen wir darüber nachdenken, wie weit sie sinnhaltig sind, praktikabel und mit Zukunftschancen.

Man mag über die Repräsentativität von Taxifahrermeinungen geteilter Meinung sein. Ich hatte drei Taxen in den letzten 24 Stunden, eins in Düsseldorf, eins in Hamburg und eins in Berlin. Alle drei fragte ich: „Würden Sie sich von einem Roboter operieren lassen?" Der in Düsseldorf: „ Was soll denn das", der in Hamburg sagte: „Nein", der in Berlin sagte: „ Würden Sie sich von einem robotergesteuerten Taxi ins Hotel fahren lassen?" Das war die beste Antwort. Ich glaube, wir sind soweit zu erkennen, daß wir nicht wissen, was wir eigentlich wissen sollten. Wir registrieren, daß modellbasierte Chirurgie möglich ist, aber wir kennen nicht die Fakten, Grenzen und Bedingungen unseres Faches. Selbst einfache operative Maßnahmen wie Schneiden, Nähen, Ligieren oder Präparieren können wir nicht in Maß und Zahl ausdrücken. Die Details unserer täglichen Arbeit sind noch nicht quantifiziert, wenn sie denn überhaupt quantifizierbar sind. Weder die Nahtspannung noch die Fadenzugkraft noch das Scherverhalten des Gewebes sind exakt bekannt. Allgemeine Begriffe wie atraumatisches Präparieren, nicht ischämisierende Nähte oder spannungsfreie Knoten, sind keine technischen Begriffe. Wie wollen wird dies einem Computer beibringen, wenn wir es selbst in Maß und Zahl nicht fassen können? Modellbasierte Chirurgie bedarf technischer Modelle, Modelle aber bedürfen des Maßes und der Zahl. Hätten wir diese, wäre der Schritt zur computergestützten Chirurgie viel einfacher.

Gestatten Sie, daß ich auf einen anderen Aspekt der Schwierigkeiten modellbasierter Chirurgie eingehe. Der Konstanzer Philosoph Mittelstrass hat in einem sehr lesenswerten Artikel über „Der Chirurg als Demiurg" im Juni 1997 in der Neuen Züricher Zeitung festgestellt, „daß die moderne Verwissenschaftlichung der Medizin und ihre Verwandlung in eine HighTech-Medizin ihren Preis habe, der lautet Spezialisierung, Apparatisierung und Entpersönlichung des Arzt-Patienten-Verhältnisses". Dies ist der rationale Hintergrund der Urängste der Taxifahrer. Es besteht zumindest die Gefahr, daß der Chirurg bei jeder zu starken Gewichtung der modellbasierten Chirurgie seine soziale Kompetenz verliert. Dies gilt zumindest für den Chirurgen herkömmlichen Verständnisses, von dem Celsus sagt: „Ein Chirurg muß im kräftigen Mannesalter sein oder wenigstens diesem näher stehen als dem Greisenalter. Seine Hand sei sicher und fest und zittere nie. Er sei ebenso geschickt im Gebrauch der linken als der rechten Hand, scharf und hell sei die Sehkraft seiner Augen, furchtlos sein Gemüt und mitfühlend nur in der Weise, daß es sein fester Wille ist, dem in Behandlung genommenen Patienten zu helfen." Nun, all das könnte ein Computer simulieren: Sichere Hand, zitterfreie Apparate, gute Optik, fehlende Seitenpräferenz, scharfe Sehkraft, schwieriger wird es schon mit dem furchtlosen und mitfühlenden Gemüt. – Eine indische Weisheit sagt: „Chirurgie ist die erste und höchste Abteilung der heilenden Kunst, am wenigsten anfällig für Betrug, durchsichtig in sich selbst, voller Beweglichkeit in ihrer Anwendung, das würdige Produkt des Himmels, die sichere Quelle des Ansehens auf Erden". Wer will das schon dem Computer gönnen, wie würdig kann der Computer diese Funktion tatsächlich übernehmen.

Lassen wir mit Paul Valery einen Dichter sprechen: „Die segensreiche Begabung mit Bedacht verwegen zu sein, beruht auf der Vereinigung der vielfältigsten und nur selten gemeinsam anzutreffenden Tugenden in einer Person. Der Chirurg verkörpert somit einen höchst seltenen Ausnahmefall, in dessen Möglichkeit man jede Wette eingehen würde." Diese Position aufzugeben dürfte uns schwerfallen, das Bewußtsein der Besonderheit aus dem Munde eines Dichters wiegt als Argument sehr schwer. Schwer genug, um nicht aus einfacher Bequemlichkeit unseren Beruf einem Computer übertragen zu wollen.

Alles aber dreht sich letztlich um die Hand des Chirurgen. Der Begriff des Chirurgen als Handarbeiter, als derjenige, der mit der Hand arbeitet, stellt die Hand in das Zentrum. Es bleibt die Frage, wie weit wir die Hand morphofunktionell so wiedergeben oder simulieren können, daß wir vernünftig Roboter operieren oder modellbasierte Systeme in der Chirurgie partizipieren lassen können. – Was hat es mit der Hand auf sich? Der Vorsokratiker Anaxagoras hat ganz einfach formuliert: „Der Mensch ist das klügste Wesen, da er Hände hat". Soweit, so gut. Kein Mensch würde denken, daß die Klugheit aus den Händen kommt, aber da er Hände hat, kann er begreifen, kann klug werden. Das war Aristoteles nicht genug, dieser Aspekt hat ihn nicht befriedigt. So drehte er die Formel um und sagte: „Es ist die Klugheit des Menschen, der er seine Hände verdankt. Nur in dem, was er sieht, will er handeln." Das heißt er benutzt seine Hände, um seine Klugheit auszudrücken. Also genau umgekehrt. Was ich sagen will – unsere Hände bestimmen unsere Tätigkeit, unsere Hände sind das, was uns auszeichnet und was uns vielleicht auch scheitern läßt. Diese Hände zu simulieren wird sehr, sehr schwierig sein. Ich bin skeptisch, ob es letztendlich gelingt, aber jeden Ansatz sollten wir begrüßen und auch fördern.

Analog gibt es eine ganz andere Tätigkeit mit der Hand. Dabei sind nicht zehn, sondern nur vier Finger und zwar rhythmisch nach einem vorgegebenen Muster zu bewegen. Eine vergleichsweise banale Tätigkeit im Vergleich zu der Zehnfingrigkeit und Multifunktionalität der chirurgischen Hände: Das Geigenspiel: vier Finger drücken rhythmisch nach vorgegebenen Noten Saiten runter. Dies wird allerorts von unzähligen Geigern praktiziert, mal besser, mal schlechter. Aber keiner käme auf die Idee, diesen vergleichsweise simplen Tätigkeitsbereich von vier Fingern einem Computer anzuvertrauen. Warum sollten wir Chirurgen, die wir mit unseren Fingern ein Weltreich der Geschicklichkeit, der manuellen Kraft, des Tastsinns, der zarten Berührung u. ä. m. eröffnen auch mir annäherungsweise glauben, daß wir auch nur einen Teilbereich unserer täglichen Arbeit mit den Fingern jemals einem Computer anvertrauen könnten. Was für das Geigenspiel an manueller Geschicklichkeit ohne alle Zweifel Geltung hat, sollte für den ungleich komplizierteren und anspruchsvolleren Bereich chirurgischer Operationen billig sein.

Wir wissen, daß die Kunst der Chirurgie nicht nur in diesen Fingern besteht, aber ohne diese Finger ist die Chirurgie bis auf weiteres undenkbar. Wenn man mich fragen würde, ob ich einen Computer operieren lassen würde, so würde ich zur Auflage machen, daß mir dieser Computer zuerst eine Brahms-Sonate auf der Violine vorspielt um notfalls auf Mozart zu wechseln, wenn mir Brahms zu langweilig wird. So weit sind wir aber meines Wissens lange noch nicht.

IV Geführte Systeme und Robotik bei chirurgischen Eingriffen

KAPITEL 14

Navigationshilfen zur Präzisierung chirurgischer Eingriffe

J. Hassfeld und J. Mühling

Die heute verfügbaren standardisierten Operationstechniken ermöglichen ausgedehnte chirurgische Eingriffe zur Behandlung kraniofazialer Fehlbildungen und fortgeschrittener Tumoren in dieser anatomisch komplexen Region. Osteotomien und Resektionen in normalerweise schwer erreichbaren Gebieten wurden wesentlich vereinfacht und das Operationsrisiko konnte gesenkt werden.

Durch die Veränderung der Topographie infolge von Tumoren oder Anomalien werden an den Operateur besondere Anforderungen während der Präparation gestellt. Nur durch eine exakte OP-Planung, eine vorsichtige schichtweise Präparation und ein langsames Herantasten an den Befund können Verletzungen wichtiger Strukturen vermieden werden.

Mit Hilfe bildgebender Verfahren können krankhafte Veränderungen der anatomischen Situation noch vor einer Operation näher analysiert werden.

Ältestes bildgebendes Verfahren ist die konventionelle Röntgenaufnahme. Die Analyse solcher Aufnahmen ist jedoch schwierig, da sich hier die anatomischen Strukturen überlagern, zudem geben sie nur ein zweidimensionales Bild wieder. Um eine räumliche Aufschlüsselung zu bekommen, müssen daher die Röntgenaufnahmen aus verschiedenen Ebenen angefertigt werden. Diese Technik vermittelt selbst dem erfahrenen Röntgenologen nur ein relativ ungenaues plastisches Bild.

Eine deutliche Verbesserung in der Diagnostik ergab sich durch die Einführung der Computertomographie (CT). Auch bei diesen sehr dünnen Schichtbildern handelt es sich nur um ein zweidimensionales Bild, das heißt, um die Darstellung einzelner flächenhafter Schichten des betreffenden Körperabschnitts. Da jedoch mehrere Schichten angefertigt werden, kann sich der Arzt durch gedankliches Zusammensetzen der Einzelschichten ein genaueres plastisches Bild machen als mit der herkömmlichen Röntgenaufnahme. Zusätzlich entfallen hier störende Überprojektionen.

Durch die Entwicklung leistungsfähiger Rechner wurde es in jüngster Zeit möglich, die Schichtbilder rein rechnerisch zu einem plastischen Bild zusammenzusetzen, das auch 3D-Rekonstruktion genannt wird. Dieses plastische Bild kann für jeden Betrachtungswinkel hergestellt werden. Die Plastizität dieser Abbildungen wurde in den vergangenen Jahren deutlich verbessert. Dies gelang vor allem durch den Einsatz imaginärer Lichtwellen, die rein rechnerisch einen Lichtschatteneffekt erzeugen, so daß das Bild kontrastreicher erscheint.

Mit diesen Visualisierungsverfahren, die ohne zusätzliche Strahlenbelastung, basierend auf den einmal bei der Computertomographie erfaßten Daten, verschiedene Einblicke und Ansichten der knöchernen Strukturen des Schädels erlauben, ist ein entscheidender Schritt zur Optimierung der präoperativen Diagnostik eingeleitet worden. Vor einem operativen Eingriff kann sich der Arzt nun ein genaues plastisches Bild von der topographisch – anatomischen Situation des knöchernen Schädels erstellen.

Im Bereich der Weichgewebe dominiert die Magnetresonanztomographie (MRT). Da es sich hier primär bereits um eine dreidimensionale Bildgebungstechnik handelt, sind ebenfalls dreidimensionale Analysen und Visualisierungen möglich.

Der *intraoperative* Einsatz der bildgebenden Verfahren war jedoch nur in beschränktem Maße durchführbar. Eine Orientierung während der Operation erlaubte bislang lediglich der C-Bogen, ein konventionelles Röntgengerät. Damit können während der Operation kurze Momentaufnahmen vom Operationsgebiet gemacht werden. Wegen der Röntgenstrahlung ist dies sehr aufwendig und belastend für Patient und Operateur und bedingt eine Verzögerung des operativen Eingriffs. Außerdem müssen, um einen mehrdimensionalen Eindruck zu bekommen, mehrere Bilder aus verschiedenen Ebenen geschossen werden. Dies bedeutet eine weitere Strahlenbelastung des Patienten.

Die intraoperative 3D-Bildgebung mit Ultraschall und MRT ist noch aufwendig und nur in experimentellem Stadium verfügbar.

Somit kann das Ziel der interaktiven Nutzung der dreidimensionalen Bilddaten intraoperativ nur mit Techniken der *computerunterstützten Chirurgie* erreicht werden.

Seit kurzem sind *Instrumentennavigationssysteme* verfügbar, die es dem Operateur erstmals ermöglichen, die aktuelle Instrumentenposition im Operationssitus auf dem dreidimensional rekonstruierten Bilddatensatz des Patienten darzustellen. Ebenso ist es umgekehrt möglich, die Lage einer pathologischen oder anatomischen Struktur des Patienten im Operationssitus gezielt aufzusuchen.

Die präoperativ im Rahmen der Diagnostik erfaßten Bilddaten können so durch die Operateure *interaktiv* genutzt werden. Die Nutzung moderner Techniken der computerunterstützten Chirurgie soll dabei zur weiteren Reduktion des Operationsrisikos und der postoperativen Morbiditätsrate beitragen.

Unser Forschungsprojekt ist in den Sonderforschungsbereich 414 „Informationstechnik in der Medizin – Rechner- und sensorgestützte Chirurgie" der Deutschen Forschungsgemeinschaft eingebettet. Es handelt sich hier um eine Kooperation der Universitäten Heidelberg, Karlsruhe und des Deutschen Krebsforschungszentrums in Heidelberg.

Auf dem Gebiet der Mund-, Kiefer- und Gesichtschirurgie und kraniofazialen Chirurgie konzentrieren sich die gegenwärtigen Entwicklungen auf Techniken zur präoperativen individuellen Simulation des patientenspezifisch optimalen Eingriffs und auf die intraoperative Unterstützung des Chirurgen durch Instrumentennavigationssysteme und künftig durch Robotiksysteme.

Eine patientenspezifische Simulation komplexer knochenverlagernder Eingriffe ist durch eigene Softwareentwicklungen zum virtuellen Schneiden und

Verschieben von Knochenteilen möglich geworden. Durch Kollisionsdetektion wird es dabei auch möglich, bei Osteotomieplanungen abzuschätzen, welche Knochenteile noch „bearbeitet" werden müssen (Abb. 1).

Langfristig wird die Entwicklung eines rechnergestützten Simulationssystems angestrebt, das die exakte Nachbildung häufig auszuführender operativer Maßnahmen erlaubt. Die Möglichkeiten der Bestimmung der Zugangswege sowie der Instrumentenplazierung werden ebenso darstellbar sein wie die aus der jeweiligen Operationsstrategie resultierenden Ergebnisse. Unterschiedliche Strategien werden bereits präoperativ am mathematischen Modell durchgespielt, um deren Folgen in statischer und dynamischer Hinsicht zu bewerten. Daraus wird sich eine patientenspezifischere Planung und damit eine Optimierung der chirurgischen Vorgehensweise ergeben. Um Chirurgen in der Weiterbildung an die Anforderungen ihres zukünftigen Einsatzgebietes heranzuführen, ist innerhalb der Simulationsumgebung die Konzeption eines Trainingssystems mit einer entsprechenden Kraftrückkopplung geplant. Damit könnte bereits in einem frühen Ausbildungsstadium der Erwerb praktischer Fertigkeiten unterstützt werden.

Seit Mitte 1993 arbeiten wir mit dem intraoperativen Navigationssystem „Viewing Wand®" (ISG, Mississauga, Ontario, Canada), das aus einem mechanischen Gelenkarm, der als dreidimensionaler Raumkoordinatenmesser arbeitet und mit einer Graphik-Workstation gekoppelt ist. Elektronische Win-

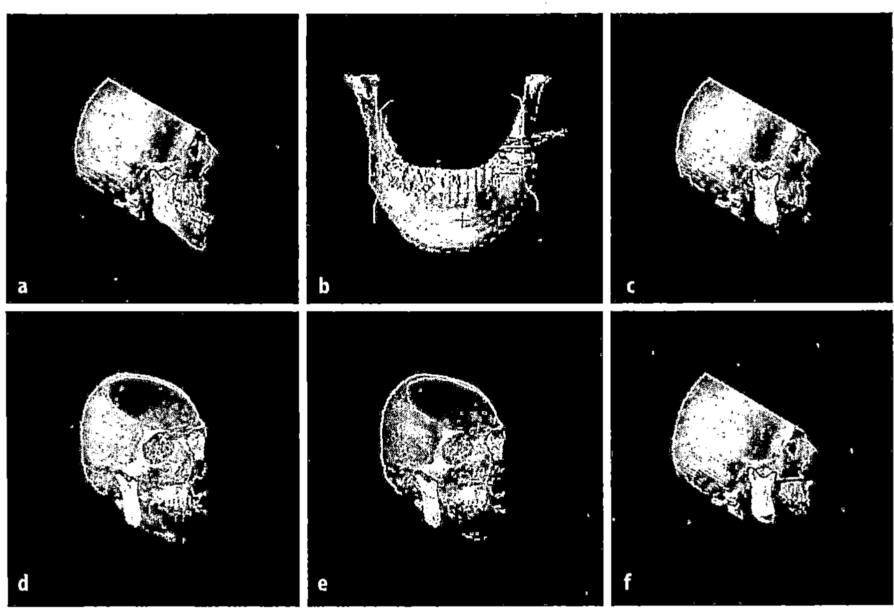

Abb. 1. Graphische Simulation einer bimaxillären Dysgnathieoperation. **a** Oberkiefer, Unterkiefer und restlicher Schädel werden interaktiv segmentiert. **b** Die sagittale Spaltung wird simuliert. **c** Der Unterkiefer besteht nun aus drei Segmenten. **d** Die Verschiebung der Segmente entsprechend dem gewünschten Ergebnis wird durchgeführt. **e** Kollisionsregionen der verschobenen Segmente werden vom System rot angezeigt. **f** Das Resultat kann aus verschiedenen Perspektiven betrachtet werden

kelmesser in den sechs Gelenken erlauben, daß die räumliche Lage des angeflanschten Operationsinstruments innerhalb der Reichweite von 60 cm in allen sechs Freiheitsgraden des Raums mit einer technischen Genauigkeit von < 1 mm vermessen werden kann. In Deutschland wurde dieses kommerziell erhältliche Navigationssystem erstmals in Heidelberg eingesetzt (Abb. 2).

Im Rahmen der Evaluation bei Routineoperationen erwies sich das Navigationssystem als genau, zuverlässig und überaus hilfreich. Bei einem Teil der Eingriffe war der Navigationsarm aufgrund des Platzbedarfs am Operationstisch und der begrenzten Reichweite jedoch relativ unhandlich.

In Zusammenarbeit mit der Fa. Aesculap AG (Tuttlingen) wurde daher ein freibewegliches Navigationsinstrument entwickelt, das auf dem Prinzip der Satellitennavigation arbeitet.

Die Lokalisation basiert beim Navigationssystem SPOCS – Surgical Planning and Orientation Computer System – auf Infrarotlicht-emittierenden Dioden an den Operationsinstrumenten, deren Lichtpulse von drei Linearkameras aufgenommen werden (Abb. 3).

Diese befinden sich an einem frei schwenkbaren Deckenstativ und können je nach Erfordernissen während der OP in eine neue Position geschwenkt werden. Um das zeitaufwendige Nacheichen zu eliminieren, ist eine Patientennachführung integriert. Diese führt bei OP-Tischbewegung bzw. Kameraschwenks automatisch die Patientenlage nach. Durch eine ausreichende Anzahl von Leuchtdioden auf dem Instrument können alle sechs Freiheitsgrade detektiert und auf einem Bildverarbeitungsrechner mit den Bilddaten verrechnet werden. Die technische Systemgenauigkeit liegt ebenfalls bei < 1 mm. Bei der Software handelt es sich um eine Weiterentwicklung der „Viewing Wand" – Software (ISG, Canada).

Das praktische Vorgehen bei der Navigation gestaltet sich wie folgt:
Die CT- und /oder NMR-Tomographiedaten des Patienten werden über das Kliniknetzwerk auf die Workstation im Operationssaal übertragen. Beliebige Ausschnitte des reformatierten Datensatzes werden auf dem Monitor dargestellt. Die Position der Instrumentenspitze wird durch ein Kreuz auf allen

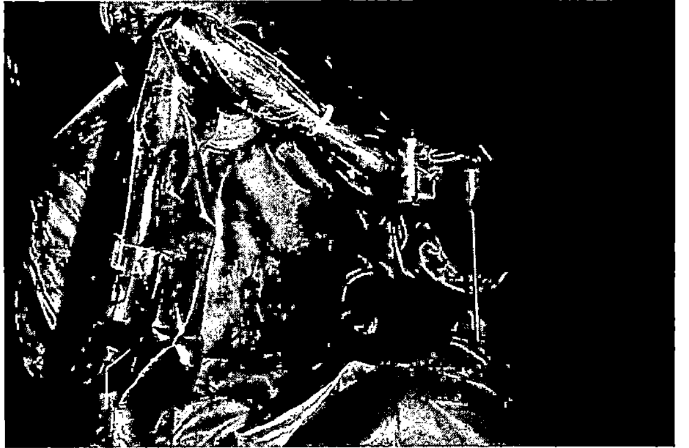

Abb. 2. Mechanischer Navigationsarm Viewing Wand im Operationssaal

dargestellten Schichtbildern simultan angezeigt. Zudem wird das Instrument dreidimensional visualisiert (Abb. 4). Die Synchronisation des Systems mit der Lage des immobilisierten Patienten kann über aufgeklebte Hautmarkierungen, aber auch durch Erfassen von etwa 40 zufällig auf der Hautoberfläche des Patienten verteilten Punkten mit der Navigationssonde erfolgen. Bei beiden Techniken können Ungenauigkeiten als Folge der Hautverschieblichkeit auftreten. Wir bevorzugen daher seit einiger Zeit eine dritte Methode der Lageregistrierung mit drei vor der Tomographie in Lokalanästhesie in den Knochen eingebrachten Titanminischrauben.

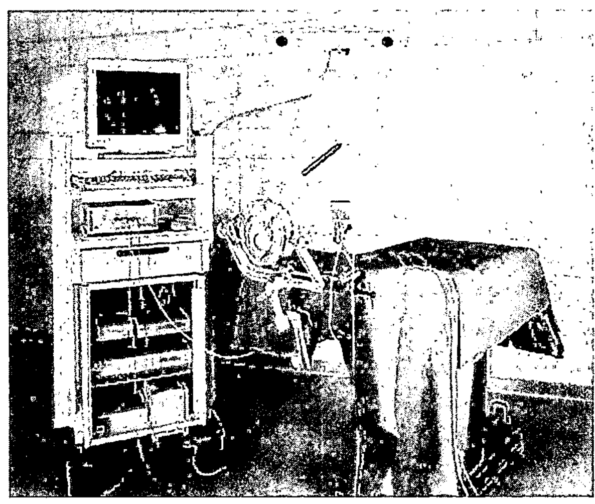

Abb. 3. Aktuelles optisches Navigationssystem SPOCS mit flexibel aufgehängtem, kleinem Kamerabalken und kleinem Referenzkörper (rechts an Mayfield-Klemme) zur Verfolgung der OP-Tischposition

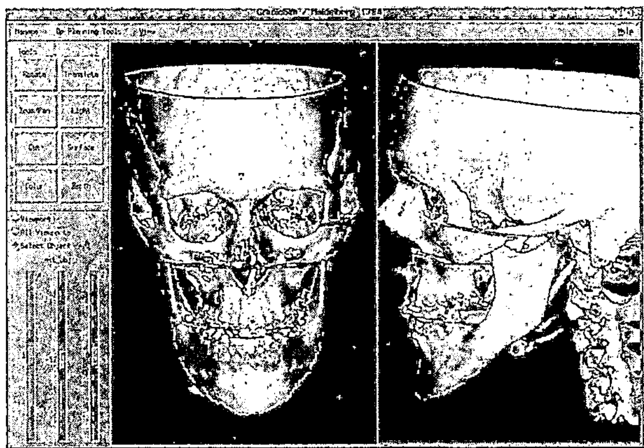

Abb. 4a. Standardlayout der Software in der Planungs- und Simulationsphase. Die drei Objekte Unterkiefer, Oberkiefer und restliche Schädelregionen sind farbig markiert. Die Verlagerung des Oberkiefers kann dreidimensional simuliert werden. Auch die Verlagerung des Unterkiefers nach retral wird simuliert

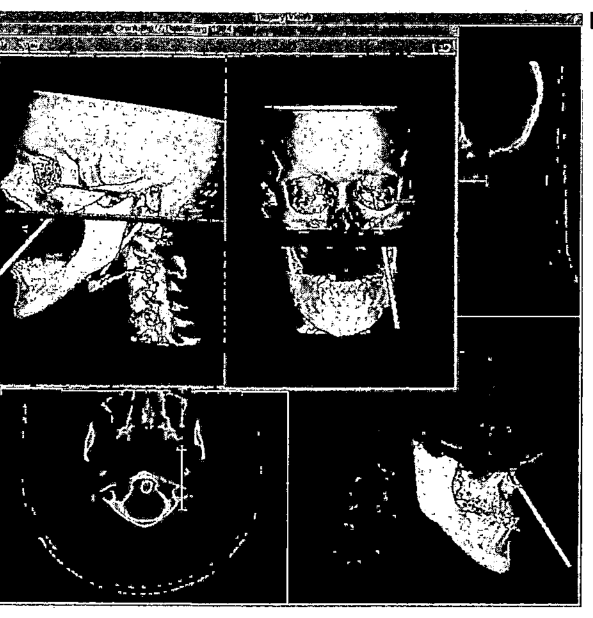

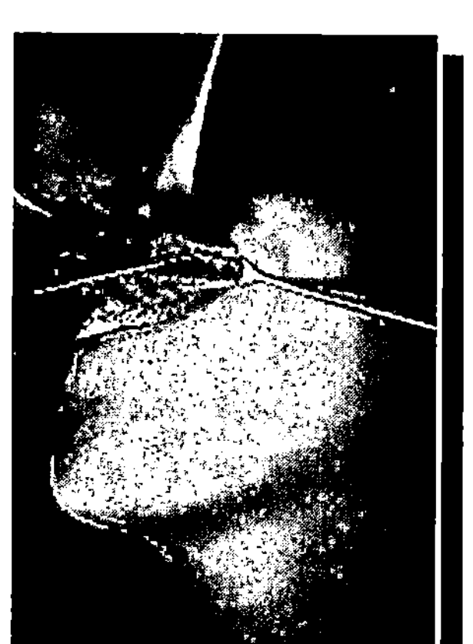

Abb. 4b,c. Bei der intraoperativen Navigation wird die Osteotomieebene durch Vergleich der gleichzeitigen Visualisierung der Navigationssonde auf dem Monitor und der realen Position der Sonde am Oberkiefer (rechts oben) markiert

Intraoperativ können Teilfunktionen der Software durch den Operateur selbst gesteuert werden.

Die „Ultraschallansicht" in der jeweils aktuellen Position und Orientierung der Sondenspitze ermöglicht ein „Vorausschauen" in das OP-Gebiet. Das SPOCS-System bietet darüber hinaus die Option, das Operationsinstrument über die Software virtuell zu verlängern und sich so durch den Patientenbilddatensatz zu bewegen.

Eine Neuerung stellt das Planungsmodul dar. Dieses wird vor allem bei Patienten mit Kieferanomalien angewandt. Mit der neuentwickelten Software ist es möglich, die entsprechende Knochenverlagerung in den 3-D-Bildern zu simulieren (Abb. 4a). Zur besseren Anschaulichkeit werden dafür die einzelnen Knochenbezirke farblich unterschiedlich dargestellt. Nach Festlegung der optimalen Verschiebungsdistanz auf dem Rechnerbild können die ermittelten Werte mit Hilfe des Navigationssystems exakt auf den Operationssitus des Patienten übertragen werden (Abb. 4b und c). Dadurch wird eine optimale Qualität der Eingriffe gesichert.

Ein weiteres Beispiel soll die Einsatzmöglichkeiten des Systems in der Tumorchirurgie verdeutlichen. Bei der Resektion eines vom linken Orbitaboden ausgehenden Rezidivs eines 6 Jahren zuvor durch Oberkieferteilresektion erstmals voroperierten adenoidcystischen Carcinoms wurden im Rahmen der Operationsplanung die Tumorgrenzen in den Schichten des Computertomogramms markiert und dreidimensional visualisiert (Abb. 5a). Dies erleichterte die Planung des radikalchirurgischen Eingriffs mit Wangenteilresektion und umfangreicher periorbitaler Resektion bis in die Schädelbasis erheblich. Intraoperativ konnte das Navigationssystem in Echtzeit zur Kontrolle der Resektionsgrenzen genutzt werden (Abb. 5b und c).

Vor dem klinischen Einsatz wurde die Genauigkeit der Navigationssysteme an Prüfkörpern und anatomischen Präparaten überprüft. Basierend auf axialen CT-Schichten mit einer Schichtdicke von 2 mm, nicht überlappend, ergab sich für den mechanischen Navigationsarm eine mittlere Abweichung von 1,2 mm±0,6 mm SD. Bei wiederholtem Anfahren des gleichen Meßpunktes ergab sich eine mittlere Abweichung von 0,6 mm±0,3 mm SD. Das infrarotlichtbasierte System erreichte bei CT-Schichten mit einer Schichtdicke von 1,5 mm, nicht überlappend, eine mittlere Abweichung von 1,5 mm±0,8 mm SD und bei wiederholtem Anfahren des gleichen Meßpunktes 0,9 mm±0,5 mm SD. Die bei über 70 klinischen Einsätzen mit dem mechanischen Arm und bisher 30 Einsätzen des infrarotbasierten Systems am Patienten erreichte intraoperative Präzision von ≤3 mm (intraoperativ durchgeführte Vergleiche

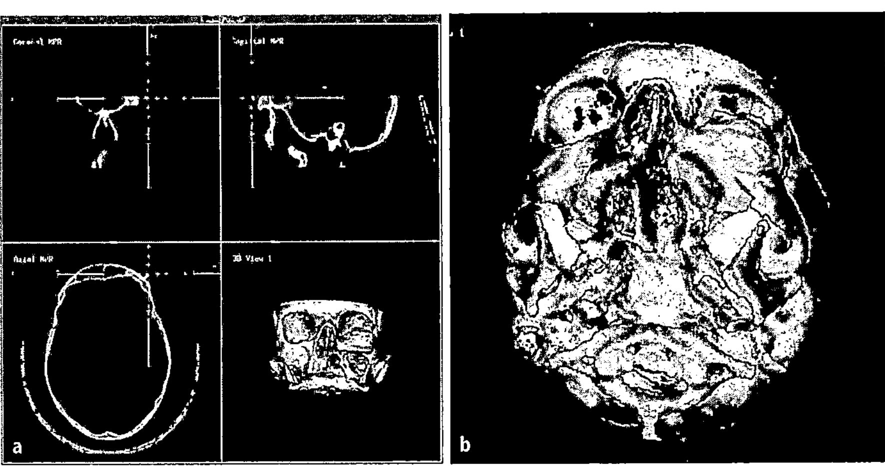

Abb. 5. a 3D-Ansicht der Knochenoberfläche mit Markierung der röntgenologisch sichtbaren Tumorgrenzen als Grundlage der Operationsplanung. Beachte präoperativ eingebrachte Osteosyntheseschraube (Fadenkreuz) zur präzisen Registrierung der Patientenlage. **b** 3D-Ansicht aus frontokaudaler Perspektive

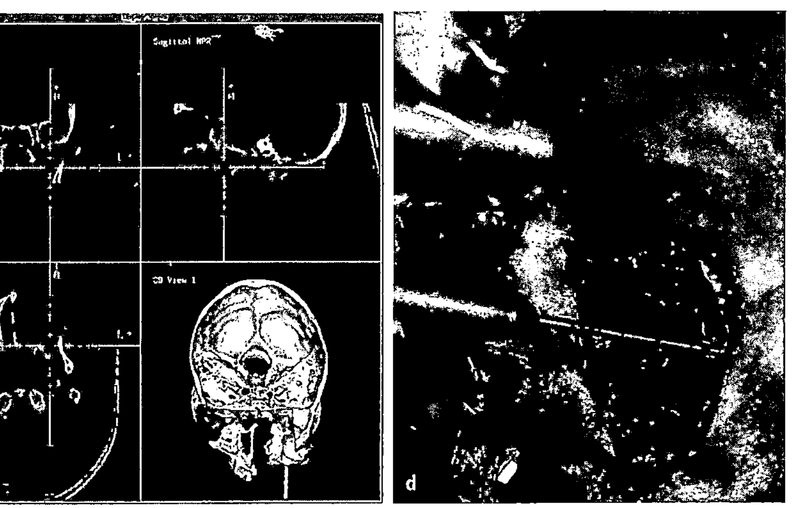

Abb. 5. c Nach der Tumorresektion. Kontrolle der Resektionsgrenzen. Monitoransicht mit 3D-Visualisierung von Lage und Richtung der Navigationssonde (rechts unten) im dorso-caudo-lateralen Bereich der Resektionsgrenze. Die Software ermöglicht quaderförmiges „Aufschneiden" des Knochens entsprechend der jeweiligen Lage der Sondenspitze. Gleichzeitig Einblenden der Spitze der Sonde (Fadenkreuz) in den drei orthogonalen Schnitten (axial – links unten, koronal – links oben und sagittal – rechts oben). **d** Entsprechender Operationssitus nach Tumorresektion (Spitze der Navigationssonde bestimmt die Darstellung auf dem Bildschirm; siehe Abb. 5c)

mit charakteristischen anatomischen Landmarken oder eingebrachten fixen Markierungen) erscheint uns zunächst ausreichend. Die Ergebnisse mit Registrierung der Patientenlage über präoperativ in den Knochen eingebrachte Schraubenmarkierungen (und damit erreichte Unabhängigkeit von Hautverschiebungen) erreichen Werte ≤ 2 mm. Hierbei muß betont werden, daß aus chirurgischer Sicht eine Systemgenauigkeit von unter 2 mm angestrebt wird.

Die Instrumentennavigationstechnik erwies sich zur
- Orientierung im Operationssitus,
- Planung der Zugangswege,
- präzisen intraoperativen Umsetzung der dreidimensionalen individuellen Planung, zum
- Schutz wichtiger Strukturen und zum
- Überprüfen von Resektionsgrenzen
als überaus hilfreich.

Die Orientierung und Sicherheit der Chirurgen in komplexen anatomischen Regionen wurde wesentlich verbessert. Osteotomien und Resektionen konnten schneller und präziser durchgeführt werden. Allerdings ist die Gesamtoperationszeit durch den Aufwand bei der Registrierung der Patientenlage noch nicht geringer.

Wir sehen die Indikationen zum klinischen Einsatz der Instrumentennavigation heute bei .

- der Lokalisation pathologischer Veränderungen oder von Fremdkörpern,
- Tumorresektionen im Knochen oder knochennahen Bereich,
- operative Korrekturen von ausgeprägten Kieferfehlstellungen und Gesichtsasymmetrien bei kraniofazialen Entwicklungsstörungen,
- Planung und Insertion von Implantaten,
- den Einsatz des Systems in der Lehre in der ärztlichen Weiter- und Fortbildung.

Die computerunterstützte Chirurgie hat primär zum Ziel, den Operateur bei der Diagnose, Operationsplanung und intraoperativen Navigation zu unterstützen. Damit wird eine Verringerung der operativen Risiken, eine Verkürzung der Operationszeiten und als Folge eine deutliche Verringerung der Belastung der Patienten angestrebt.

Die bei bisher über 100 klinischen Einsätzen erreichte intraoperative Präzision von 2–3 mm entspricht den Angaben, die in der Literatur für vergleichbare Systeme mit mechanischen Meßelementen genannt werden. Die Präzision derartiger Systeme ist selbstverständlich im Knochen und knochennahen Bereich wesentlich größer als im Weichgewebe.

Eine weitere Verbesserung der Genauigkeit läßt sich unserer Ansicht nach vor allem durch knöchern fixierte Markierungssysteme zur exakteren Registrierung der Patientenlage relativ zum Navigationssystem erreichen.

Bisher mußte stets mit fixierten Patienten (in der Regel fest verschraubter Kopfrahmen am Operationstisch) gearbeitet werden, um das Bezugskoordinatensystem zu erhalten. Aus der praktischen chirurgischen Tätigkeit ergibt sich aber der Wunsch nach freier Beweglichkeit des Patienten während der Operation. Erste Ansätze zur Lösung des Problems sind über Videoregistrierungen der Lage des Kopfes und durch aufgeklebte Sender unternommen worden. Im Rahmen der klinischen Weiterentwicklung erproben wir z. Zt. ein System, das direkt am Patientenkopf fixiert ist und über aktive Markierungen die Positionsänderung an das Navigationssystem meldet. Mit diesem Lokalisationssystem muß der Patient nicht mehr immobilisiert werden. Zudem können bewegliche Knochenteile einzeln verfolgt werden.

Grundsätzliche Probleme bestehen noch dadurch, daß die präoperativ erfaßten Bilddaten infolge der Veränderungen durch den Eingriff von der akuten Operationssituation abweichen können. Diese Abweichungen sind bei Eingriffen an knöchernen Strukturen wesentlich geringer als im Weichteilbereich. Eine Lösung bietet der Datenabgleich mit intraoperativ einsetzbaren Bildgebungsverfahren wie Ultraschall und offene Magnetresonanztomographie. Erste Tests laufen bereits im Heidelberger Klinikum an einem offenen Magnetresonanztomographen.

Aktuelle Tendenzen im Bereich der Volumenvisualisierung und Techniken der Virtuellen Realität machen es bereits heute möglich, Eingriffe am Rechner in Echtzeit zu simulieren und alternative therapeutische Wege für den individuellen Patienten zu werten und zu optimieren. Ferner ist daran gedacht, solche Systeme zur Ausbildung von Studenten und Chirurgen einzusetzen.

Sicherlich stehen heute aufgrund der hohen Gerätekosten und des teilweise noch als Prototyp anzusehenden Systems Anwendungen im Bereich der universitären Forschung und Patientenversorgung im Vordergrund unserer Arbeiten. Wenn man jedoch betrachtet, wie die Entwicklungen auf dem Gebiet der Informatik und Medizintechnik voranschreiten und wie massiv die Rechnerpreise in Relation zur Leistung sinken, erscheint es nicht mehr utopisch, ein Vordringen derartiger Techniken in den Bereich der niedergelassenen Ärzte und Zahnärzte vorauszusagen. Anwendungen sehen wir hier u.a. auf dem Gebiet der computerunterstützten Insertion dentaler Implantate.

In nahezu allen Disziplinen der Medizin und speziell der Chirurgie ist die Tendenz zu weniger invasiven Eingriffen feststellbar. Weiterhin besteht das Ziel, die bisherigen Grenzen herkömmlicher Operationsmethoden zu durchbrechen. Die Techniken der computergestützten Chirurgie, im internationalen Sprachgebrauch kurz CAS (Computer Aided Surgery oder Computer Assisted Surgery) oder CIS (Computer Integrated Surgery) genannt, werden künftig hier auf breiter Basis Hilfestellung bieten. Abb. 6 zeigt einige Perspektiven der computerunterstützten Chirurgie.

Aus heutiger Sicht werden die folgenden Anforderungen an künftige Entwicklungen auf dem Gebiet der Computerunterstützten Mund-, Kiefer-, Gesichtschirurgie gestellt:

Im Rahmen der *Diagnosephase* wäre eine automatisierte Fusion der verschiedenen Bildmodalitäten und eine weitgehend automatisierte Segmentierung der anatomischen und pathologischen Strukturen wünschenswert.

Für die *Planungsphase* sind Werkzeuge zur Datenaufbereitung, Visualisierung, Operationssimulation, Operationsplanauswahl und Dokumentation erforderlich. Die Unterstützung des Arztes in Form eines solchen Systems soll der Verbesserung der Qualität der Eingriffe dienen. Das automatisierte Erstellen von Operationsvorschlägen sowie die Simulation operativer Eingriffe und die Darstellung ihrer Auswirkungen im Rahmen der virtuellen Welt erscheint mittelfristig erreichbar. Wichtig ist hierbei die individuelle Bewertung von Risiken und Konsequenzen unterschiedlicher möglicher Operationsverfahren. Eine spezifische Wegplanung für Operationsinstrumente (Skalpelle, Sägen, Bohrer, Endoskope) soll dabei durchgeführt werden können.

Die *Simulation der Operationsauswirkung*, d. h. das „Durchspielen von Fällen" soll den Operateur bei der Planungsaufgabe unterstützen und die für den einzelnen Patienten optimale Operationsmethode auswählen lassen. 3D-Visualisierungen erleichtern die Beurteilung der beabsichtigten Operationsstrategie und die Diskussion mit Kollegen. Bisherige Grenzen in Bezug auf das Vorstellungsvermögen werden durchbrochen. Zudem erhält auch der Patient die Möglichkeit, sich von der Auswirkung der Operation im vorab ein Bild zu machen und auf sie Einfluß nehmen zu können. Fernziel ist die Simulation des individuellen postoperativen Erscheinungsbildes. Der Patient soll in enger Kooperation mit dem Behandler eine Entscheidung über das zu wählende operative Vorgehen treffen können. Dies dient nicht zuletzt dem Vertrauensverhältnis von Arzt und Patient.

In der *Operationsphase* wird dem Chirurgen, wie oben detailliert beschrieben, mit Werkzeugen zur Navigation bereits heute interaktive Unterstützung in Form von Operationsanleitung und Überwachung von Gefahrenpotentialen zur Verfügung gestellt.

Die Form künftiger Unterstützung kann dabei in folgenden Grenzen charakterisiert werden:

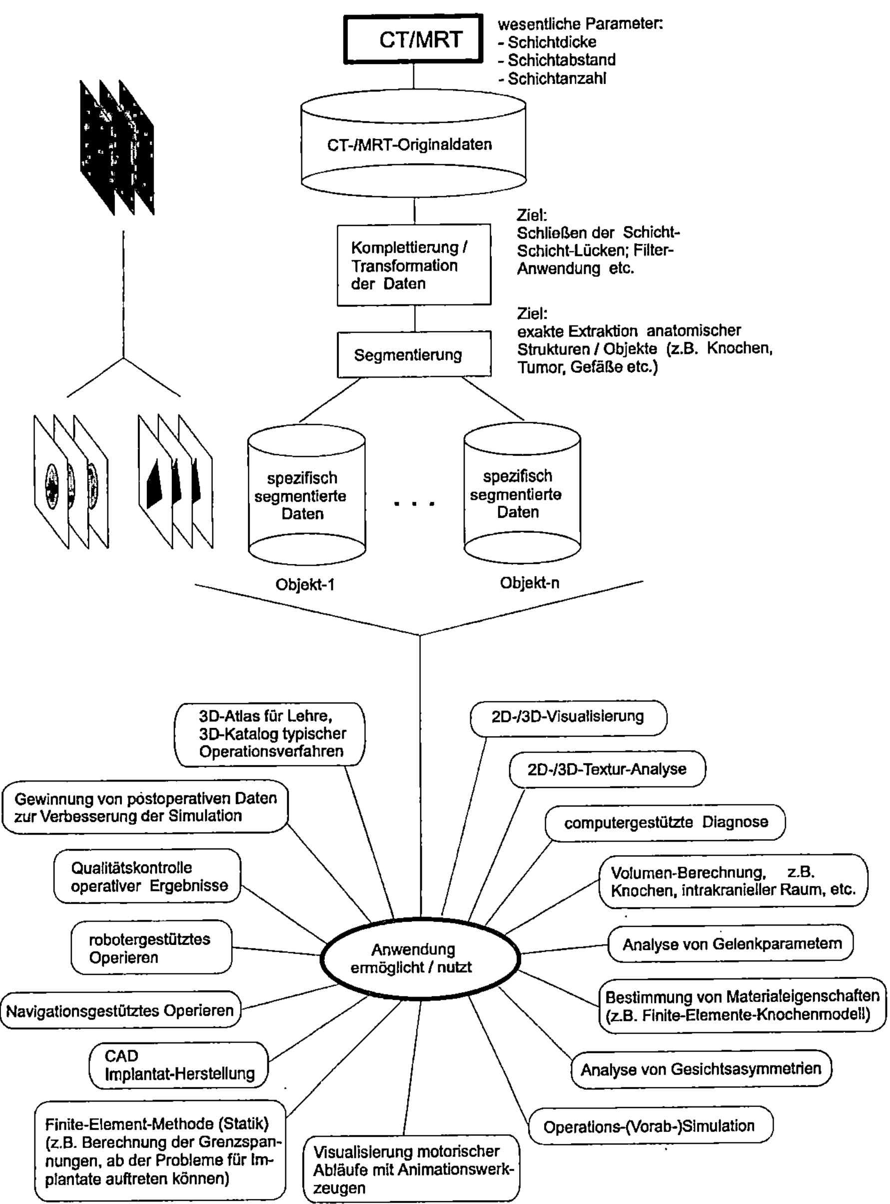

Abb. 6. Perspektiven der interaktivem Nutzung von Bilddaten

- Passive Werkzeuge zur Unterstützung der intraoperativen Orientierung
Ein Instrumentennavigationssystem, das in Verbindung mit einer dreidimensionalen Visualisierung die aktuelle Position und Richtung des OP-In-
struments anzeigt, unterstützt den Chirurgen interaktiv während der Eingriffe. Er gewinnt zusätzliche Operationssicherheit darin, die richtige Posi-

tion mit seinem Instrument anzufahren und dies korrekt entsprechend der Planung zu führen. Beispielsweise wird der Chirurg die im Rahmen der Planung berechneten Osteotomielinien im Operationssitus markieren und künftig mit an das Navigationssystem gekoppelten Sägen oder Fräsen direkt osteotomieren. Ein Ausfall des Systems stellt die Fortsetzung der OP nicht in Frage, ein direkter Schaden für den Patienten durch das System ist in der Regel ausgeschlossen.

- Nachführsysteme (semiaktive Systeme)
  Dem Operateur wird in Verbindung mit der von ihm durchgeführten Operationsplanung die Richtung der Operationsinstrumente vorgegeben.

  Dies wäre beispielsweise mit einem Manipulatorarm, der computergesteuert die Säge des Chirurgen auf der berechneten Osteotomiebahn führt, also einer ferngesteuerte Führungsleithilfe für den Chirurgen zu verwirklichen. Der Operateur führt das mit dem Manipulatorarm verbundene Instrument selbst, ggfs. wird aber eine Abweichung vom geplanten operativen Vorgehen gemeldet oder unter Umständen durch Aktivierung von Kraftrückkopplungssystemen die Abweichung vom geplanten Pfad im Bereich von Risikozonen durch das System verhindert.

  Präformierte Operationsstrategien ließen sich so präzise und sicher auf den Situs übertragen.

- Werkzeuge, die spezifische Schritte vollkommen autonom durchführen
  Der Chirurg übergibt in diesem Fall dem Operationsroboter für gewisse Abschnitte die Kontrolle. Ist der Vorgang beendet, fährt der Roboterarm an seine Basis zurück, wird vom Operationstisch zurückgezogen, und der Chirurg übernimmt wieder die Operation. Ein Operationsroboter ist hier also als ein Werkzeug zu betrachten, das dem Chirurgen einzelne Vorgänge, für die eine hohe Anforderung an Präzision besteht, abnimmt. Derartige CAS-Systeme stellen eine besondere Herausforderung in Bezug auf die Entwicklung und die Sicherheit und Präzision beim operativen Einsatz dar.

  Klinische Anwendungen sehen wir dabei bei Bohrungen mit automatischem Stop nach Knochendurchtritt, beim modellierenden Formfräsen von Knochenoberflächen in der plastischen Chirurgie gemäß der dreidimensionalen Operationsplanung, beim tiefendefinierten Sägen bei Umstellungsosteotomien und dreidimensional präzisem Verlagern der Knochensegmente, beim definierten Bohren des Implantatbettes und beim Positionieren von dentalen oder chirurgischen Implantaten, sowie bei der präoperativen automatischen Auswahl der benötigten Osteosyntheseplatten, deren Vorbiegen durch eine spezielle Biegemaschine und der intraoperativen Positionierung der vorgebogenen Osteosyntheseplatten.

Alle drei genannten Systemgattungen basieren auf gemeinsamen Voraussetzungen, so daß in Entwicklungsprozessen ein schrittweiser Übergang von Werkzeugen der Typen a bis c möglich ist.

In der *Nachbereitungs-/Kontrollphase* soll der operative Erfolg überprüft werden. Hierbei gewonnene Daten können insbesondere im Rahmen der Planung und Operationssimulation zur Optimierung der Operationsstrategien und zur Verbesserung der Vorhersage der operativen Ergebnisse verwendet werden.

Aber auch außerhalb der direkten Operationspraxis sind Nutzenpotentiale im Rahmen der *Weiterbildung* von ärztlichen Mitarbeitern und der *Studentenausbildung* vorhanden. Trainingssimulatoren, wie heute bereits bei der Pilotenausbildung Routine, sind an der Schwelle zum praktischen Einsatz.

Von künftig enormer Bedeutung ist die zudem mögliche Verbesserung der Wirtschaftlichkeit durch eine Reduktion des insgesamt notwendigen Aufwandes, angefangen von der Diagnose über die Planung bis hin zur Operationssaalbelegung und Dauer des stationären Aufenthaltes.

Es ist das primäre Ziel, mittels Techniken der computerunterstützten Chirurgie schonend und präzise, vor allem aber sicher zu operieren.

Es wird eine Qualitätsverbesserung und eine Verringerung der operativen Risiken, eine Verkürzung der Operationszeiten und als Folge eine deutliche Verringerung der Belastung der Patienten erwartet.

Ein „vorausschauendes" Operieren ist möglich geworden. Umfassendere und auch radikalere Eingriffe erscheinen durchführbar. Die Verantwortung für den Eingriff liegt jedoch weiterhin *allein* beim Chirurgen.

KAPITEL 15

Evaluierung von Navigations- und Robotersystemen für den Einsatz in der Chirurgie

T. Lüth, E. Heissler und J. Bier

Einführung und Beschreibung der Systemkomponenten

Die Mund-, Kiefer- und Gesichtschirurgie und die plastisch rekonstruktive Chirurgie sind Fachgebiete, die in Zukunft in erheblichem Umfang von technischen Systemen zur präzisen Positionierung und Ausrichtung von Instrumenten, Implantaten oder Transplantaten profitieren werden. Diese komplexen Systeme bestehen aus mehreren Einzelkomponenten (Abb. 1), die optimal zusammenwirken müssen, um die gewünschte Genauigkeit bei der räumlichen Positionierung und Ausrichtung zu erreichen (Taylor et al. 1995, IRCAS 1998, MRCAS 1998).

Die Einzelkomponenten sind:

- **Bildgebende Systeme** wie CT, C-Bogen, MR, PET, Ultraschall etc. Es können Systeme unterschieden werden, die vollständige 3D-Volumenmodelle des Körpers generieren können, bzw. Systeme, die nur 2D-Schichtmodelle

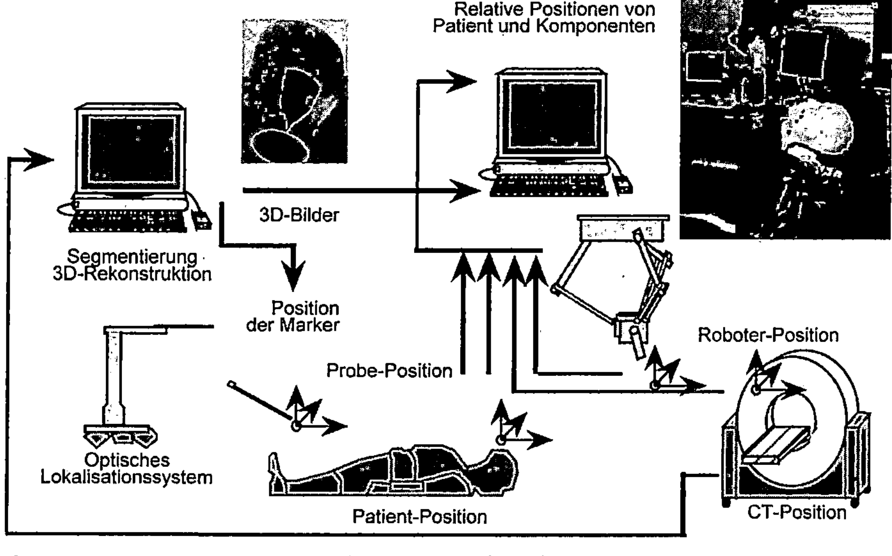

Abb. 1. Zusammenwirken der Einzelkomponenten für robotergestützte Chirurgie

generieren und mit denen mehrere Aufnahmen aus orthogonalen Richtungen gemacht werden. Die Systeme unterscheiden sich ebenfalls in der Auflösung der kleinsten Volumenelemente sowie in Dynamik und Anzahl der Intensitätsstufen der Volumendichte. Während bei der diagnostischen Verwendung der Bilddaten eine fehlende Abbildungstreue eine untergeordnete Rolle spielt, müssen Verzerrungen der Größenverhältnisse für die Navigation unbedingt vermieden werden. In zunehmendem Umfang werden bildgebende Systeme auch intraoperativ eingesetzt wie beispielsweise das mobile CT (Philips) oder offene MR (Siemens, General Electric).

- **Lokalisationssysteme:** Diese Komponente berechnet die relative Position und Orientierung von Patienten und Instrument in einem Referenzkoordinatensystem. Es gibt optische Lokalisationssysteme (Image-Guided) und Systeme, die auf Ultraschallbasis oder über elektromagnetische Felder (POLHEMUS) arbeiten. Neben diesen berührungslosen Verfahren gibt es auch Meßsysteme, die als taktile Lokalisationssysteme (FARO) z.B. über eine Mayfield-Clamp die Patientenposition bestimmen können. Die Systeme unterscheiden sich in ihrer Positions- und Orientierungsauflösung, der Größe des Arbeitsraumes, der Anzahl der gleichzeitig berechenbaren Punkte und der Meßfrequenz sowie die Verzögerung zwischen Meßzeitpunkt und Verarbeitung der Information für die Registrierung und Visualisierung.

- **Registrierung und Visualisierung:** Computersysteme zur Registrierung und Visualisierung integrieren die Informationen der Lokalisationssysteme in die 3D-Darstellung der Volumenmodelle der bildgebenden Systeme. Die Registrierung kann entweder durch das Berühren weniger vorab am Patienten befestigter Landmarken erfolgen oder durch Berühren vieler einzelner Stellen auf der Hautoberfläche am Patienten mit einem „Pointer". Der Registrierungsfehler, der später die Genauigkeit von Navigation und Robotik beeinflußt, hängt einmal von der Genauigkeit der Volumenmodelle aber auch von der räumlichen Verteilung der Registrierungsmeßpunkte und einer ruhigen Hand bei der Führung des Pointers ab.

- **Planungssysteme:** Die Planungssysteme erlauben es, notwendige Eingriffe in der Chirurgie nach speziellen Schemata anhand von 2- oder 3-dimensionalen Schnittbildern zu planen und die erforderlichen Veränderungen beispielsweise der Gesichtsknochen abzuleiten (Demirtas und Zachow 1997, Zachow 1998). 3-D Planungssysteme sind bisher noch nicht über eine universitäre Entwicklungsphase hinaus gekommen.

- **Programmier- und Simulationssysteme:** Grafische Simulations- und offline Programmiersysteme wie sie aus der Robotik bekannt sind, erlauben es Roboterbewegungen am Bildschirm zu entwerfen und zu überwachen. Sie unterscheiden sich in dem Umfang der Fähigkeit Kollisionen zwischen Roboter und Umgebung zu erkennen bzw. zu vermeiden und in der Einkopplung von Sensordaten zur Anpassung der Roboterprogramme zum Ausführungszeitpunkt. Schnittstellen zu medizinischen Anwendungen gibt es bisher nur bei wenigen System (FZK, ALEF).

- **Robotersysteme:** Robotersysteme können medizinische Instrumente an vorgegebene Positionen in vorgegebenen Orientierungen bewegen. Ebenso wie Instrumente können auch Implantate, Transplantate oder der Patient bewegt werden. Im Gegensatz zu Industrierobotern müssen Roboter in der Medizin deutlich höheren sicherheitstechnischen Ansprüchen genügen. Darüber hinaus können mehrere Konstruktionsprinzipien unterschieden werden: Vertikal-Knickarm (PUMA), Horizontal-Knickarm (SCARA), Parallelroboter (Hexapod, Delta, etc.) usw. Die Roboter haben meist 6 angetriebene Achsen, einige haben auch 7 oder 8 zur verbesserten Beweglichkeit. Je nach Anwendung ist es sinnvoller, die Roboter an der Decke zu montieren, oder sie auf beweglichen Plattformen zu verfahren. Bisher werden medizinische Roboter für die Neurochirurgie (Elekta, Zeiss, Immi), für die Orthopädie (ISS, Orto-Maquet) sowie zur Endoskopie (Computer-Motion) eingesetzt (Dario et al. 1994, Hibbered und Davies 1994, Davies 1995).

- **Sensoren und Endeffektoren:** Den Sensoren zum Messen und den Endeffektoren zum Halten oder Ein-/Ausschalten von Instrumenten kommt eine wichtige Bedeutung zu. Sie müssen jedoch für jede chirurgische Anwendung speziell entworfen und an die Bedürfnisse der Chirurgen angepaßt werden.

Anwendungsbedarf in der MKG-Chirurgie

In der MKG-Chirurgie gibt es mehrere Gebiete, in denen die Qualität der Patientenversorgung durch den Einsatz von Navigation und Robotik verbessert werden kann. Diese sind:

- Plastische-rekonstruktive Gesichtschirurgie,
- Kieferorthopädische Chirurgie,
- Lippen-, Kiefer- und Gaumenspalten,
- Präprothetische Chirurgie und Implantologie,
- Mund-, Kiefer- und Gesichtstumore,
- Kiefer- und Gesichtstraumatologie und die
- Laserchirurgie.

Dabei stehen die folgenden Anwendungen für Navigation und Robotik im Vordergrund:

- Führungshilfen für Katheter und Kanülen bei der Implantierung beispielsweise für die Brachytherapie,
- Führung von Bohrern und Fräsern für die extraorale (künstliche Gesichtsteile) und intraorale (Zahnimplantate) Implantologie sowie zur modellierenden Osteotomie,
- Positionierhilfe und Fixierhilfe für Implantate und Transplantate in der onkologischen und traumatologischen Chirurgie,
- Führung von Sägen für Umstellungsosteotomien und
- das kraftgeregelte Halten von Retraktionshaken.

In einem ersten Schritt wurde die Anwendung der Navigations- und Robotersysteme für die Implantierung von Kathetern untersucht.

Tabelle 1. Ergebnisse der Evaluierung der Navigationssysteme

System	Producer	Error T	Error L	Time to Target	Screenupdate
Viewing Wand	ISG	3.7±1.6 [mm]	2.2±2.6 [mm]	71 [s]	1.1 [s]
SPOCS	Aesculap	3.6±2.1 [mm]	–3.0±4.3 [mm]	170 [s]	1.1 [s]
EasyGuide	Philips	3.5±1.8 [mm]	2.6±2.6 [mm]	70 [s]	1.1 [s]
PatPos	Philips	3.0±2.1 [mm]	–1.1±2.8 [mm]	–	–

Evaluierung geführter Systeme

Um die klinische Einsetzbarkeit von Navigationssystemen in der MKG-Chirurgie und für die Brachytherapie bzw. interstitiellen Hyperthermie zu prüfen, wurden umfangreiche Experimente zur Genauigkeitsanalyse von Navigationsystemen durchgeführt. Das Ergebnis dieser Studien wurde von Wolf et. al. (1996, Lueth et al. 1997 c) publiziert. Zu diesem Zweck wurde ein hohler Testkörper gefertigt, in dem mehrere Zielpunkte durch aufgestellte Kunststoffstäbe simuliert wurden. Die gewünschten Zugangswege wurden durch Kunststoffröhrchen vorgesehen, die von der Außenseite des Testkörpers zu den Zielpunkten der Kunststoffstäbe führten. Der Testkörper wurde dann mit Agar-Agar ausgegossen und die Röhrchen wurden entfernt. In einem CT-Scan wurde die Lage der Zielpunkte und der Zugangswege vermessen.

In Experimentserien wurde jetzt von mehreren erfahren Chirurgen versucht, eine Kanüle mit Navigationsunterstützung über die vorgeplanten Zugangswege an die Zielpunkte zu führen. Bewertet wurde dabei der Positionierungsfehler in horizontaler und vertikaler Richtung, die Geschwindigkeit des Bildschirmaufbaus und die Gesamtzeit zum Implantieren einer Kanüle.

Bei den Experimenten war der Testkörper unbeweglich und konnte optimal mit den Navigationssystemen registriert werden. Nach den Stechversuchen wurde das Ergebnis wieder über CT-Scans erfaßt und ausgewertet. Die untersuchten Systeme sind in Tabelle 1 beschrieben.

Entscheidung für chirurgische Robotersysteme

Die Evaluierung der geführten Systeme unter idealisierten Laborbedingungen machte deutlich, daß ein Positionierungsfehler von 3 Millimetern nicht wesentlich unterschritten werden konnte und damit auch ein entsprechender Orientierungsfehler unvermeidbar ist. Es wurde ebenfalls deutlich, daß eine genaue Analyse wodurch diese Fehler entstehen notwendig ist. Einer der größten Fehlerquellen ist interessanterweise die Schwierigkeit, die Instrumente ruhig in der Hand zu halten, wenn der Blick ständig zwischen Op-Gebiet und Bildschirm wechseln muß. Ein Nachfahren von vorgeplanten Konturen am Patienten auf der Basis von vorgeplanten Konturen am Bildschirm ist noch schwieriger und mit erheblich größeren Positionsabweichungen verbunden.

In der bisherigen Form scheinen daher die auf dem Markt verfügbaren Navigationssysteme aus mehreren Gründen in der Mund-, Kiefer- und Gesichtschirurgie nicht einsetzbar. Eine Lösung stellen Robotersysteme dar, die ein punkt- und konturengenaues Bewegen der Instrumente bei vorgegebenen Orientierungen ermöglichen. Zum gegenwärtigen Zeitpunkt gibt es jedoch für die Mund-, Kiefer- und Gesichtschirurgie kein System zur Führung von Instrumenten unter ärztlicher Kontrolle. Es wurde daher die Entscheidung getroffen, integrierte Systeme für die Führung von Instrumenten in der Mund-, Kiefer- und Gesichtschirurgie an der Charité – Campus Virchow-Klinikum zu entwickeln.

Systementwicklung im Navigations- und Roboter-OP der Charité

An der Klinik für Mund-, Kiefer- und Gesichtschirurgie wurde für die Forschungsarbeiten ein medizinisch zugelassener Operationssaal mit zwei Robotersystemen, einem Navigationssystem, Rechnern, Planungssystemen und unterschiedlichen Sensoren ausgestattet (Abb. 2). Der OP erlaubt auch die klinische Bewertung der entwickelten Systeme (Bier 1997).

Als bildgebendes System steht ein mobiles CT (Philips, Tomoscan M) in dem OP zur Verfügung. Ein deckenmontierter Roboter mit 7 aktiven und einem passiven Freiheitsgrad (Elekta, SurgiScope) ist so montiert, das Experimente im Kopf und Brustbereich durchgeführt werden können. Ein weiterer Roboter (PUMA 560) mit 6 aktiven Freiheitsgraden und mobiler Plattform steht am Fußbereich.

Es werden insgesamt drei Schwerpunkte bei der Entwicklung der neuen Systeme verfolgt (Lueth et al. 1997 a, 1997 b):

1. Ein Schwerpunkt der Arbeiten liegt auf dem Gebiet der Instrumentenentwicklung für die robotergestützte Chirurgie. Der Roboter wird von den Chirurgen als intelligentes Werkzeug eingesetzt. Für die einzelnen Anwendungsgebiete sind mechanische und elektrische Anpassungen erforderlich.

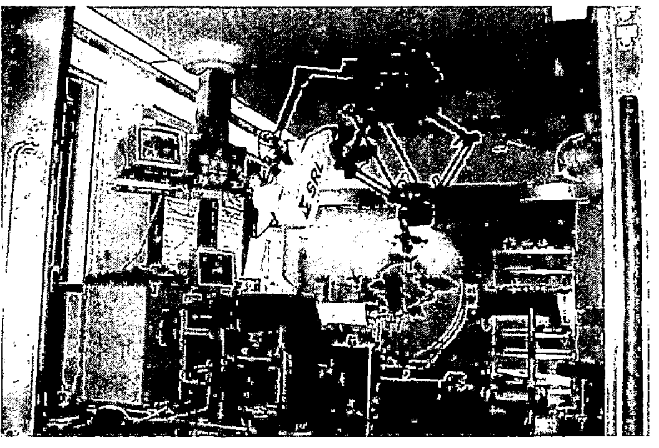

Abb. 2. Navigations- und Roboter-OP der MKG-Chirurgie der Charité

2. Der zweite Schwerpunkt betrifft das Mensch-Maschine-Interface, das genau auf die Bedürfnisse der Chirurgen abgestimmt werden muß. Gerade dann, wenn viele technische Systeme auf engem Raum optimal eingesetzt werden sollen, muß der intuitiven Bedienung der Geräte ein hoher Stellenwert eingeräumt werden.
3. Der dritte Schwerpunkt ist die Integration einzelner Systeme von der Bildgebung über die Planung, Registrierung und Visualisierung, Navigation und der Robotik in ein Gesamtsystem für klinische Anwendungen.

Evaluierung der Genauigkeiten des Robotersystems

Im Rahmen der Entwicklung eines Systems zur Implantierung von Kathetern für die Brachytherapie (Afterloading) und die interstitielle Hyperthermie wurde die Genauigkeit der geschlossenen Informationskette von der Bildgebung über Rekonstruktion und Registrierung bis hin zur robotergesteuerten Katheterführung untersucht. Zu diesem Zweck wurde eine Navigation-Benchmark-Box (NBB) mit einem CAD-System entworfen und gefertigt. Die NBB besteht aus einer kleinen Kiste mit ca. 10 cm×7 cm×5 cm (Abb. 3). An dieser Kiste sind auf den Längs- und Querseiten jeweils 10 bzw. 6 Bohren in einem festen Raster vorhanden. Weiterhin sind an bekannten Positionen auf jeder Seite der Box 2 Implantatschrauben als Referenzpunkte für die Registrierung eingedreht. Die NBB wurde mit dem CT (Somatom Plus 4) in Spiralscans mit 1 mm bzw 2 mm Vorschub bei 1 mm bzw. 2 mm Schichtdicke aufgenommen und anschließend mit dem Leksell-ScopePlan-System segmentiert und rekonstruiert. Um die Position der Bohrlöcher zu segmentieren, wurde die Box mit Millimeterpapier beklebt, auf dessen Rückseite sich Bleikügelchen der Marke Beekley-Spots befanden. Die Genauigkeit der Kugelpositionen bzw. Bohrlochpositionen wird von uns mit 0.1 mm angegeben.

Parallel zu der rekonstruierten Box wurde die Box mit den exakten, mit einem Meßsystem vermessenen, Fertigungsparametern in dem Leksell-Scope-

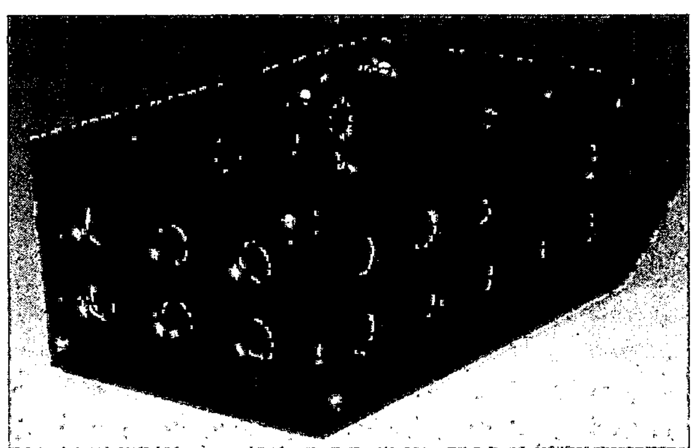

Abb. 3. Navigation-Benchmark-Box (NBB) zur Analyse von Fehlergrößen

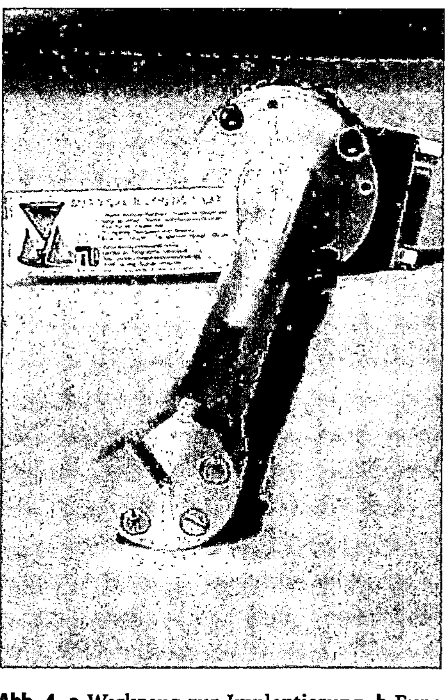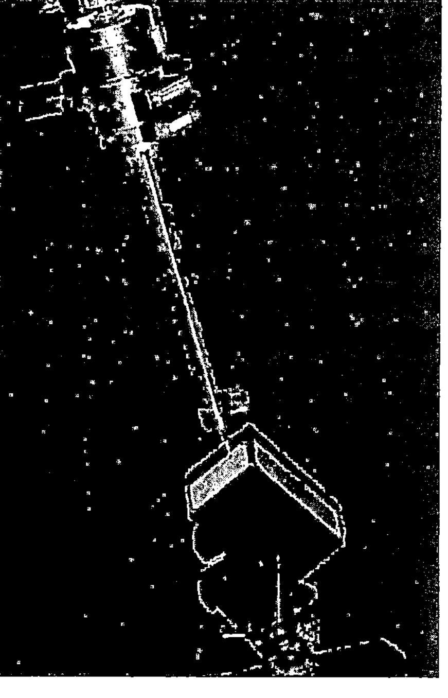

Abb. 4. a Werkzeug zur Implantierung, **b** Experimentaufbau

Plan-System konstruiert. Anschließend lagen sowohl eine exakt konstruierte NBB als auch die CT-gescannte und rekonstruierte NBB im Planungssystem vor.

Von besonderer Bedeutung bei der Rekonstruktion sind die Positionen der Implantatschrauben, da diese für die Registrierung verwendet werden und damit einen systematischen Einfluß auf die Genauigkeit der Navigation haben.

In mehreren Experimenten wurden jetzt folgende Daten ermittelt und verglichen:

- Abweichung von Punktpositionen, Abständen zwischen Punkten, parallelen Linien, orthogonalen Linien zwischen der rekonstruierten Box und der konstruierten Box.
- Erreichbare Registrierungsgenauigkeit bei Nutzung der rekonstruierten Schraubenpositionen und der konstruierten Schraubenpositionen.
- Erreichbare Registrierungsgenauigkeit bei einer Bewegung des Pointers bei gleichbleibender Pointerspitzenposition während der Registrierung eines Meßpunktes.
- Erreichbare Registrierungsgenauigkeit bei kleinen Abweichungen des Pointers vom Mittelpunkt des Meßpunktes während der Registrierung.
- Erreichbare Registrierungsgenauigkeit bei Nutzung unterschiedlicher Kombinationen von Implantatschrauben als Meßpunkte.
- Erreichbare Genauigkeit bei dem Anfahren eines Einstechpunktes (Bohrlochmitte) mit dem Roboter bei unterschiedlichen Registrierungsmethoden.

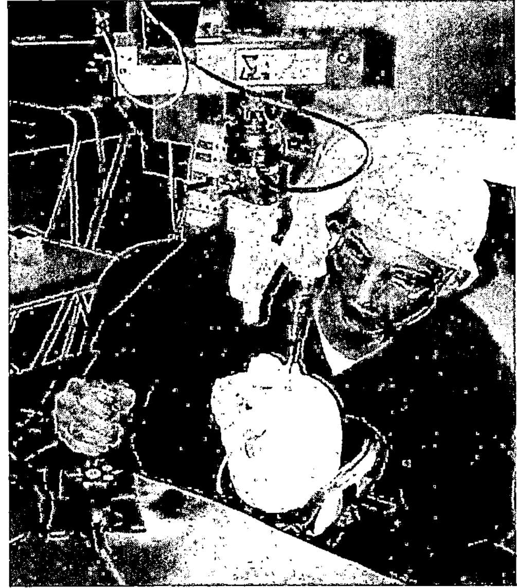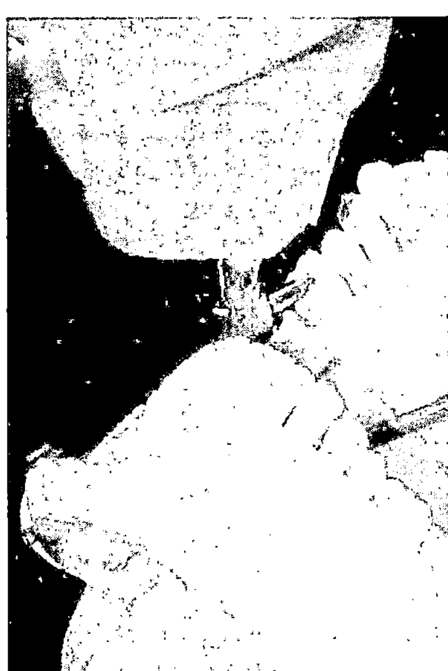

Abb. 5. a Sägen und **b** Bohren mit dem Roboter

- Erreichbare Genauigkeit bei dem Einschieben einer Kanüle vom Einstech-punkt (Bohrlochmitte) zum Zielpunkt per Hand durch eine roboterge-stützte Kanülenführung bei unterschiedlichen Registrierungsmethoden.

Für die Führung der Kanülen mit dem Robotersystem wurden spezielle Werkzeuge entwickelt (Abb. 4).

Die wichtigsten Ergebnisse lassen sich wie folgt zusammenfassen:

- Mit der Roboterunterstützung lassen sich die Kanülen in deutlich geringe-rer Zeit als mit jedem Navigationssystem in die NBB implantieren.
- Mit der Roboterunterstützung lassen sich die Kanülen mit deutlich höher-er Genauigkeit als mit jedem Navigationssystem in die NBB implantieren. Ohne Kalibration werden ca. 2 mm Abweichung (systematischer und stochastischer Fehler) erreicht, mit Kalibration können 0.8 mm (systema-tischer und stochastischer Fehler) erreicht werden.
- Das Instrument zur robotergestützten Implantierung der Kanülen darf kei-nerlei mechanisches Spiel besitzen, das es dem Chirurgen erlauben würde, die Kanüle nicht in der exakten Richtung einzuführen.
- Die Registrierung mit der Nutzung konstruierter Meßpunkte bzw. hochge-nau vermessener Marker halbiert etwa den Registrierungsfehler gegenüber Markerpositionen, die mit dem CT rekonstruiert wurden.
- Es wurden mit den rekonstruierten CT-Daten durchschnittliche Positions-abweichungen von 1.5 mm gegenüber den konstruierten Positionen gemes-sen.

Zusammenfassung

Die Mund-, Kiefer- und Gesichtschirurgie und die plastisch rekonstruktive Chirurgie sind Fachgebiete, die in erheblichem Umfang von dem Einsatz neuer Techniken zur präzisen Positionierung und Ausrichtung von Instrumenten, Implantaten oder Transplantaten profitieren werden. Im Rahmen einer mehrjährigen Untersuchung wurden daher auf dem Markt verfügbare Navigationssysteme auf ihre klinische Tauglichkeit für die Mund-, Kiefer- und Gesichtschirurgie untersucht. In Abweichung zu der ursprünglich geplanten klinischen Evaluierung wurde nach einer Leistungsanalyse unter idealisierten Laborbedingungen die Entscheidung getroffen, diese Systeme im Rahmen von Forschungsprojekten hinsichtlich eines klinischen Einsatzes in Kooperation mit den Herstellern weiterzuentwickeln.

Erste Erfahrungen auf dem Gebiet der robotergestützten Katheterimplantation zeigen, daß durch die Roboterunterstützung eine höhere Genauigkeit als bei alleiniger Navigationsunterstützung erzielt werden kann. Aktuelle Arbeiten befassen sich mit dem robotergestützten und sensorgeführten Bohren, Fräsen und Sägen (Abb. 5).

Danksagung. Die Arbeiten wurden an der Klinik für Mund-, Kiefer- und Gesichtschirurgie (Prof. Dr. Dr. J. Bier) in dem Fachgebiet Navigation und Robotik (Prof. Dr. T. Lüth) am Virchow-Klinkum der medizinischen Fakultät Charité der Humboldt-Universität zu Berlin durchgeführt. Die Forschung wird unterstützt durch die Gruppe Prozeßdatenverarbeitung und Robotik (Prof. Dr.-Ing. G. Hommel) an der TU Berlin. Teile des Projektes werden gefördert durch die Deutsche Krebshilfe im Rahmen des Projektes Hyperthermie (Prof. Dr. Dr. J. Bier, PD Dr. P. Wust) und die Deutsche Forschungsgemeinschaft im Rahmen des Graduiertenkollegs Temperaturabhängige Effekte (Prof. Dr. Dr. h.c. R. Felix, PD Dr. N. Hosten). Besonderer Dank gilt den Firmen Elekta, Metalor und Philips für die hervorragende gerätetechnische und finanzielle Unterstützung.

Literatur

1. Bier J (1997) Telerobotic. Der Onkologe 3(2):154–156
2. Dario P, Guglielmelli E, Allotta B (1994) Robotics in Medicine. IROS IEEE/RSJ Int Conf on Intelligent Robots and Systems, Munich, Sep., pp 739–752
3. Davies B (ed) (1995) Robotics in Surgery – Special Issue. IEEE Engineering in Medicine and Biology Magazine 14:3
4. Demirtas M, Zachow S (1997) Comparison of Visualization Software for Medical Images – TR-MKG-SRL 001/97, Charité – Humboldt-University Berlin – www.charite.de/rv/mkg/srl/reports.
5. Hibbered RD, Davies BL (1994) Special Purpose Robots for Surgery. WCRR SME World Conference on Robotics Research, Cambridge, MA, USA, Sept., pp 18/15–29
6. IRCAS (1998) Internet Ressources of Computer Aided Surgery http://www.aist.go.jp/NIBH/~b0673/english/cas.html
7. Lueth T, Heissler E, Albrecht J, Demirtas M, Hein A, Bier J, Hommel G, Hosten N (1997a) Int'l. IARP Workshop on Medical Robotics, Heidelberg, November
8. Lueth TC, Heissler E, Hein A, Pritsch M, Stien M, Bier J (1997b) A New Robotics System for Hyperthermia and Brachytherapy. Computer Integrated Surgery, Linz, Austria, September
9. Lueth TC, Wolf M, Heissler E, Wust P, Beier J, Stahl H, Felix R, Bier J (1997c) Comparison of Navigation Systems and a Robot System for Image-guided Implantation of Catheters. Computer Integrated Surgery, Linz, Austria, September.

10. MRCAS (1998) Medical Robotics and Computer Aided Surgery Jump Station: http://www.mrcas.ri.cmu.edu/links.html
11. Taylor RH, Lavalle S, Burdea GC, Mösges R (1995) Computer-Integrated Surgery – Technology and Clinical Applications, MIT Press
12. Wolf M, Henz J, Heissler J, Wust P, Beier J, Stahl H, Felix R, Bier J, Budach V (1996) CT-geführte Katheterimplantation für interstitielle Therapien. Deutscher Kongreß für Radioonkologie, Strahlenbiologie und Medizinische Physik, Baden-Baden, Nov
13. Zachow S (1998) Modellierung von Weichgewebe – Simulation von Deformation und Destruktion, Shaker-Verlag

KAPITEL 16

Geräteentwicklung für roboter-assistierte Operationen

E. HOLLER

Überblick

In dem Beitrag soll der Versuch unternommen werden, die Geräteentwicklung für roboter-assistierte Operationen aus der Sicht der Systementwicklung für den OP der Zukunft zu betrachten. Dabei wird bezug genommen auf die am Forschungszentrum Karlsruhe in Entwicklung befindlichen Operationssysteme, die in absehbarer Zukunft den Chirurgen bei minimal invasiven Eingriffen entlasten sollen bei gleichzeitiger Steigerung der Qualität der Operationsresultate. Im Zuge der dazu durchgeführten F+E-Arbeiten entstand unter anderem das experimentelle System ARTEMIS (Advanced Robot and Telemanipulation System for Minimally Invasive Surgery).

Roboter und Manipulatoren

Oft wird der Begriff ‚Roboter‘ in wechselseitigem Austausch mit dem Begriff ‚Manipulator‘ verwendet, in der Regel deshalb, weil Roboter und Manipulatoren vom äußeren Erscheinungsbild her, wenn wir den mechanischen Aufbau und die Achsanordnung (Kinematik) betrachten, ähnlich aussehen. In beiden Fällen besteht das System im wesentlichen aus einem beweglichen Arm mit einem Effektor am Ende. Der Arm besitzt mehrere Freiheitsgrade, und wenn die Freiheitsgrade geeignet angeordnet sind, dann kann ein solches Gerät unter Umständen für den Bereich der Chirurgie als unterstützende Hilfe eingesetzt werden.

Der Unterschied zwischen beiden Formen liegt, wie Abb. 1 verdeutlicht, in den unterschiedlichen Betriebsarten: Der Roboter ist dadurch gekennzeichnet, daß er programmierbar ist und damit vorherbestimmte Tätigkeiten automatisch und beliebig oft wiederholbar durchführen kann. Der Manipulator hingegen arbeitet im bediener-geführten Betrieb, bei dem letztendlich der Mensch bestimmt, was der Manipulator in jedem Augenblick zu tun hat. Natürlich gibt es auch Mischformen. So kann z.B. ein Manipulator bei Routineaufgaben, wie z.B. dem Wechsel des Effektors oder des chirurgischen Instruments, bei geeigneter Auslegung seiner Steuerung wie ein Roboter programmiert arbeiten. In diesem Fall liegt eine Kombination von Automatikbetrieb

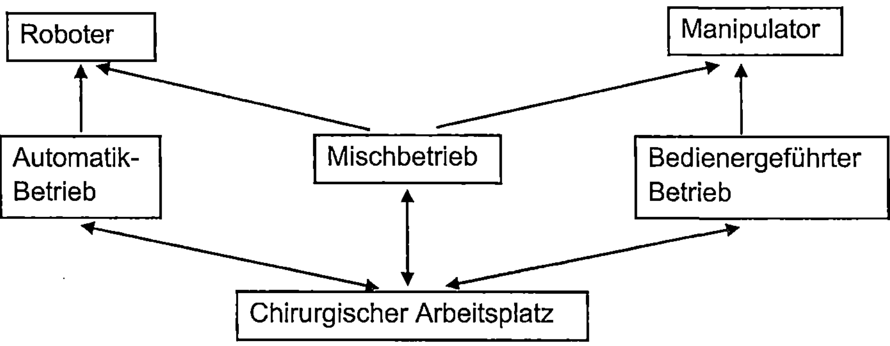

Abb. 1. Roboter und Manipulatoren: Begriffsbestimmung

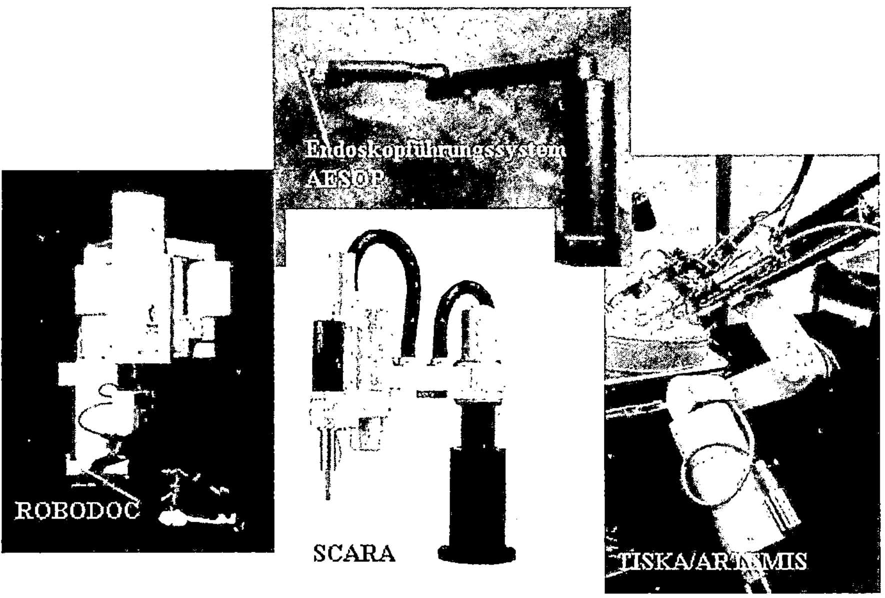

Abb. 2. Typische Erscheinungsformen von Robotern und Manipulatoren

und bediener-geführtem Betrieb, die hier als Mischbetrieb bezeichnen werden soll.

Typische Erscheinungsformen von Robotern und Manipulatoren sind in Abb. 2 dargestellt: Der SCARA-(Selective Compliance Assembly Robot Arm) ist ein typischer Vertreter eines industriellen Roboters. Alle Achsen sind beim SCARA senkrecht angeordnet, und wenn die Anordnung um 90° gekippt wird, dann kommt man zu einer Kinematik, die der des von uns für den Einsatz in der minimal invasiven Chirurgie entwickelten Manipulatorgerätes ähnlich ist. Der Hüftgelenksroboter ROBODOC™ [1], der u. a. in der Berufsgenossenschaftlichen Unfallklinik in Frankfurt im Routineeinsatz ist, ist ein groß dimensionierter SCARA; die Dimensionen werden deutlich, wenn

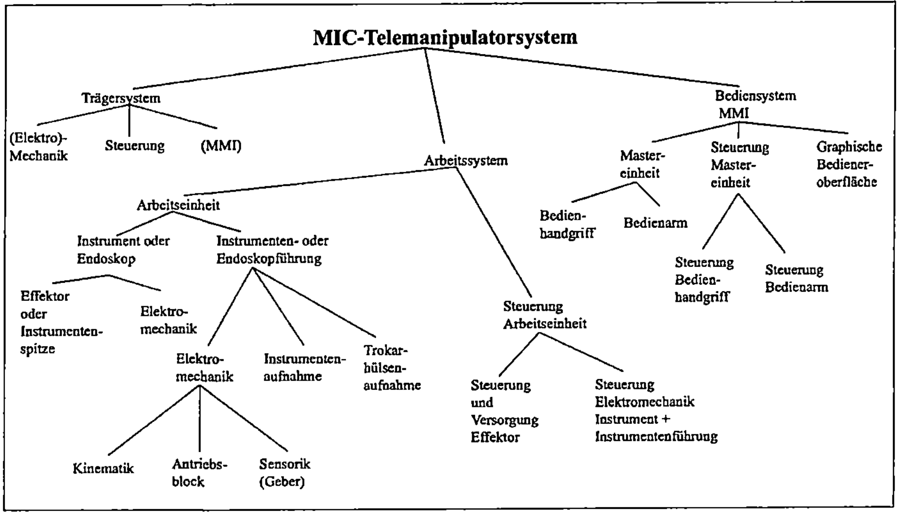

Abb. 3. Struktur und Komponenten des Gesamtsystems

man den abgebildeten Hüftgelenksknochen mit der Größe des Roboters vergleicht. Der weiter in der Abbildung gezeigte Endoskopführungsmanipulator besitzt ebenfalls eine ähnliche Kinematik wie der SCARA.

Geräteentwicklung für die Laparoskopie

Wo setzt nun die Geräteentwicklung ein? Das Diagramm in Abb. 3 zeigt für den Fall eines chirurgischen Manipulatorsystems Struktur und Komponenten des Gesamtsystems [2]. Das Arbeitssystem, unser chirurgischer Manipulator, besteht aus Instrument und Instrumentenführung. Die Bedienung (Führung) des Arbeitssystems erfolgt über ein Bediensystem mit dem dort integrierten Bedienarm und dem daran angebrachten Bedienhandgriff. Um das Arbeitssystem im OP einzurichten, z.B. am OP-Tisch, wird ein Trägersystem benötigt. Jedes der erwähnten Teilsysteme wird über eine eigene Steuerungskomponente betrieben; durch Kommunikation der Steuerungsrechner miteinander wird die Integration zu einem Gesamtsystem erreicht, in dem alle Teilsysteme harmonisch miteinander arbeiten.

Die folgenden Ausführungen zur Geräteentwicklung bzw. zur Systemkomponenten-Entwicklung konzentrieren sich auf den Fall, daß ein Konzept für einen chirurgischen Manipulator realisiert werden soll, der den Chirurgen bei laparoskopischen Eingriffen unterstützt und ihn in die Lage versetzt, diese Eingriffe in der Zukunft mit höherer Qualität durchzuführen als sie momentan rein manuell durchgeführt werden können. Dazu sollen zunächst die Besonderheiten des Arbeitsraumes bei laparoskopischen Eingriffen untersucht werden. Abb. 4 zeigt schematisch einen Längsschnitt durch diesen Arbeitsraum. Die Bauchdecke wird durch die gestrichelte Linie angedeutet. Die

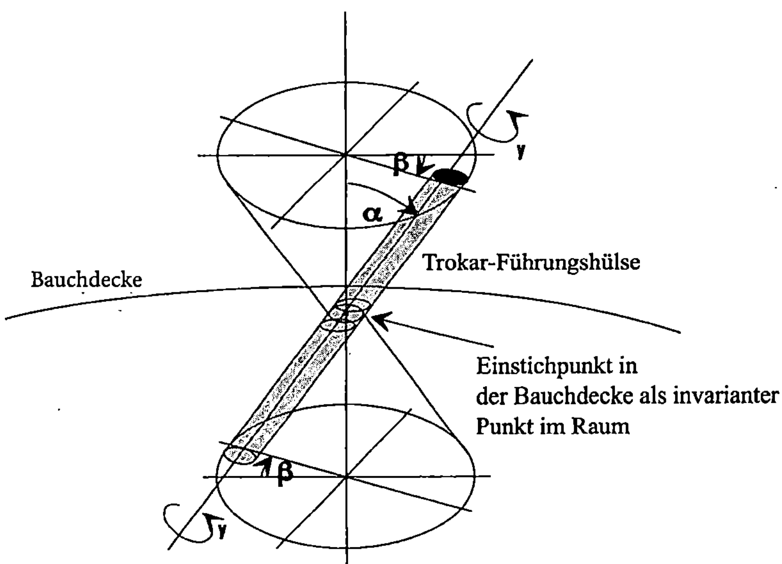

Abb. 4. Arbeitsraum bei laparoskopischen Eingriffen

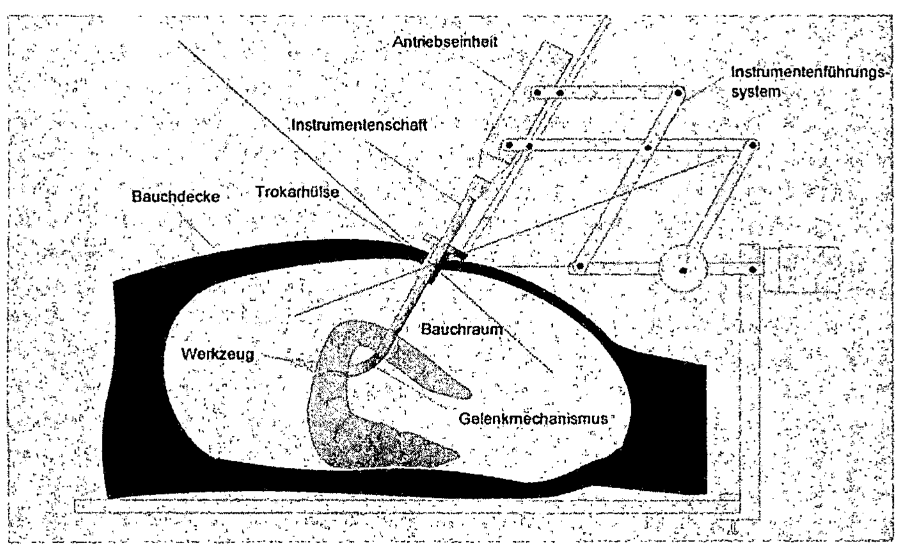

Abb. 5. Führung des laparoskopischen Instrumentes durch einen Manipulator

Lage des Einstichpunktes für die Trokarführungshülse in der Bauchdecke ergibt beim Einsatz starrer langstieliger Instrumente einen kegelförmigen Arbeitsraum, in dem sich, bedingt durch die Fixierung dieses Punktes auf der
Bauchdecke, der Operateur mit dem chirurgischen Effektor nur bewegen
kann.

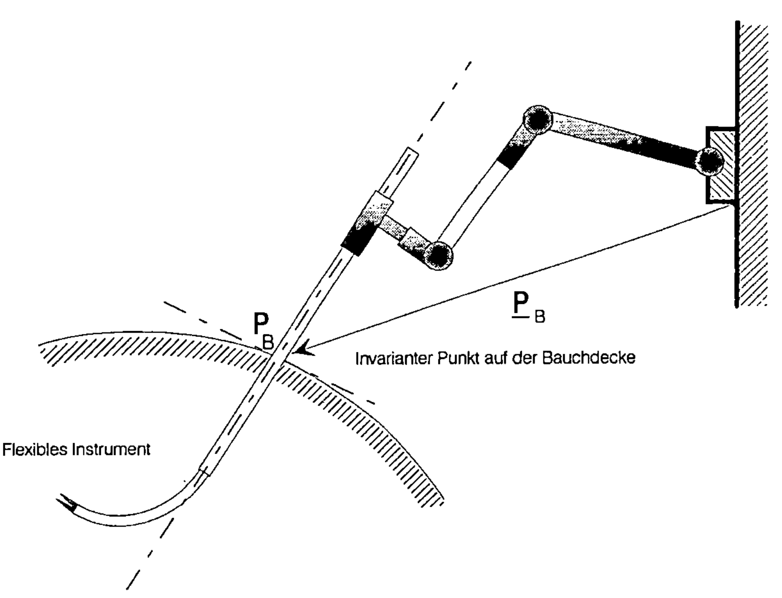

Abb. 6. Führung des laparoskopischen Instrumentes durch einen Roboter

Das gleiche gilt, wenn die Führung des Instruments durch einen Manipulator vorgenommen werden soll. In Abb. 5 sehen wir das grob skizziert. In diesem Fall muß dafür gesorgt werden, daß die Lage der Öffnung für die Trokarhülse in der Bauchdecke invariant bleibt. Das kann z.B. durch eine Kinematik mit der in Abb. 5 dargestellten Achsanordnung erreicht werden. Ebenfalls in Abb. 5 zu sehen ist die Ergänzung dieses Gerätekonzeptes durch einen flexiblen Gelenkmechanismus, der es möglich macht, um Organe oder Objekte herum zu greifen und damit auch an Stellen zu arbeiten, die mit starren Instrumenten nicht zugänglich sind [3]. Damit erweitert sich der ursprüngliche, durch den Kegel in Abb. 4 begrenzte Arbeitsbereich.

Ein anderer gerätetechnischer Ansatz, der geeignet ist, den chirurgischen Effektor bei laparoskopischen Eingriffen zu führen, verzichtet auf die mechanische Führung zur Sicherstellung der Invarianz des Einstichpunktes und setzt statt dessen einen normalen 6-achsigen Roboter mit fünf rotatorischen und einer translatorischen Achse ein. Die Rechnersteuerung des Roboters muß nun mittels geeigneter Programmierung dafür sorgen, daß der Ortsvektor der Öffnung für die Trokarhülse, in Abb. 6 mit P_B bezeichnet, invariant im Raum steht. Als zusätzliche Sicherheitsmaßnahme kann in diesem Fall eine mechanische Sicherung eingebaut werden, die genügend Bewegungsraum für den Roboter läßt.

Die Integration von Instrumentenführungssystem und OP-Tisch erfordert ebenfalls eine gerätetechnische Lösung. Insbesondere wird hierbei ein Trägersystem benötigt, das die exakte Ausrichtung des Manipulators am OP-Tisch ermöglicht. Abb. 7 zeigt dazu eine Lösung für den in Karlsruhe entwikkelten, mechanisch geführten chirurgischen Manipulator [4]. Die mechani-

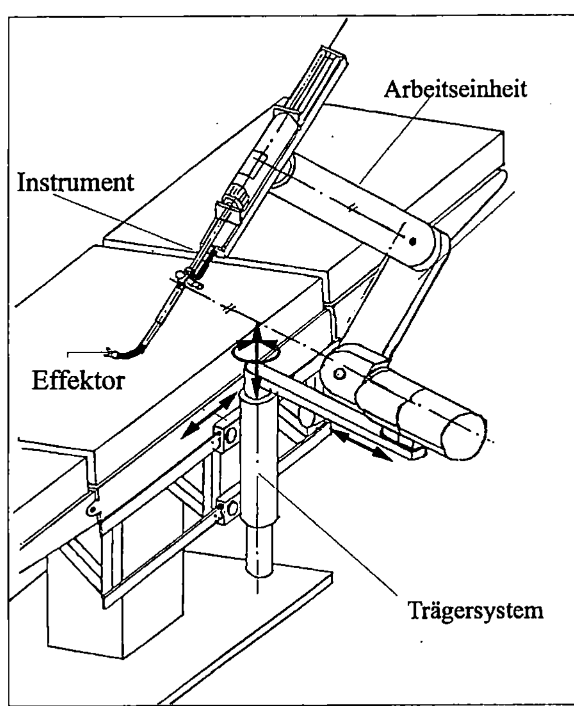

Abb. 7. Integration von OP-Tisch und mechanisch geführtem Manipulator

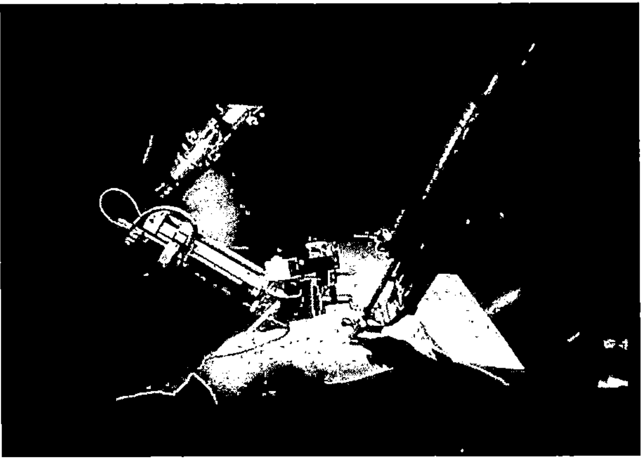

Abb. 8. FZK-Prototyp des mechanisch geführten chirurgischen Manipulators „TISKA"

sche Führung des Manipulators geschieht intern durch Zahnriemen, welche die in Abb. 5 gezeigte Parallelogramm-Kinematik nachbilden. Zu sehen ist auch das flexible Instrument zum Hintergreifen von Objekten und Organteilen, das über einen eigenen Antriebsblock verfügt.

Abb. 8 zeigt den ersten Prototyp des chirurgischen Manipulators. Der chirurgische Manipulator wird ergänzt durch ein Gerät zur Führung eines En-

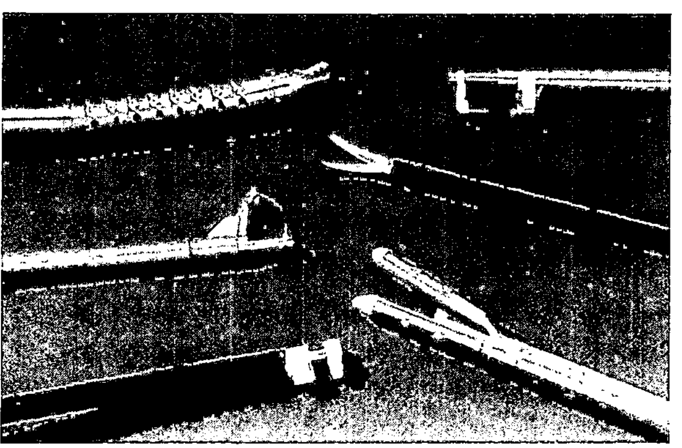

Abb. 9. Flexibles Instrument und starre Instrumente für die Laparoskopie

doskops, das wie ein Manipulator arbeitet und über die Koordinatenwerte der Effektorposition im Arbeitsraum gesteuert werden kann. Dadurch wird ein automatisches „Tracking" des chirurgischen Effektors ermöglicht. Das Endoskop wird so automatisch an die Stelle geführt, an der der Chirurg momentan arbeitet. Dieses Endoskopführungssystem ist ein Gerät, das als „spin off" eines integrierten Gesamtsystems für die Laparoskopie entstanden ist und bereits vermarktet wird.

Ein wesentlicher Bestandteil der Geräteenwicklung für Operationssysteme ist die Entwicklung geeigneter Instrumente und Effektoren. Abb. 9.7 zeigt das flexible Gliederstück eines Instruments, welches das Hintergreifen von Organteilen möglich macht, mit drehbarer Faßzange am distalen Ende, ferner eine Reihe starrer Instrumente mit Effektoren zum Koagulieren, Nähen, Schneiden und Messen von Kräften und Drücken, z. T. als Kombi-Instrumente ausgelegt. Für die laparoskopische Anwendung des Telemanipulators kommt in erster Linie das flexible Instrument zum Einsatz, wobei neben der Zange auch andere Effektoren integierbar sind.

Allgemeine Überlegungen zur Geräteentwicklung

Setzt man sich mit der Geräteentwicklung für roboter-assistierte Operationen etwas allgemeiner auseinander, dann muß man bei Betrachtung aus der Sicht des Systementwicklers statt der Geräteentwicklung im Sinne des klassischen Maschinenbaus die Entwicklung von Systemkomponenten unter Berücksichtigung eines mechatronischen Ansatzes verfolgen, d. h. eine ganzheitliche Betrachtung von Mechanik, Regelung und Steuerung anstreben, erweitert um die informationstechnische Einbindung, die erforderlich ist, um die Komponente in ein System zu integrieren. Wichtig ist bei diesem mechatronischen Ansatz, daß die Systemkomponente, wie z. B. der Roboter/Manipulator mit seinem chirurgischen Effektor, von einer Bedienerschnittstelle aus auf möglichst intuitive Art und Weise bedient werden kann, etwa durch Integration eines auf mechatronischer Basis entwickelten Eingabegerätes (Joystick, Datenhandschuh, Master-Manipulator) in den chirurgischen Arbeitsplatz des OP-Systems.

Der bei der Geräteentwicklung oder besser bei der Systemkomponentenentwicklung zu verfolgende ‚Mechatronische Ansatz' soll verdeutlicht werden am Beispiel der Entwicklung des flexiblen Instruments. Man stelle sich vor, ein solches Instrument sei in den Bauchraum eingebracht und es gelte nun dafür zu sorgen, daß der Effektor genau dort hinzeigt, wo hantiert werden soll, um z. B. eine Naht zu setzen. Dann ist es unter Umständen, je nach Art des Eingabegerätes, mit der die Position des Effektors gesteuert wird, mehr oder weniger schwierig, sich intuitiv in die Richtung zu bewegen, in der die Bewegung erfolgen muß, damit die Aufgabenstellung durchgeführt werden kann. Hier kommt es sehr stark auf die Gestaltung des Eingabegerätes und der mit diesem Eingabegerät möglichen Steuerungsmodi an. Die Steuerung von Geräten über die Mensch-Maschine-Schnittstelle sollte also bei der Entwicklung von Geräten im Mittelpunkt stehen und wenn ein Gerät in mehreren Betriebsarten betrieben werden kann (z. B. bedienergeführt, automatisch oder im Mischbetrieb), muß die Bedienerschnittstelle die dazu erforderlichen Schritte unterstützen. Wenn z. B. ein Roboter für bestimmte Aufgaben während einer Operation benutzt werden soll, wie die Ausfräsung des Femur, dann muß der Roboter vorab patientenspezifisch programmiert werden, damit der auszufräsende Raum optimal an die auszuwählende Prothese angepaßt wird. Für diese Vorbereitungsarbeit ist eine entsprechende Bedienerschnittstelle in Form eines Programmierplatzes erforderlich. Für den Einsatz des Roboters im Automatikbetrieb während der eigentlichen Operation, die durch die Programmierung vorbereitet wurde, wird eine weitere Bedienerschnittstelle benötigt, über die der Automatikbetrieb ausgelöst und überwacht werden kann.

Die Mensch-Maschine-Schnittstelle sollte vor allen Dingen für den bediener-geführten Betrieb optimal auf das intuitive Arbeiten hin konzipiert sein, damit zum einen ein Maximum an Sicherheit, zum anderen ein optimales Ergebnis des therapeutischen Eingriffs erzielt wird. Darüber hinaus sollten roboter-assistierte Operationen den chirurgischen Eingriff mit einem Minimum an Zeit- und Kostenaufwand möglich machen, wenn sie eine ernst zu nehmende Alternative zur konventionellen Arbeitsweise des Chirurgen werden sollen. Auch bei Verfolgung dieses Zieles spielt das „human interface" eine entscheidende Rolle. Was wurde diesbezüglich seit Beginn der Entwicklungsarbeiten im Forschungszentrum Karlsruhe (etwa seit 1992) erreicht? Bereits 1993 konnte ein Endoskopführungssystem, der Vorläufer des in Abb. 8 gezeigten Gerätes, vorgestellt werden. Das Gerät war über Spracheingabe präzise steuerbar, zusätzlich realisierte Steuermöglichkeiten bedienten sich der Eingabe per Maus bzw. 6-D-Maus oder des Fußpedals. Vor allem war das Gerät durch seine Computersteuerung damals schon befähigt, für Tracking-Funktionen eingesetzt zu werden, d. h. das Gerät konnte durch Kommunikation mit der Steuerung des chirurgischen Manipulators die aktuellen Koordinaten des chirurgischen Effektors ermitteln und damit automatisch jeder Bewegung des Effektors folgen [5].

Normalerweise wird zur Steuerung von Manipulatoren, wie in Abb. 10 für einen Industriemanipulator gezeigt, ein sogenannter Master-Manipulator ein-

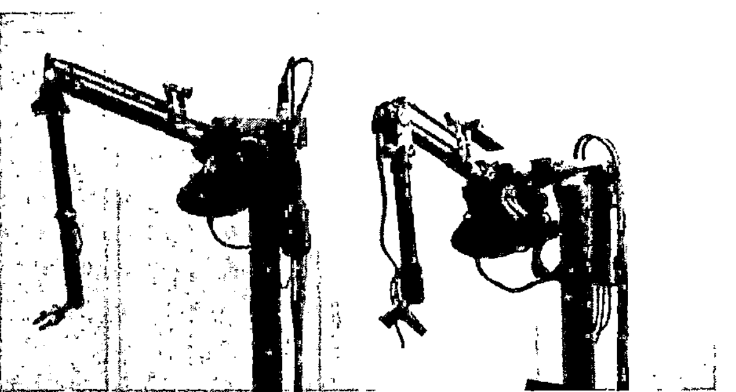

Abb. 10. Master/Slave-Manipulator-System für industrielle Anwendungen

gesetzt. An der Silhouettendarstellung erkennt man, daß der Master mit dem Slave (Arbeitsarm) kinematisch übereinstimmt. Jede Bewegung, die am Master vorgeben wird, wird vom Slave nachvollzogen, d. h. wir haben in diesem Fall eine 1:1 Abbildung der Gelenkbewegung. Auf diese Weise wird sich jedoch nur in Ausnahmefällen ein intuitives Arbeiten, wie es für die minimal invasive Chirurgie gewünscht wird, ermöglichen lassen. Z. B. zeigt die Geschicklichkeit der jüngeren Generation beim Umgang mit dem Joystick („Nintendo Generation"), daß intuitives Arbeiten nicht notwendig an eine Ähnlichkeit zwischen Eingabegerät und Arbeitsgerät gekoppelt ist. Bereits Mitte der 80er Jahre hatten vor allem die Amerikaner begonnen darüber nachzudenken, wie man beim Umgang mit Master/Slave-Manipulatoren mehr in Richtung intuitives Arbeiten kommen könne, und haben das Konzept des sog. Universalmasters geprägt. Dabei entstand ein Gerät, mit dem man im Prinzip unterschiedlichste Arbeitssysteme steuern kann, vom Hubschrauber bis zum Telemanipulator. Das Konzept des Universalmasters basiert darauf, daß über einen Handgriff Position und Orientierung des Effektors des Slavemanipulators oder Arbeitssystems, in unserem Falle des chirurgischen Effektors, präzise vorgegeben werden können. Dies ist bereits mit sehr klein bauenden Geräten, die auf dem Bedienpult untergebracht werden, möglich. Dadurch lassen sich diese Geräte auch in den chirurgischen Arbeitsplatz eines künftigen Operationssystems leicht integrieren. Allerdings erfordert das Universalmaster-Konzept eine höhere Rechenleistung des Steuerungssystems, da Positions- und Orientierungsvorgaben schritthaltend in Realzeit in Koordinaten des Zielsystems umgerechnet werden müssen [6, 7].

ARTEMIS [1]

Bei der Realisierung des ersten Funktionsmusters eines OP-Systems für die minimal invasive Chirurgie ARTEMIS (Advanced Robot and Telemanipulati-

---

[1] Klinischer Partner bei der Entwicklung und Evaluierung von ARTEMIS war die chirurgische Abteilung der Universitätsklinik Tübingen mit der Sektion Minimal Invasive Chirurgie unter der Leitung von Prof. Dr. G. Buess.

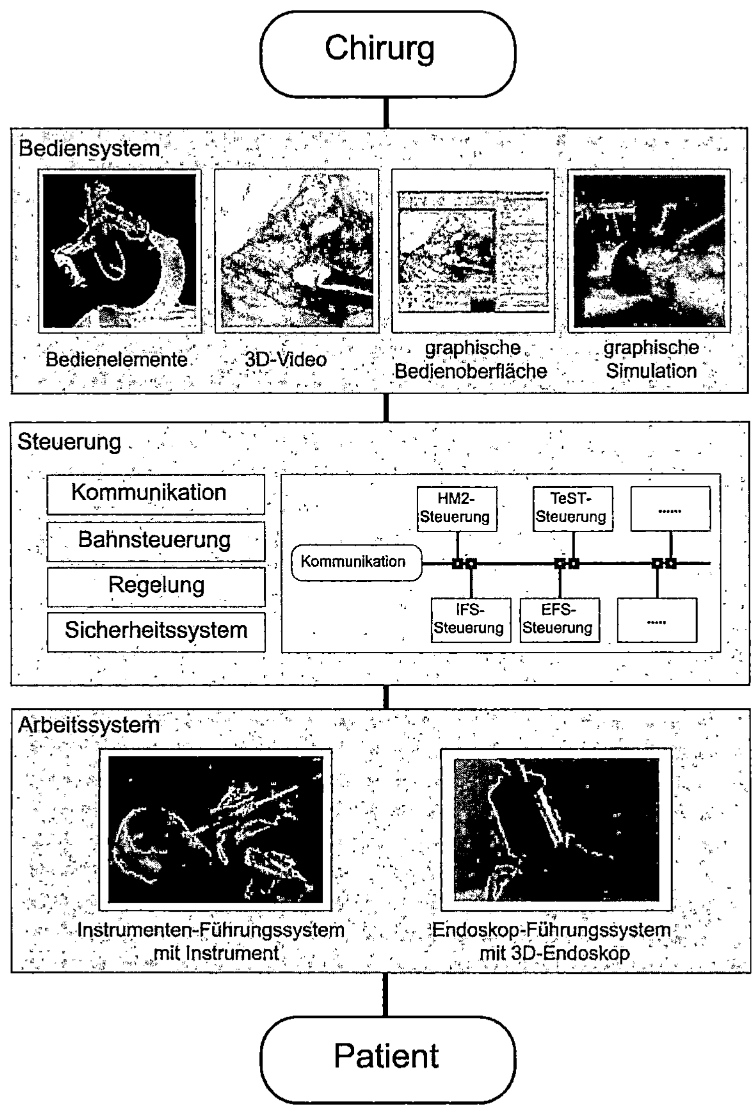

Abb. 11. ARTEMIS-Systemstruktur

on System for Minimally Invasive Surgery) am Forschungszentrum Karlsruhe
wurde versucht, die verschiedenen, oben aufgezeigten Steuer- und Bedien-
konzepte einzubeziehen. Abb. 11 zeigt schematisch die Systemstruktur von
ARTEMIS: der Chirurg steht über dieses System mit dem Patienten in Wech-
selwirkung. Die exakte Bedienerführung für das Arbeitssystem, den chirurgischen Telemanipulator, steht im Vordergrund. Weitere Arbeitssysteme in Ge-
stalt eines Endoskopführungssystems oder eines zweiten chirurgischen Manipulators für beidhändiges Arbeiten können in das System integriert werden.
Dies basiert darauf, daß die von uns realisierte Computersteuerung ein „of-

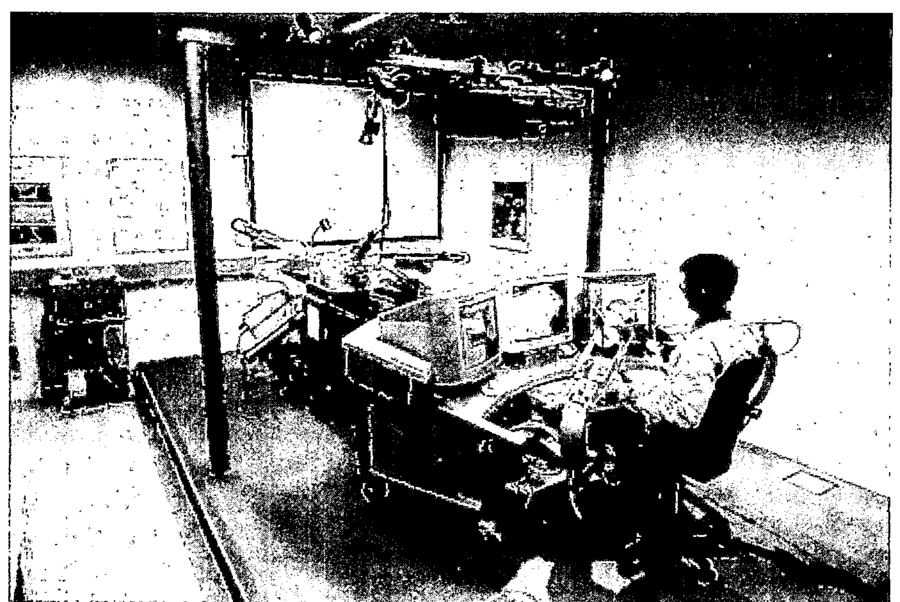

Abb. 12. ARTEMIS (Advanced Robot and Telemanipulation System for Minimally Invasive Surgery)

fenes" verteiltes System darstellt, das es möglich macht, weitere Eingabegeräte und Arbeitssysteme zu integrieren, sofern deren Steuerung über kompatible Schnittstellen verfügt [8]. Das Funktionsmuster ARTEMIS ist entsprechend mit zwei Eingabegeräten, zwei chirurgischen Manipulatoren, einem Endoskopführungssystem, einer Spracheingabe und Trackingfunktion ausgestattet, d.h. wenn z.B. der rechte Arbeitsmanipulator in erster Linie für die aktive Arbeit des Chirurgen genutzt wird, dann kann die Trackingfunktion so eingerichtet werden, daß das Endoskop automatisch dem Effektor des rechten Manipulators folgt.

Die verteilte Steuerung zur Implementierung dieses Konzeptes, das es zuläßt, unterschiedliche Eingabegeräte mit beliebigen Arbeitsgeräten zu koppeln, basiert darauf, daß ein Kommunikationssystem verfügbar ist, das die Interkommunikation möglich macht. Wir können hier neuere Techniken für Lokale Netze verwenden, ATM-Technologie würde es möglich machen, gleichzeitig Signale der Video-Endoskopiesysteme an den chirurgischen Arbeitsplatz zu übertragen, wie in Abb. 11 dargestellt. In diesem Fall könnten auch telechirurgische Anwendungen realisiert werden [9]. Damit die Steuerungskomponenten miteinander kommunizieren können, ist es erforderlich, Standards einzuführen, die nicht nur die Kommunikationsschnittstellen und Nachrichtenformate abdecken, sondern auch die Semantik der ausgetauschten Nachrichten. Dies gilt vor allem hinsichtlich der Auswahl von Standardkoordinatensystemen, wenn als Bediengerät ein Universalmaster eingesetzt wird: mit dem Universalmaster werden Position und Orientierung des chirurgischen Effektors vorgegeben und durch Vorwärtstransformation in Sollwerte bezogen auf den kartesischen Raum transformiert. Diese kartesischen Werte werden über das Netz zum Arbeitssystem übertragen und dort durch Rückwärtstransformation in die erforderlichen Gelenkkoordinaten umgesetzt. Dies wurde für ARTEMIS erfolgreich implementiert.

Abb. 12 zeigt den aktuellen Implementierungsstand von ARTEMIS. ARTEMIS ist derzeit noch kein System für den klinischen Einsatz. Es wurde aufgebaut, um die prinzipielle Machbarkeit der im Vorangegangenen dargelegten Vorstellungen zu untersuchen, aber auch, um über die Evaluierung des Systems die Möglichkeit zu bekommen, Defizite und Erreichtes darzustellen.

Evaluierung des Systems ARTEMIS

Als Alternative zu der noch nicht möglichen klinischen Evaluierung wurden typische Aufgaben, wie sie der Chirurg im Bereich der Laparoskopie durchführen muß, zusammengestellt und zwei verschiedenen Teams zur Bearbeitung vorgelegt [10]. Das erste Team bestand aus 5 Chirurgen, das zweite aus 5 Technikern. Um reproduzierbare Testbedingungen zu erhalten, anhand deren vergleichbare Ergebnisse der Einzeltests erzielt werden können, wurde ein spezieller Testparcours aufgebaut, der typische Anordnungen, wie sie in der Bauchraumchirurgie auftreten, in vier Aufgabenstellungen umfaßt. Abb. 13 zeigt den Testparcours zusammen mit dem Effektor eines der bei den Tests verwendeten flexiblen Instrumente. Die typischen Aufgabenstellungen wurden der Reihe nach von den Mitgliedern beider Teams bearbeitet,

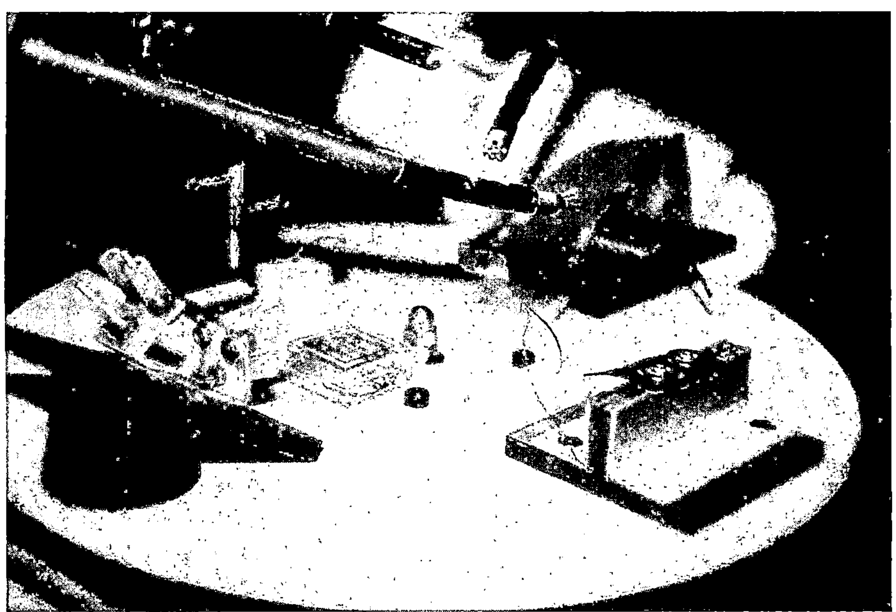

Abb. 13. Testparcours für die ARTEMIS-Evaluierung

und dabei Zeiten gemessen, Fehler gezählt und subjektive Empfindungen aufgezeichnet. Jeder Proband mußte die vier Aufgaben unter wechselnden Randbedingungen bearbeiten: mit flexiblem und starrem Instrument, mit und ohne Universalmaster. Den Versuchen mit ARTEMIS wurden Ergebnisse von Tests mit dem gleichen Testparcours, aber bei Anwendung manueller MIC-Techniken gegenübergestellt. Es hat sich herausgestellt, daß einige Aufgaben durch die Techniker genauso schnell wie durch die Chirurgen gelöst wurden. Entgegen unseren Erwartungen hat das Arbeiten mit dem flexiblen Instrument nicht das gebracht, was wir uns erhofft hatten. Es stellte sich heraus, daß vor allem die Techniker viel eher mit starren Instrumenten zurechtkommen und damit präzise arbeiten können.

Des weiteren interessiert natürlich die Beantwortung der Frage, um wieviel schneller die gegebenen Aufgabenstellungen mit ARTEMIS im Vergleich zur konventionell minimal invasiven Arbeitsweise bearbeitet werden können: momentan bringt die konventionelle Arbeitsweise noch Vorteile. Aber durch die Tests konnte eine Vielzahl von Hinweisen gewonnen werden, wie die Effizienz ARTEMIS-ähnlicher Systeme weiter gesteigert werden kann.

Einfluß der Evaluierungsergebnisse auf die Geräteentwicklung

Die beste Performance wurde mit ARTEMIS bei kombiniertem Einsatz des Universalmaster-Konzeptes und starren Instrumenten erreicht. Beim Arbeiten mit einem auf dem Prinzip des Universalmasters basierenden Eingabegerät wird vor allem das Navigieren in dem nur über das Endoskop einsehbaren Arbeitsraum wesentlich erleichtert. Durch die Möglichkeit der Auswahl der Koordinatensysteme für die Steuerung über das Eingabegerät kann z.B. in Bildschirmkoordinaten gearbeitet werden, d.h. alle Bewegungen werden in Bezug auf die Orientierung der Endoskopsicht vorgegeben. Die bereits erwähnten Orientierungsprobleme beim Arbeiten mit dem flexiblen Instrument rühren daher, daß das verfügbare Gerät nur nach einer Seite um ca. 90 Grad abgewinkelt werden kann. Wenn also ein Objekt gefaßt werden soll, das auf der entgegengesetzten Seite liegt, muß das ganze Instrument um den Schaft gedreht werden. Ein mechatronischer Ansatz würde die Abwinkelbarkeit nach allen Seiten fordern. Ein solches Gerät würde durch die Bedienbarkeit mit einem Universalmaster sehr einfach zu bewegen sein.

Ein weiterer, vorteilhafter Aspekt des Universalmasters ist, daß die Bewegungsvorgabe untersetzt (oder übersetzt) werden kann, daß also z.B. eine vorgegebene Bewegung mit dem Eingabegerät auf der Eingabeseite einen doppelt so langen Weg erfordert wie auf der Arbeitsseite. Dadurch kann eine wesentlich genauere Positionierung des Effektors erfolgen. Zum anderen kann durch Indexierung das Eingabegerät gegenüber dem Ausgabegerät so verstellt werden, daß der Chirurg in einer bequemen Ausgangsposition arbeiten kann. Wenn er beim Arbeiten in eine andere Arbeitsposition gelangt, kann durch einfaches Re-Indexing die bequeme Arbeitsposition wieder hergestellt werden.

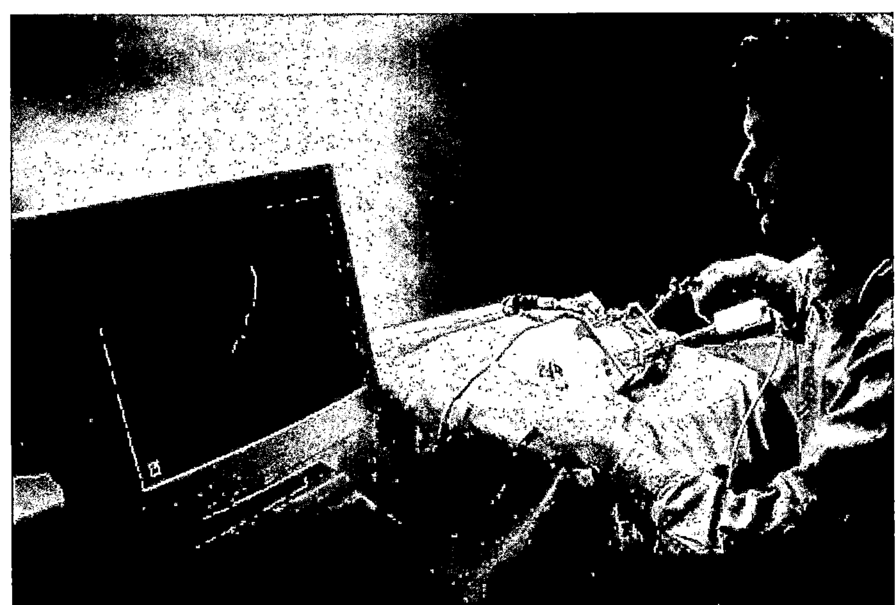

Abb. 14. Karlsruher Endoskopie-Trainer

Die Geräteentwicklung für das roboter-assistierte Operieren erfordert umfangreiches Experimentieren. Nur durch systematische Evaluierung kann festgestellt werden, ob der gewählte Ansatz richtig oder falsch ist. Die bisher durchaus positiven Evaluierungsergebnisse lassen hoffen, daß wir noch im 21. Jahrhundert ein ARTEMIS-ähnliches System zur Unterstützung des Chirurgen zur Verfügung haben werden.

Der stark experimentell orientierte Evaluierungsprozeß kann wesentlich erleichtert werden, wenn man auf die Möglichkeiten der Virtuellen Realität und ihrer Anwendung in der Simulation zurückgreift [11]. Abb. 14 zeigt eine Entwicklung des Forschungszentrums Karlsruhe, den Karlsruher Endoskopie-Trainer [12]. An dem mit einem Phantom ausgestatteten Trainingsplatz kann unter Verwendung realer chirurgischer Instrumente unter virtueller (d.h. synthetischer) Endoskopsicht gearbeitet werden. In Realzeit kann beobachtet werden, was der Proband in einer virtuellen Umgebung mit diesen Instrumenten anrichtet. Ein erstes Gerät dieser Art ist schon im Einsatz, allerdings fehlt es hier noch an unterschiedlichen VR-Szenarios, die andere Anwendungsbereiche und Aufgabenstellungen mit einzubeziehen gestatten. Zur Zeit wird daran gearbeitet, direkt aus bildgebenden Verfahren Modelle abzuleiten und mit den elastodynamischen Eigenschaften zu versehen [13].

Wie aus Abb. 14 ersichtlich ist der Trainingsplatz des Systems auf die klassische Arbeitsweise in der minimal invasiven Chirurgie hin ausgelegt. Es ist geplant, die derzeitige Bedienerschnittstelle durch unser Mensch-Maschine-Interface für die roboter-assistierte Operation zu ersetzen. Dadurch ergibt sich die Möglichkeit, unterschiedliche Varianten der Geräteentwicklung für die Arbeitsseite auszutesten und zu erproben, ohne daß eine kostenintensive

Realisierung durch feinwerktechnische Aufbauten betrieben werden muß. Mit Sicherheit kann durch Anwendung der Virtuellen Realität eine Unterstützung des Evaluierungsprozesses erreicht werden.

Resümee

Als Fazit sollte aus den vorangegangenen Ausführungen abgeleitet werden, daß die Geräteentwicklung für Robotiksysteme zur Unterstützung chirurgischer Eingriffe einen mechatronischen Ansatz erfordert. Anhand von Beispielen wurde versucht zu zeigen, daß bei Nichtberücksichtigung dieses Ansatzes die Systeme nicht intuitiv bedienbar sind und Kriterien wie Sicherheit, Qualität und Effizienz nicht erfüllt werden können. Mit zum mechatronischen Ansatz gehört, daß dabei festgelegt werden muß, wie die Bedienerschnittstelle zu gestalten ist, damit der Chirurg die integrierten Geräte intuitiv bedienen kann.

Auf die Diskussion von Fragen zur Genehmigungsfähigkeit und klinischen Zulassung bei der Entwicklung von Geräten für roboter-assistierte Operationen wurde bewußt verzichtet, weil dies den vorgegebenen Rahmen sprengen würde. Es ist jedoch klar, daß die oben genannten Kriterien auf jeden Fall erfüllt sein müssen. Darüberhinaus wird die Genehmigungsfähigkeit mit Sicherheit leichter zu erreichen sein, wenn ein geplantes System für die roboter-assistierte Operation mit bereits jetzt im klinischen Einsatz befindlichen Robotern konzipiert wird. Diese Geräte könnten als Manipulatoren verwendet werden [14]; alternativ erleichtert die Beschränkung auf kinematische Baugruppen, welche die erforderlichen Qualitätsstandards erfüllen, die Entwicklung von Systemen für roboter-assistierte Operationen.

Literatur

1. Bauer A, Börner M, Lahmer A (1997) Experiences with a Computer-assisted Robot (Robodoc®) for Cementless Hip Replacement. In: Dillmann R, Holler E, Meinzer HP (eds) IARP 2nd Workshop on Medical Robotics. Forschungszentrum Karlsruhe, pp 133–134
2. Holler E, Englert M, Neisius B, Trapp R (1994) Telepräsenzsysteme für die minimal invasive Chirurgie. KI – Künstliche Intelligenz 3:33–41
3. Voges U, Dautzenberg P, Kühnapfel U, Neisius B, Schmitt M, Trapp R, Vollmer T (1995) Experimenteller Telemanipulator für die minimal invasive Chirurgie. Wissenschaftliche Berichte, Forschungszentrum Karlsruhe FZKA-5670, pp 106–111
4. Schurr MO, Breitwieser H, Melzer A, Kunert W, Schmitt M, Voges U, Bueß G (1996) Experimental Telemanipulation in Endoscopic Surgery. Surgical Laparoscopy and Endoscopy 6:167–175
5. Breitwieser H, Oberle R (1997) Improvement of Medical Teleoperation by an Endoscopic Guidance System. In: Dillmann R, Holler E, Meinzer, H P (eds) IARP 2nd Workshop on Medical Robotics. Forschungszentrum Karlsruhe, pp 165–174
6. Breitwieser H (1997) The Universal Master Concept and Different Control Coordinate Systems. In: Dillmann R, Holler E, Meinzer HP (eds) IARP 2nd Workshop on Medical Robotics. Forschungszentrum Karlsruhe, pp 175–189
7. Breitwieser H, Weber W (1996) MONSUN – A Distributed Manipulator Control System Utilizing Network Technology. In: Kopacek P (ed) Human-Oriented Design of Advanced Robotics Systems. Pergamon Oxford, pp 159–167

8. Hepper S, Oberle R (1997) A Distributed Software Architecture for Medical Telemanipulation Systems. In: Dillmann R, Holler E, Meinzer, H P (eds) IARP 2nd Workshop on Medical Robotics. Forschungszentrum Karlsruhe, pp 149–164
9. Holler E, Neck T (1995) An ATM-Based Local Communication System for Telesurgery. In: Satava RM, Morgan K, Sieburg HB, Mattheus R, Christensen JP (eds) Interactive Technology and the New Paradigm for Healthcare, IOS Press, Ohmsha, pp 137–146
10. Voges U, Holler E, Neisius B, Schurr M, Vollmer T (1997) Evaluation of ARTEMIS, the Advanced Robotics and Telemanipulator System for Minimally Invasive Surgery. In: Dillmann R, Holler E, Meinzer HP (eds) IARP 2nd Workshop on Medical Robotics. Forschungszentrum Karlsruhe, pp 137–148
11. Kühnapfel U, Krumm H G, Kuhn C, Hübner M, Neisius B (1995) Endosurgery simulations with KISMET: a flexible tool for surgical instrument design, operation room planning and VR technology based abdominal surgery training. Proc Virtual Reality World '95, München: Computerwoche Verlag, pp 165–171
12. Kuhn C, Kühnapfel U, Krumm HG (1996) A 'Virtual Reality' based Training System for Minimally Invasive Surgery. Proc CAR '96, Paris, F, June 26–29, 1996
13. Hübner M, Kühnapfel U (1995) Realtime volume visualization of 3D-MRI data for applications in diagnostics and computer aided surgery. Proc. CAR '95, June 21–24, 1995, Berlin

KAPITEL 17

Mensch/Maschine-Schnittstelle für intuitives chirurgisches Arbeiten

G. Hirzinger

Vorbemerkung

Es ist für den letzten Vortragenden dieser Sitzung nicht ganz einfach, noch neue Aspekte im Bereich „Mechatronik und Robotik für die Medizin" zu bringen; vieles ist schon gesagt worden. Ich hoffe trotzdem, daß die eine oder andere Anmerkung zum Thema Mensch/Maschine hilft, den Überblick noch etwas zu vervollständigen.

Die minimal invasive Chirurgie (MIC) ist für die Robotiker besonders interessant und auch beliebt, weil man sich da, wie die Chirurgen sagen, richtig „abstützen" kann; d.h. es gibt Einstichpunkte, man kann sich orientieren, man kann definierte Kräfte ausüben; in der offenen Chirurgie ist das alles anders. Ich möchte daher am Anfang die automatische Laparoskopführung als Beispiel für die Mensch-Maschine-Problematik anführen, zeigen, was in dem Bereich heute machbar ist und dann versuchen, die unterschiedlichen Ansätze für die räumliche Bewegungssteuerung mit und ohne Kraftrückkopplung zu beschreiben; die Zusammenhänge sind zum Teil kompliziert und es scheint daher lohnend, Beziehungen herzustellen zwischen Telekonsultation, Telechirurgie und Raumfahrtrobotik. Auch das Training mit Virtual Reality Systemen möchte ich ansprechen.

Zur vollautomatischen Laparoskop-Führung

Die minimal invasive Chirurgie ist heute auch der breiten Öffentlichkeit bekannt (Abb. 1). Normalerweise fungiert ein Arzt als Kamera-Assistent, der die Kamera nachführt, Chirurg und Kamera-Assistent orientieren sich am (Stereo-)Endoskop-Bild vom Situs. Wir sehen daher in Abb. 1 zunächst Mensch-Maschine-Schnittstellen visueller Art. Die Shutterbrillen-Technologie ist inzwischen Standard geworden, wenn es darum geht, Stereobilder anzuschauen. In der Vergangenheit wurde viel experimentiert mit Rot-Grün-Techniken, auch dem Laien geläufig. Der nächste Schritt waren dann Polarisationsbrillen; eine Technik, bei der man rechts und links zirkularisierte „Brillengläser" aufsetzt und auf eine Leinwand die Bilder der linken und rechten Kamera projeziert, die auch entsprechend polarisiert sind und somit einen

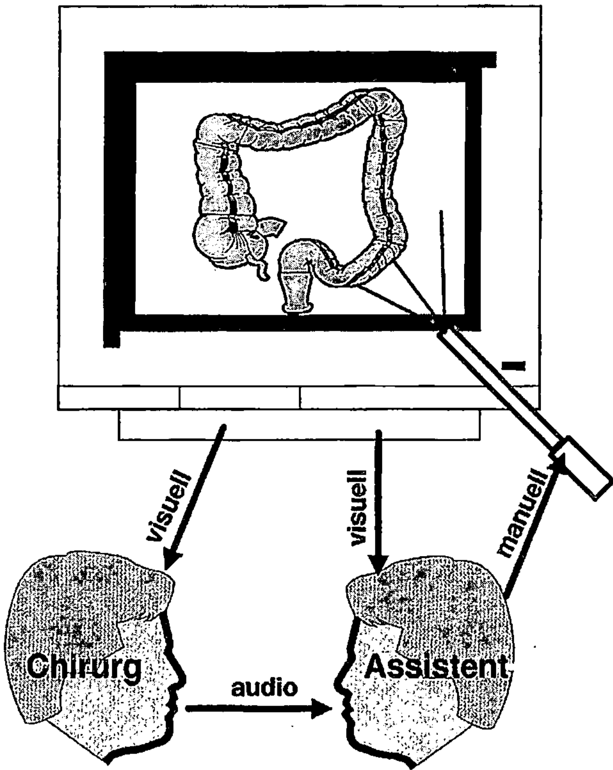

Abb. 1. Prinzip-Schema der herkömmlichen Laparoskopie; Probleme: Tremor und Konzentration

Stereoeindruck wiedergeben. Als ausgereifteste Technik wird oft die Shutter-Technik bezeichnet, d. h. es werden 50 oder 60 mal pro Sekunde abwechselnd linkes oder rechtes Bild einer entsprechenden Stereo-Kamera auf dem Bildschirm dargestellt und im selben Rhythmus werden die „Brillengläser" umgeschaltet, d. h. einmal sieht nur das linke Auge etwas (linkes Bild), einmal nur das rechte Auge (rechtes Bild). Allerdings liegt ein gravierender Nachteil der Shutterbrillen darin, daß man die Umgebung oder andere Displays oder Instrumente nicht mehr sieht. Es gibt dann natürlich weitergehende Techniken wie Cave und Work Bench, die aber wesentlich aufwendiger sind und hier nicht näher beschrieben werden. Interessanterweise sind manche Chirurgen – für uns Robotiker schwer zu verstehen – der Meinung, sie bräuchten nicht unbedingt Stereo und tatsächlich sind Stereo-Endoskope nach wie vor eine Rarität im Operationssaal; in diese Diskussion will ich hier nicht weiter eintreten. Der Kamera-Assistent hält jedenfalls normalerweise das Endoskop durch die Bauchdecke, es gibt dann viele Diskussionen, Streß und Ärger. Chirurgen sagen uns gelegentlich, je erfahrener ein Kamera-Assistent ist, umso eher neigt er dazu, selbständig Regionen im Abdomen zu inspizieren. Letztendlich geht es aber darum, möglichst hochkonzentriert immer die Instrumente des Chirurgen im Blickfeld der Kamera zu halten, d. h. u. U. auch,

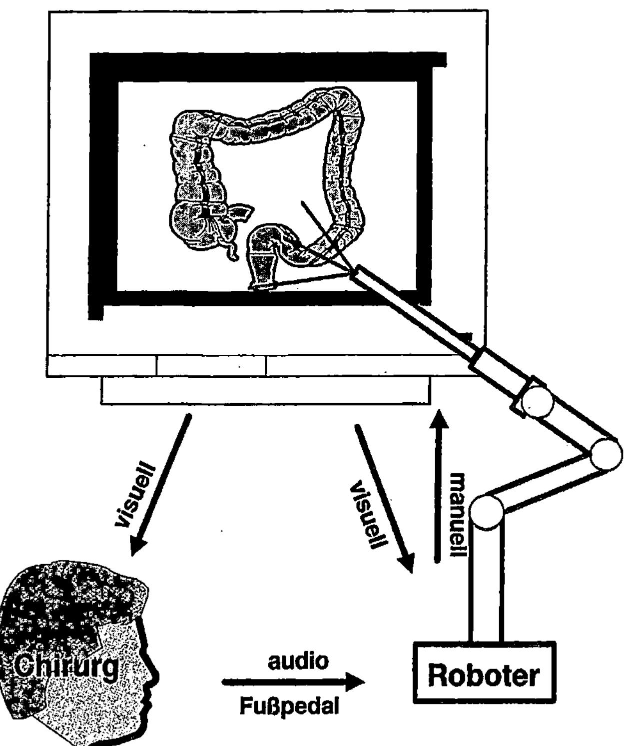

Abb. 2. Schema der vollautomatischen Laparoskop-Führung; Tremor und Konzentrationsprobleme verschwinden

gelegentlich das eine Instrument zu bevorzugen und dann wieder das andere. Wenn man dies etwas systematisiert, dann kann man es so darstellen wie in Abb. 1, daß nämlich der Chirurg mit dem Assistenten audiomäßig verkehrt, beide schauen auf das Kamerabild und der Assistent führt das (Stereo-)Laparoskop den Instrumenten nach. Mit höchster Konzentration zitterfrei ein Instrument nachzuführen, ist nur scheinbar eine einfache Tätigkeit, die de facto dem Menschen nicht angepaßt ist. Insofern nimmt es auch nicht wunder, daß nach unserer Information in den USA im Augenblick schon über 500 Operationen im Monat durchgeführt werden mit einem Laparoskopie-Roboter. Das ist insbesondere der sog. AESOP, der in der Lage ist, die Kamera (das Endoskoprohr) zu halten; er wird normalerweise noch manuell gesteuert von einem Assistenten. Im wesentlichen sind es nur drei Raum-Freiheitsgrade, die gesteuert werden müssen. Anweisungen des Chirurgen können leicht berücksichtigt werden. Neuerdings kann man den Roboter über Spracheingabe kommandieren, das kann dann natürlich auch gleich der Arzt selbst machen, aber nach unserer Erfahrung hat die Spracheingabe generelle Probleme. Es ist zwar durchaus möglich zu sagen, „nach rechts", aber normalerweise bedeutet dies eine voreingestellte Geschwindigkeit; man muß dann rechtzeitig Stop sagen, kann vielleicht auch „nach oben" sagen, aber eine glatte Bewegung schräg im Raum ist mit der Spracheingabe kaum möglich. Jedenfalls, wenn ein Assistent manuell oder mit anderen Möglichkeiten den Roboter steuert, wird der sonst unvermeidliche Tremor vermieden, aber das Konzentrationsproblem bleibt. Deshalb haben wir versucht, eine vollautomatische Kameraführung zu realisieren mit demselben Grundgerät, d.h. mit dem AESOP-Roboter, und zwar durch Echtzeit-Verarbeitung der Stereo-Kamera-Bilder (Abb. 7). Wir haben unterschiedlichste Ansätze erprobt, wie Kontrastbestimmung, Konturerkennung etc; das ist im Abdomen sehr schwierig. Wir sind daher letztendlich bei einem Konzept gelandet, das sich inzwischen sehr bewährt hat, nämlich die Farbsegmentierung. Wir haben Untersuchungen gemacht, welche Farben abdominal vorkommen, haben dafür sog. Histogramme erstellt und dann die Instrumente markiert mit Farben, die sich in den Histogrammen mit o.a. Farben möglichst nicht überlappen; dadurch erhält die Bildverarbeitung sehr gute Voraussetzungen zur Segmentierung. Es hat sich gezeigt, daß auch wenn Blut einen Teil der Markierung überdeckt, immer einige Pixel von der Markierungsfarbe gut sichtbar sind und für die automatische Kameraführung ausreichen. Es ist also bisher nicht beobachtet worden, daß durch Blutungen ein Ausfall des Systems verursacht worden wäre. Es gilt jetzt die Struktur nach Abb. 2, nach der der Chirurg nur mehr mit dem autonomen Roboter arbeitet. Er kann z.B. über das Fußpedal noch umschalten, ob der Roboter die linke oder rechte von zwei Zangen verfolgen soll, die z.B. unterschiedlich farblich markiert sind. Unter Umständen kann er auch noch über Spracheingabe Befehle geben, aber im wesentlichen schließt der Roboter den Kreis, visuell die Stereo-Bilder verarbeitend und dann die „manuelle" Reaktion ausführend, aber völlig selbständig in drei Freiheitsgraden. Inzwischen wird dieses System am Münchner Klinikum rechts der Isar von den Ärzten, die diese Entwicklung bei uns angeregt hatten, schon für den Routine-Einsatz vorbereitet.

Räumliche Geschwindigkeits-Steuerung

Kurz zur Begriffsbestimmung: Jeder Körper ist dreidimensional, auch der Raum ist dreidimensional, hat aber 6 Freiheitsgrade, d.h., herkömmliche Industrieroboter können ihren Greifer normalerweise in 6 Raumfreiheitsgraden bewegen, drei translatorisch, links/rechts, nach oben/nach unten, runter, vor/zurück und dann die Drehungen um diese Achsen. Dagegen haben wir es hier in der minimal invasiven Chirurgie bei der Kameraführung nur mit drei Freiheitsgraden, und wenn wir das Instrument noch um seine Achse drehen wollen (was hier kein zentraler Punkt ist), mit 4 Freiheitsgraden zu tun. In der Robotik stellte sich schon Anfang der 80er Jahre die Frage, wie steuert man gleichzeitig 6 Freiheitsgrade? Es war lange Usus, solche Roboter mit Tasten zu steuern, eine für links, eine für vor, eine für zurück usw., bei vorgegebener Geschwindigkeit. Wir haben dies immer als unnatürlich bezeichnet, und haben deswegen 1982 schon ein erstes Gerät für eine intuitive Steuerung aller Raumfreiheitsgrade entwickelt, die sogenannte Steuerkugel (Abb. 3) mit einem sechsdimensionalen Kraft-Momenten-Sensor im Inneren. Man umfaßt

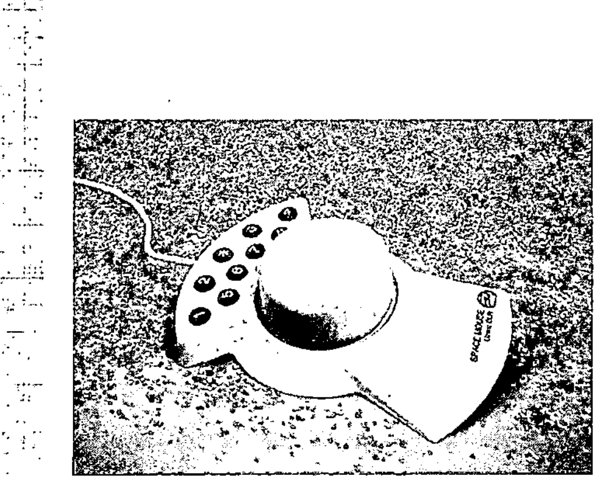

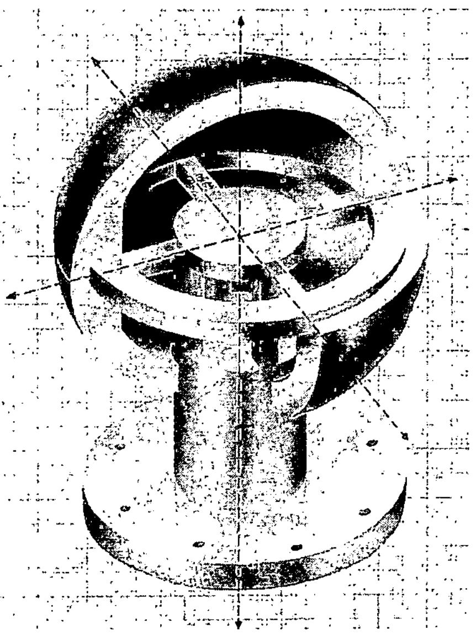

Abb. 3. 6 Freiheitsgrad-Steuerung mit Entwicklungen des DLR

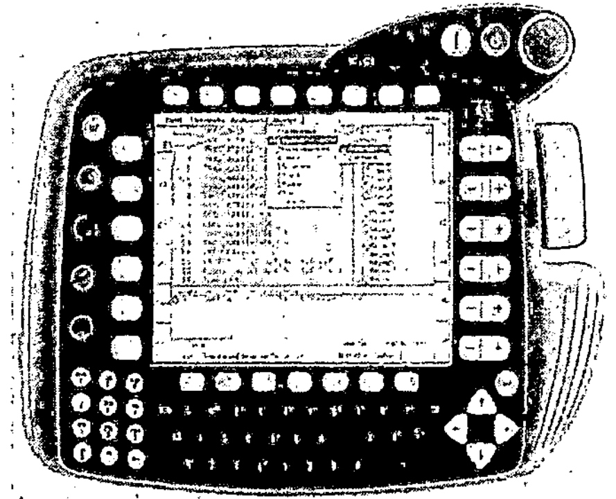

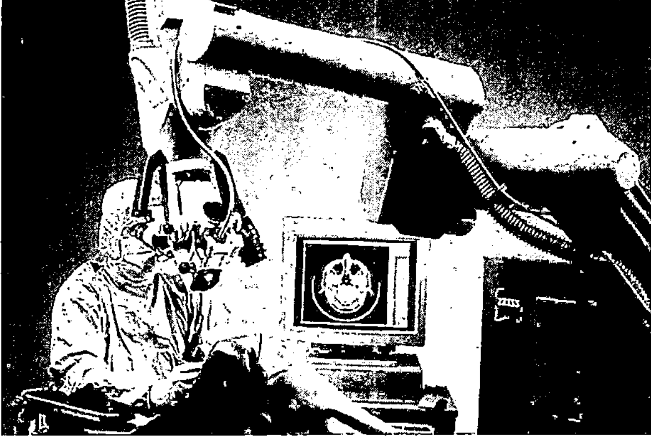

Abb. 4. 6 Freiheitsgrad-Steuer-Panel für Robotor (oben) und chirurgisches Mikroskop der Fa. Zeiss mit der SPACE MOUSE im Führungsgriff (unten)

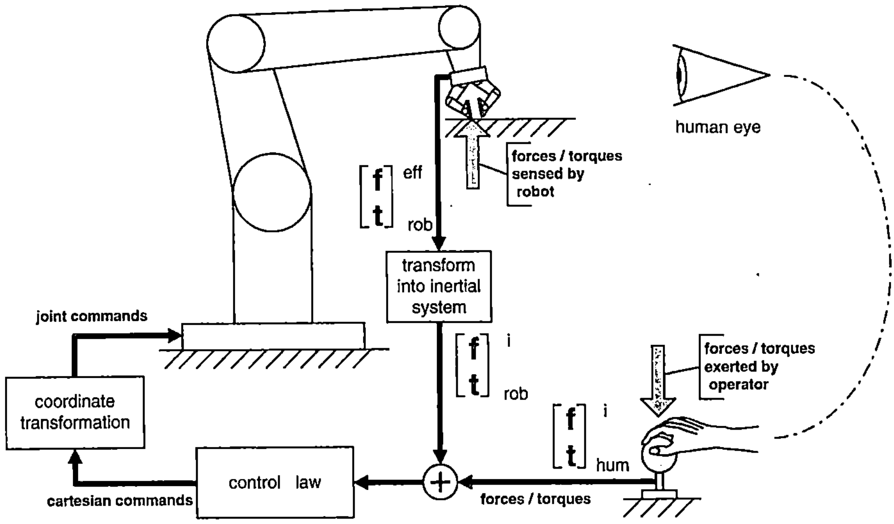

Abb. 5. Kommandierung von Bearbeitungskräften über einen 6 Freiheitsgrad-Steuergriff

sie einfach mit der Hand und übt Kräfte und/oder Momente aus; die Kräfte werden dann umgesetzt in translatorische Geschwindigkeiten, und die Drehmomente werden umgesetzt in rotatorische Geschwindigkeiten; es handelt sich also um ein System zur Geschwindigkeitssteuerung. Gleichzeitig werden aber die Kräfte erfaßt, d.h., es handelt sich auch um ein System zur Kraftkommandierung, also eine duale Mensch-Maschine-Schnittstelle. Daraus ist inzwischen die Space-Mouse geworden, Europas populärstes Mensch-Maschine-Interface im Bereich der Computergrafik (Abb. 3 rechts). Mit ihr werden 3D-Grafikobjekte mühelos im Raum herumgesteuert. Auch alle Roboter des deutschen Marktführers KUKA werden jetzt auf diese Art und Weise gesteuert, 15 Jahre, nachdem dieses Konzept entwickelt worden ist (Abb. 4 oben). Aber auch bei medizinischen Anwendungen (z.B. Betrachten präoperativ gewonnener, graphisch simulierter Organ-Modelle) werden solche Systeme immer mehr eingesetzt. Nachdem man ohnehin kleine Kräfte/Momente vorgibt, ist es auch möglich, dafür zu sorgen, daß ein ferngesteuertes mechanisches System diese Kräfte auch auf die Umgebung ausübt, wenn es mit dieser in Kontakt ist. Das bedeutet lediglich, daß dieses System einen eigenen Kraftsensor haben muß, dessen Werte mit denen des Steuergriffs durch einen geschlossenen Regelkreis abgeglichen werden (Abb. 5). Solche Strukturen bieten sich an, wenn Roboter, die bereits einen Kraftsensor aufweisen, per Joystick oder alternativer Mensch-Maschine-Schnittstelle feinfühliges Fräsen „erlernen" sollen, wie in dem soeben neu eingerichteten Robotik-Labor der Kiefer- und Gesichtschirurgie des Virchow-Klinikums der Charité in Berlin.

Paradigmen der Geschicklichkeitsübertragung Mensch-Maschine finden in der Robotik immer mehr Interesse. Dabei lernt man mit dem Roboter so, wie man einem Kind etwas zeigt oder vormacht. Wenn man versucht, seinem Sohn das Binden einer Krawatte zu erklären, dann macht man es auch nicht

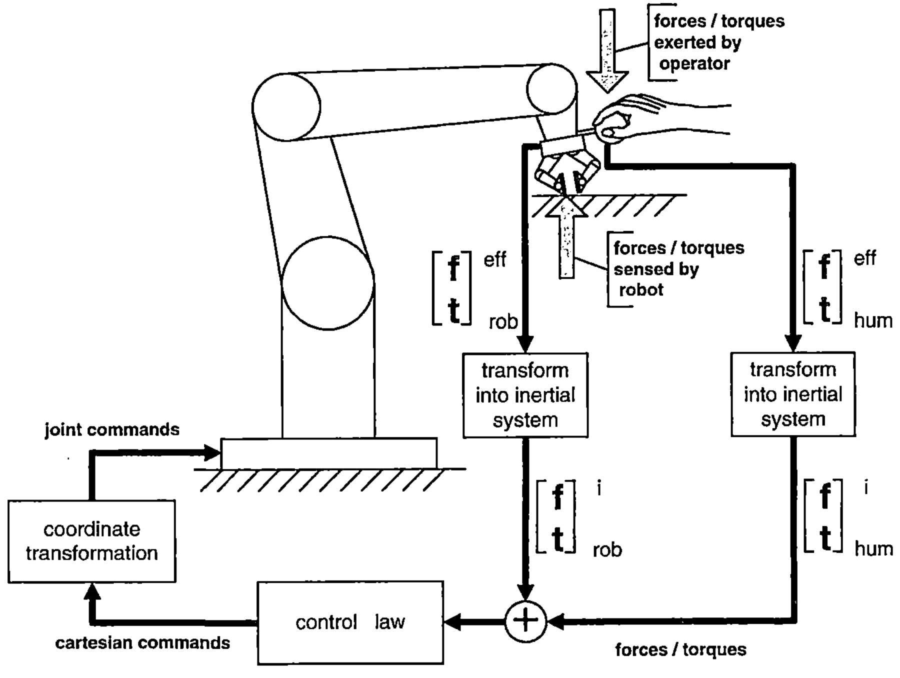

Abb. 6. Direktes Führen eines Roboters mit gezielter Ausübung von Bearbeitungskräften

schriftlich, sondern man zeigt es ihm einfach. Diese Richtung haben wir immer verfolgt und beobachten mit Genugtuung, daß heute die Robotik viel stärker wieder in diese Richtung geht, statt die Erwartungshaltung an die sog. künstliche Intelligenz zu hoch zu schrauben. Natürlich liegt es auch nahe, daß sich ein solches System mit einem Griff führen läßt, der Kräfte mißt, denen der Roboter auszuweichen versucht; man kann ihn also frei herumbewegen, egal wie schwer er ist. Genau dies hat die Fa. Zeiss mit der Führung ihrer chirurgischen Mikroskope gemacht (rechts), wo sich im Griff ein solches Space-Mouse-Modul befindet, mit dem man den Apparat beliebig im Raum herumbewegen kann. Wenn man wieder an die Kieferchirurgie denkt, wäre es genauso möglich, den Roboter, der noch einen eigenen Kraftsensor hat, vorne anzufassen, ihn auf die Umgebung zu drücken und er drückt genauso stark auf diese, unabhängig davon, welcher mechanische Apparat dahinter steht (Abb. 6).

Wenn man Robotik-Systeme zur Kameraführung in der Laparoskopie einsetzt, dann liegt es nahe, daß man die Steuerung eines solchen Systems nicht nur vollautomatisch realisiert, sondern auch im Sinn einer echten Fernsteuerung. Wenn z.B. Zweifel über den Befund da sind und der behandelnde Arzt eingesteht, daß sich vielleicht ein Kollege an dieser Stelle wesentlich besser auskennt, überträgt er das Bild über ISDN, dann braucht dieser Kollege nur ein vergleichsweise einfaches Steuerungssystem vor Ort, und schon kann er sich aus der Ferne ohne weiteres „umsehen" bzw. herumsteuern im ggf. weit entfernten Körperinneren. Wir haben das im Fall der Laparoskopie mit einem Kunstpatienten gemacht, aber im Fall der Magenspiegelung auch am lebenden Patienten, d.h. an freiwilligen Mitarbeitern unseres Labors. Ärzte haben so aus München oder Berlin den Magen eines „Patienten" in unserem Labor inspiziert. Das Gastroskop war in zwei Achsen abwinkelbar, d.h. es waren zwei Freiheitsgrade steuerbar. Das Einführen des Endoskops wurde allerdings manuell bewerkstelligt. Wollte man auch dieses fernsteuern, steht man u.a. vor der Problematik, wie man dafür sorgt, daß das Endoskop möglichst die Speiseröhre nicht berührt und dabei eine gewisse Autonomie bietet; letztlich wäre dies ein Problem der lokalen Vor-Ort-Sensorrückkopplung. Hier wird klar, wie eng die Beziehung dieser Art Medizintechnik zur Raumfahrtrobotik ist.

Bezüge zur Weltraum-Robotik

Wir haben vor 4 Jahren weltweit erstmalig einen Roboter in den Weltraum geschickt, und haben ihn nicht nur durch die Astronauten, sondern auch vom Boden steuern lassen. Er mußte verschiedene Arbeiten durchführen, wie Bajonettverschlüsse umsetzen, aber auch ein freifliegendes Objekt vollautomatisch einfangen; das führte dann zu der Anregung durch die Chirurgen des Klinikums rechts der Isar in München, ob mit diesen Techniken auch chirurgische Zangen verfolgt werden könnten. Die sog. direkte oder online Fernsteuerung von der Erde war übrigens nur durch prädiktive Computergraphik möglich, bei der alle Bewegungen des Roboters inklusive seiner sensorischen Perzeption und Reaktion voraussimuliert wurden (Abb. 7). Dadurch konnten die Signallaufzeiten von 5–7 Sek. kompensiert werden. Oft wurde inzwischen davon gesprochen, daß dies eine der ersten wirklichen Virtual Reality-Anwendungen war, weil unsere Boden-Operateure sich interaktiv durch diese Grafikszenen gesteuert haben. Glücklicherweise waren gerade zu der Zeit die 3D-Computergrafiksysteme schon so stark, daß man dies wirklich auch in Echtzeit und fast ruckfrei realisieren konnte. Entscheidend war darüberhinaus, daß der Roboter die Steuerkommandos, die er erhielt, generell nur als Grobkommandos interpretierte und über seine Greifer-Sensorik verfeinerte (lokale Autonomie oder auch „shared autonomy").

Heute läuft die Entwicklung dahin, daß wir diese Telerobotik-Konzepte verfeinern und perfektionieren, so daß wir praktisch nicht mehr den Roboterexperten an einer solchen Boden-Station benötigen, sondern nur mehr den Anwender, der die Objekte mit einem 3D-Cursor anklickt; der Roboter führt die Operationen dann automatisch aus. Zuvor muß allerdings eine Phase eingeschaltet sein, bei der tatsächlich noch ein Roboterexperte dem Roboter in der Grafik zeigt, wie das abläuft, wenn man z.B. einen Bajonettverschluß herausdreht; d.h. er versucht es zu demonstrieren mit allen Kräften, mit allen Entfernungs-Sensormustern und allen Bilddetails, die auftreten können. Was wir dabei immer auch brauchen, ist der sog. Update oder Abgleich des Weltmodells, das der Roboter von seiner Umgebung hat, mit der Szene, die er real sieht. Im Gegensatz zur Medizin haben wir in einer technischen Umgebung normalerweise gute 3D-Weltmodelle, weil dort ja alles vom

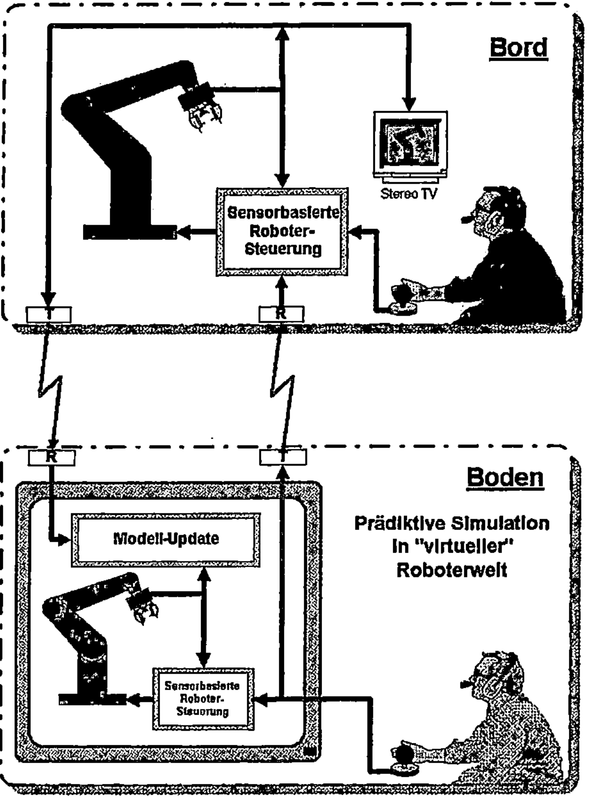

Abb. 7. Prädiktive Grafiksimulation zur Kompensation von Signal-Laufzeiten

Menschen konstruiert worden ist. Wenn wir keine Modelle haben, und das ist wieder die Berührung zur Medizin (dort gibt es ja in dem Sinne keine Vorab-CAD-Modelle), dann müssen wir sie generieren. So hoffen wir z.B. im Augenblick, daß wir erstmalig bald über Stereoverfahren verfügen, basierend auf neuronalen Netzen, bei denen fast keine Konturen mehr verlangt werden, um das 3D-Modell einer Szene zu errechnen. Klare Konturen sind eine Voraussetzung bei den bisherigen Stereoverfahren. Wir ermitteln demgegenüber auch bei ganz schwachen Kontrasten dreidimensionale Darstellungen, können diese dann in der 3D-Computergrafik herumbewegen und hoffen natürlich, damit künftig auch einen Beitrag zur Medizin leisten zu können; wenn nämlich das Stereo-Endoskop Bilder aus dem Abdomen bringt, und wir sofort die 3D-Rekonstruktion durchführen könnten. Alternativ gibt es in der Robotik die Möglichkeit, Objekte mit Lasern abzuscannen. Ein so abgetastetes Gesicht könnte als veränderbares Modell in der plastischen Chirurgie dienen. Generell ist hier der Bezug sehr eng zur Medizin. Dort geht es ja z.B. darum, aus Tomographie- oder Ultraschallbildern 3D-Modelle z.B. der kranken Organe zu erzeugen, möglichst aus unterschiedlichen Signalquellen (Sensorfusion ist auch in der Robotik derzeit das große Thema). Hat man sich ein Modell zunächst präoperativ aus Multisensordaten generiert; so findet man während der Operation zunächst die reale Situation vor; man vermißt daher z.B. in der Neuro-Chirurgie den Patienten-Kopf mittels fest angebrachter Marken, bringt die intraoperative Situation dann in Übereinstimmung mit dem präoperativen Modell und kann dann ggf. auch das Instrument über spezielle Marken verfolgen. Nicht nur in der realen Welt sieht man dann das Endoskopbild, sondern auch virtuell kann man das Instrument einblenden oder sich sogar die Ansicht erzeugen, die man eigentlich sehen müßte. Man kann sich dadurch besser orientieren, wo man im Augenblick ist. Natürlich sind dann auch die Voraussetzungen gegeben, gleich von einem Roboter eine Sonde etwa in der Neurochirurgie führen zu lassen und möglichst zielsicher dann auch einen Tumor zu treffen (z.B. MINERVA-Projekt der Hochschule Lausanne).

Positions-Steuerung und Kraftrückkopplung

Wir haben bisher vornehmlich über ganz bestimmte Mensch-Maschine-Schnittstellen gesprochen. Es gibt aber eine Reihe von möglichen Alternativen zur Bewegungssteuerung, einmal ohne Kraftrückkopplung und einmal mit Kraft- oder taktiler Rückkopplung (Tabelle 1). Das sind z.B. die berührungslosen Positions-Steuerungssysteme, am bekanntesten die sog. Polhemus-Tracker. Normalerweise werden sie in Verbindung mit Daten-Handschuhen verwendet; man bewegt also die Hand im Raum, mit dem Tracker wird die Position berührungslos abgegriffen und ein Roboter oder ein 3D-Grafikobjekt wird damit gesteuert. Ein Problem bei diesen Positionssteuerungen ist, daß man mit der Hand nicht beliebig viel Bewegungsfreiheit hat, d.h. man gerät leicht in sehr unbequeme Handstellungen. Man kann andererseits kaum vernünftig Geschwindigkeiten auf diese Art steuern, denn wenn man will, daß das Objekt ruhigsteht, müßte man mit der Hand in eine Nullposition zurückfahren, und diese hat man im freien Raum nicht. Wir halten nach unserer heutigen Erfahrung solche Mensch-Maschine-Interfaces vor allem dann für interessant, wenn man den Handschuh wirklich nutzen kann; z.B.

Tabelle 1. Klassifizierung der Bewegungssteuerung

- • Ohne Kraftrückkopplung
  - Berührungslose Positionssteuerung (z.B. POLHEMUS Tracker)
  - Rein mechanische Positions (+ Geschwindigkeits) Steuerung (z.B. Joysticks, Master-Arme ohne Kraft-Rückkopplung)
  - Geschwindigkeits (+Kraft)-Steuerung (SPACE MOUSE, Steuerkugel)

- • Mit Kraft- und taktiler Rückkopplung
  - nicht-tragbare Kraftrückkopplungs-Masters (z.B. kraftreflektierende Joysticks, Master-Arme etc.)
  - tragbare Kraft-Rückkopplungs-Masters
    - Arm-Exoskelette
    - Hand-Masters (z.B. Cybergrasp)
  - taktile Rückkopplung (pneumatisch, vibrotaktil, elektrotaktil)

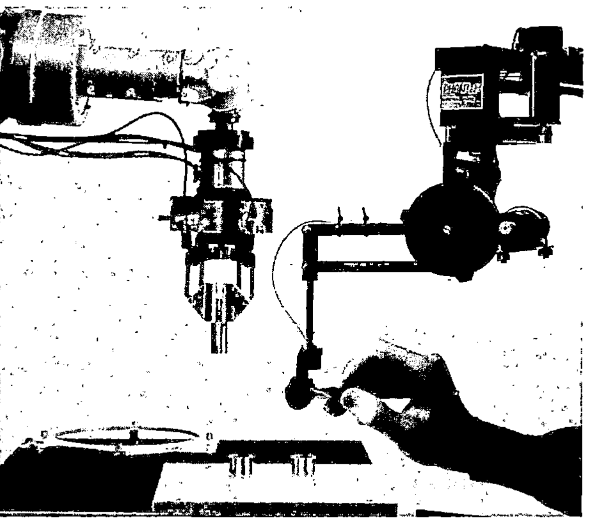

Abb. 8. (Fern-)Steuerung eines Robotors mit dem kraftreflektierenden PHANTOM

um Finger zu steuern, seien es künstliche Finger in der 3D-Grafik oder echte Finger eines Roboters.

Die berührungslose Positionssteuerung kann z.B. auch so realisiert werden, daß man über die Kopfbewegung 3D-Bilder steuert, also künstlich generierte Bilder, so daß praktisch das Objekt gedreht wird, je nachdem, von welcher Seite man es anschaut. Siemens arbeitet z.B. an solchen Techniken wie auch an der Gestik-Erkennung der natürlichen Hand, beobachtet durch ein Video-System, also durch eine Kamera. Die erkannten Gesten werden übertragen in Kommandos auf dem Bildschirm oder auch in einem realen System. Gestik-Bestimmung bzw. -Erkennung scheint durchaus ein interessanter Ansatz, um längerfristig Mensch-Maschine-Interfaces neuerer Art zu schaffen.

Darüberhinaus gibt es die rein mechanischen Positionssteuerungssysteme (Joysticks oder Master-Arme ohne Kraftrückkopplung) sowie elektromechanische Geräte zur Geschwindigkeitssteuerung (incl. der Kraftsteuerung bei Kontakt des gesteuerten Objekts mit der Umgebung). Dies entspricht dem Prinzip der DLR-Space-Mouse.

Der zweite große Bereich ist die Kraft- und taktile Signal-Rückkopplung. Dort gibt es heute viele Ansätze, inzwischen auch durch den Boom im Bereich Virtual Reality und Computerspiele motiviert. Es geht zum einen um nicht tragbare Kraftrückkopplungs-Master, z.B. Joysticks, die Kraft reflektieren, oder „tisch-feste" Master-Arme sowie tragbare Systeme, z.B. die sog. Handmasters mit verschiedenen Formen der taktilen Rückkopplung in den Fingern und Fingerspitzen. Schon frühe Arbeiten im Bereich der Nukleartechnik zielten darauf ab, daß man einen sog. Slave-Arm nicht nur durch Positionsvorgabe eines Masterarms steuern kann, sondern daß man, wenn der Slave-Arm einen Kraftsensor hat und irgendwo anstößt, dieses „Gefühl" zu-

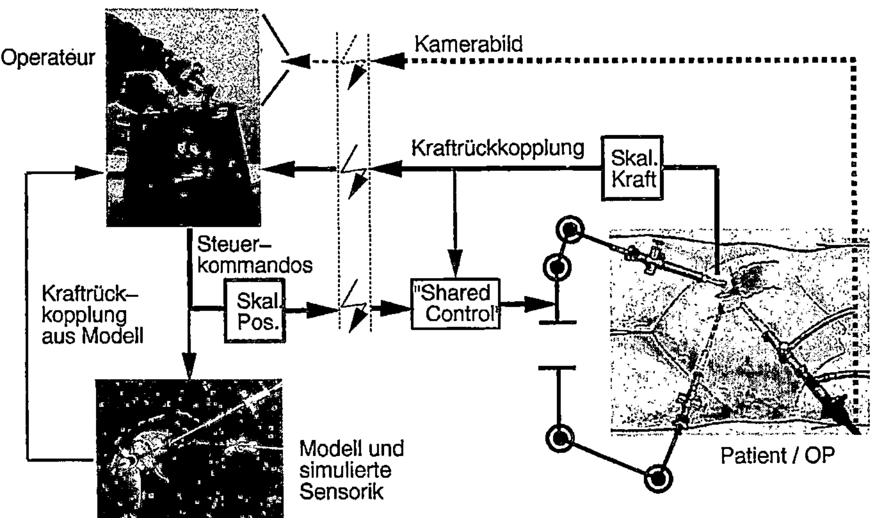

Abb. 9. Telepräsenz

rückmeldet in die Motoren des Masters und dann als Operateur richtigge-
hend den Widerstand spürt. Diese Kraftrückkopplung ist vermutlich unter-
schätzt worden in der Vergangenheit, u.a. weil sie lange nicht überzeugend
funktionierte. Man hatte meistens das Gefühl, daß man etwas spürt, aber
man spürte eigentlich nicht das, was man spüren sollte. Die erste gute „high
fidelity"- Entwicklung ist u.E. vor ca. 3 Jahren auf den Markt gekommen, der
sog. PHANTOM als Spin-off-Produkt des MIT in Bosten (Abb. 8). Ein Stift,
aufgehängt an einer kinematischen Struktur mit kleinen Motoren erlaubt es,
daß real gemessene oder simulierte Kräfte über die Motor-Ansteuerung in
die menschliche Hand zurückgemeldet werden. Das sieht auch schon ein biß-
chen nach Chirurgie aus, man kann sich den Stift als Chirurgie-Zange vorstellen. Ob dort am anderen Ende ein reales System steht oder eine grafische
Simulation, spielt dafür keine Rolle mehr.

Die Vorstellung in der sog. Telechirurgie geht dahin, daß man mit kraftreflektierenden Hand-Controllern versucht, aus einigem Abstand vom Patienten
zu operieren, sei es in der Nähe sitzend, um die körperlichen Belastungen
des Chirurgen zu reduzieren, oder aus großer Ferne (in USA auch für den
militärischen Bereich forciert). Wenn man sich das strukturell anschaut,
dann kommt man zu Konzepten, die wieder aus der Telerobotik abgeleitet
sind, also zum menschlichen Operateur mit kraftreflektierendem Eingabegerät, in dessen Motoren die Kräfte rückgekoppelt werden, die an einem entfernten Ort von roboter-geführten Instrumenten erfaßt werden. Man hat
dann u.a. beliebige Möglichkeiten der Skalierung, d.h. man kann größere Bewegungen der Hand in ganz kleine (und damit quasi zitterfreie) des Roboters umsetzen; von daher wird auch das Thema Mikrochirurgie interessant.
Gefäß-Chirurgen sagen uns in der letzten Zeit häufiger, was wir bräuchten,
wären winzige roboter-geführte Nahtapparate. Wir haben beim DLR Nahtap-

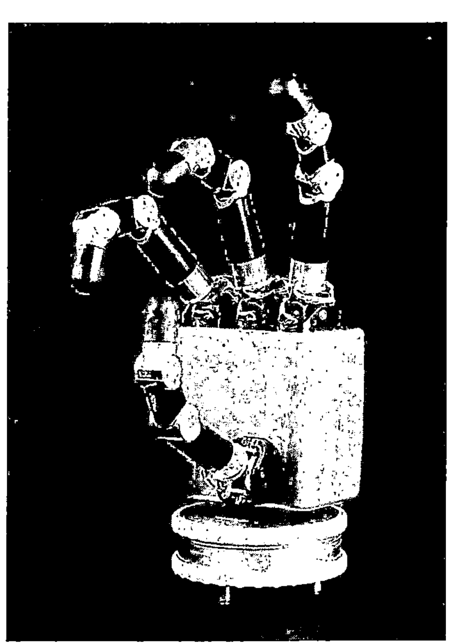

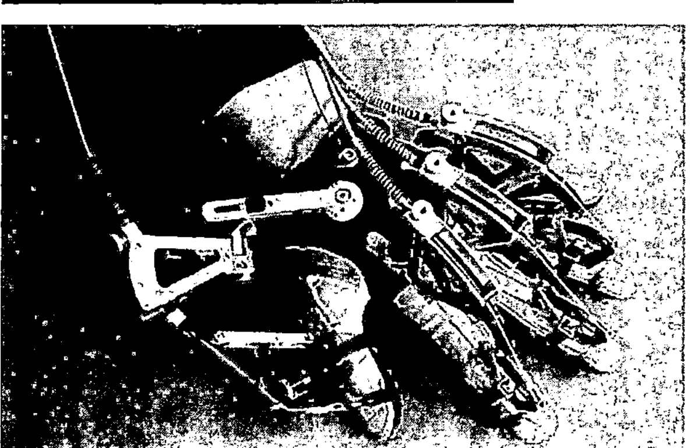

Abb. 10. Vierfingrige DLR-Roboter-Hand (oben) und Kraftreflektierender Datenhandschuh (unten)

parate entwickelt für den makroskopischen Bereich, d.h. für das Vernähen von Darmenden nach der minimal invasiven Tumoroperation; man müßte entsprechend kleine mikrochirurgische Apparate jetzt für die Gefäßchirurgie entwickeln. Und man hätte auch bei ferngesteuerten Robotik-Systemen hier die Möglichkeit, vor Ort ein sog. Shared Control einzuführen, also eine gewisse Autonomie, so daß nicht alles vom Menschen gesteuert werden braucht. Parallel dazu könnte man dann auch gleich die grafische Simulation laufen lassen und vielleicht auch die Kraftrückkopplung aus der Computergrafik (Abb. 9). Das ist allerdings ein weitgehend noch ungelöstes Thema, wie man Kräfte, die aus der realen Welt zurückkommen, optimal kombiniert mit Kräften, die simultan simuliert werden. Lokale Autonomie wäre jedenfalls wichtig für die Operation an pulsierenden Organen, wie dem schlagenden Herzen.

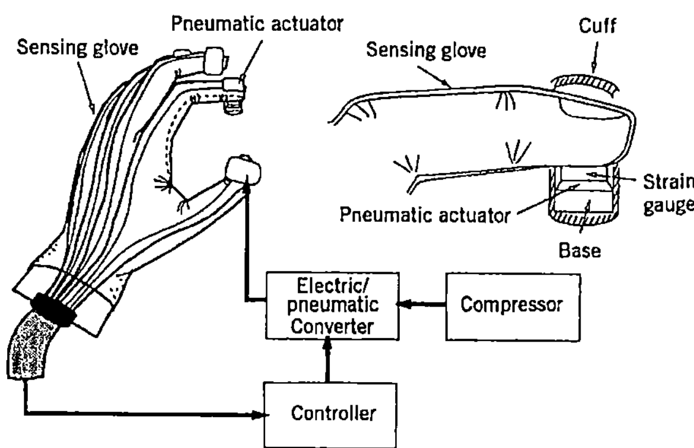

Abb. 11. Pneumatisch erzeugter Druck in den Fingerspitzen (aus [1])

Ein besonders heikles Problem stellt sich aber auch, wenn man vor Ort Kräfte an einer chirurgischen Zange messen will, dabei aber die Greifkräfte und die Kräfte, die wirklich von der Berühung mit der Umgebung herkommen, sauber trennen will. Wir versuchen, dies durch unseren sog. künstlichen Muskel® zu erreichen, der hier das kraftreflektierende Antriebselement darstellt für die Zangenbewegung. Die Berühr-Kräfte sollen über kleine Kraftsensoren im Schaft des Instruments erfaßt werden sowie die Kraftverteilung im Zangenmaul über taktile, die Haut nachbildende Sensorik.

Die offene Chirurgie ist da wesentlich heikler. Wie kann man z.B. nachbilden, daß die menschliche Hand die Organe greift, sie auseinanderhält und Manipulationen daran vornimmt. Es klingt zwar nach Science Fiction, aber natürlich denken die Robotiker an solche Szenarien auch. Die 4-fingrige DLR-Hand (Abb. 10 oben) ist sicher die komplexeste Roboterhand, die bisher entwickelt worden ist mit etwa 1500 Elektonikkomponenten und über 1000 mechanischen Einzelteilen. Wir wollen daraus später eine Prothese machen. Natürlich hat eine solche Hand feines Gefühl (Kraftregelung), Nachgiebigkeit, taktile Arrays usw. und natürlich können wir solche Hände auch aus der Ferne steuern. Es gibt seit kurzem auf dem Markt kraftreflektierende Datenhandschuhe (Abb. 10 unten), die relativ feinfühlig Kräfte rückspielen in die Finger, allerdings im wesentlichen natürlich nur in die Hauptbewegungen der Finger. Wenn z.B. in einer virtuellen Grafiksimulation Regentropfen herunterfallen und in der Grafik auf die simulierte Hand fallen, dann spürt man das auch real relativ gut. Natürlich benötigen diese Konzepte einen apparativen Aufwand, auch wenn sie sich im wesentlichen auf das Zurückziehen der Finger durch entsprechende kleine Motoren beschränken. Es wird alles mögliche versucht im Augenblick, Gefühl in die Finger zu bringen, etwa indem man pneumatisch kleine Blasebälge an den Handschuhkuppen aufbläst (Abb. 11), wenn Berührung simuliert wird oder indem man taktile Reize stimuliert. Es ist allerdings technisch sehr schwierig, durch kleine Reizungen über Kissen, aus denen winzige Stifte die Haut reizen, taktile Muster zu erzeugen. Was man vergleichsweise gut simulieren kann, ist z.B., wie sich ein Objekt vom Material her anfühlt, was die Wärmeübertragung anbelangt. Man kann z.B. Aluminium und Holz relativ gut blind unterscheiden durch die Art, wie die Wärme vom Finger in das Material transportiert wird. Und man kann heute Handschuhe mit einer künstlichen Wärmepumpe versehen, die dann unterschiedlich schnell Wärme aus dem Finger herauspumpt, je nachdem, welches „virtuelle" Material nachgebildet werden soll oder wie warm dieses Material ist. Besonders schwierig ist es aber, das Greifen eines Organs aus der Ferne nachzubilden, d.h. die Rückkopplung der Greifkräfte nicht nur in die Finger nachzubilden, sondern von den Fingern die Übertragung auf den ganzen Arm zu simulieren. Hier laufen zwar einige Arbeiten, aber die Technik tut sich sehr schwer, so etwas realistisch nachzubilden. Sog. Exoskelette, die man wie eine, wenn auch leichte, Rüstung am Arm trägt, stellen erste, aber i.a. sehr unvollkommene Ansätze dar.

Virtuelle Chirurgie

Damit sind wir schon beim Problem des virtuellen Chirurgentrainings. Wir versuchen derzeit, Robotern bereits in der virtuellen Welt eine neue Aufgabe beizubringen, den Roboter also z.B. in eine Ecke zu drücken, mit ihm dies ein paarmal vorzumachen, so daß er es zunächst virtuell beherrscht und dann später auch in der realen Welt. Von daher entwickeln wir im DLR inzwischen eigene kraftreflektierende Handcontroller. Schon ein 2D-Joystick, mit dem man simulativ in der 3D-Grafik eine Kugel auf einem Trampolin in die Höhe wirft, erzeugt in verblüffend realistischer Weise das Gefühl, man fange die Kugel auf, wenn sie zurückfällt. Inzwischen konnten auch erste Experimente zum Teleservicing im Maschinenbau überzeugend demonstriert werden; dies steht ja eng in Verbindung mit der Telekonsultation in der Medizin; man möchte im Maschinenbau Maschinen inspizieren, möglichst diagnostizieren, warten und reparieren. Gerade für den exportierenden Maschinenbau ist es äußerst aufwendig, Reparatur-Trupps in die Welt zu schicken, wenn irgend etwas defekt ist. Wir konnten zeigen, daß es möglich ist, auf einer Maschine einen Beschleunigungssensor zu befestigen, der Vibrationen erfaßt, diese datentechnisch komprimiert über beliebige Entfernungen zu übertragen (z.B. ISDN) und „zu Hause" richtig zu spüren, wie die Maschine vibriert; d.h. der erfahrene Ingenieur bekommt ein realistisches Gefühl, was dort in der Maschine defekt sein könnte. Ähnlich sind die Vorstellungen, daß man in der Medizin die Elastizität oder das Pulsieren von Gewebe aus der Ferne untersucht.

Virtuelle Chirurgietrainer für MMI sind auf feinfühlige Kraftreflexion an simulierten Organ-Modellen angewiesen. Die ersten Modellierungsarten von Organ-Gewebe mit sog. Punkt-Masse-Systemen hatten allerdings das Problem, daß beim Abtasten des Organs mit einer Zange abwechselnd härtere und weichere Stellen spürbar waren; insofern geht die Entwicklungsrichtung heute dahin, kontinuierlich arbeitende Finite Elemente-Methoden einzusetzen, wie sie für Flugzeugbau und Maschinenbau entwickelt wurden. Wir haben damit erste Erfahrungen im Bereich der virtuellen Manipulation an Gefäßen gewonnen. Faßt man z.B. eine virtuelle Ader mit der Zange, so ver-

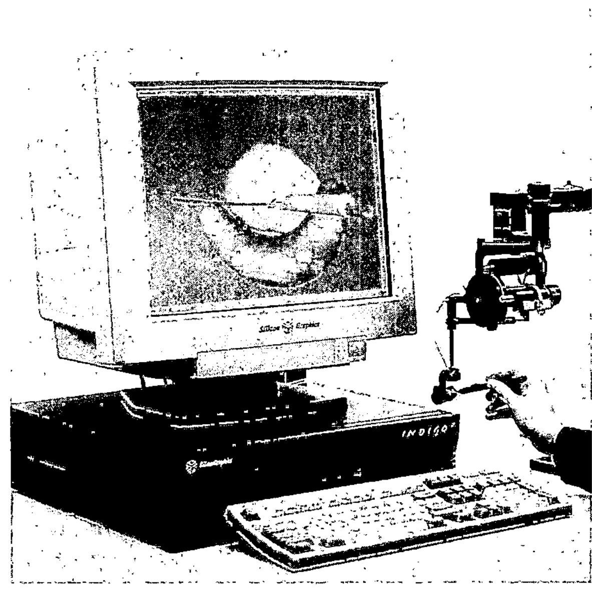

Abb. 12. Virtuelles Greifen eines Blutgefäßes

formt sie sich relativ naturgetreu wie eine „echte" Ader und man spürt das vergleichsweise weich und natürlich (Abb. 12).

Zur realistischen Betrachtung virtueller räumlicher Bilder ist nicht unbedingt ein Datenhelm erforderlich; Helme sind zwar relativ weit bekannt in der virtuellen Realität, aber auch die neuesten Helme sind noch nicht das Optimum, weil sie immer noch relativ schwer sind. Die Auflösungen sind inzwischen gut geworden, es gibt jetzt Helme mit ca. 1000×800 Bildpunkten, aber sie sind noch so schwer, daß man geneigt ist, den Kopf nach vorn sinken zu lassen. Deswegen sind auch für uns andere Techniken wie Work Bench oder Cave neben der Shutter-Brillen-Technik von hohem Interesse. Intensiv wird aber auch an autostereoskopischen Bildschirmen gearbeitet, die den räumlichen Eindruck mit bloßem Auge vermitteln.

Resümee

Die Medizintechnik erweist sich im Augenblick als Triebfeder für die Entwicklung neuer Mensch-Maschine-Schnittstellen; tatsächliche wird die Kooperation zwischen Mensch und Maschine unserer Meinung nach die künftige Entwicklung der Chirurgie massiv beeinflussen. Was uns Robotiker besonders freut, ist die Tatsache, daß wir mit den Kenntnissen über die Konstruktion und Entwicklung „mechatronischer" Mechanismen, die immer feiner und kleiner werden sollen, glauben, wichtige Beiträge zur Medizin und Medizintechnik leisten zu können. Als Beispiel diene die Führung eines Ultraschallkopfes in der Kernspintomographie, wo kein Metall verwendbar ist, durch ein Kunststoff-Tripod, also einen dreibeinigen Spezial-Roboter mit nur

3 Freiheitsgraden, den wir durch Wasser antreiben. Ähnlich faszinierend ist für uns die Entwicklung eines künstlichen Herzens auf Basis unseres künstlichen Muskels®. Besonders wichtig aber ist es angesichts des großen Interesses der Öffentlichkeit, immer wieder darauf hinzuweisen, daß es sich bei all den angesprochenen Entwicklungen nicht um eine oft als unmenschlich empfundene Apparatemedizin handelt, die z.B. Leben um jeden Preis verlängert, sondern einzig darum, Diagnose und Therapie mit den besten technologischen Möglichkeiten so sicher und patientenschonend wie nur irgend möglich zu machen.

Literatur

1. Burdea G (1996) Force and Touch Feedback for Virtual Reality. Publisher: John Wiley Sons, Inc.
2. Omote K, Ungeheuer A, Feussner H, Wei G-Q, Arbter K, Siewert JR, Hirzinger G (1998) Selbststeuerndes Kamerasystem für die laparoskopische Chirurgie: Erste klinische Erfahrungen. 18. Kongress der Deutschen Gesellschaft für Endoskopie und bildgebende Verfahren e.V., München, 25. März 1998. Referat
3. Arbter K (1998) Camera tracking through image recognition systems. 18. Kongress der Deutschen Gesellschaft für Endoskopie und bildgebende Verfahren e.V., München, 25. März 1998. Referat
4. Ungeheuer A, Arbter K, Omote K, Feussner H, Wei GQ, Siewert JR, Hirzinger G (1997) Selbststeuernde farbcodierte Kameraführung bei laparoskopischen Eingriffen. Minimal invasive Chirurgie 6.3:41–47
5. Arbter K, Feussner H, Hirzinger G, Wei G-Q, Ungeheuer A (1997) Robotic camera assistance and telepresence in minimally invasive therapy. In High Care '97, Bochum, Jan. 31.–Feb. 3.
6. Wei G-Q, Arbter K, Hirzinger G (1997) Real-time visual servoing for laparoscopic surgery. IEEE Engineering in Medicine and Biology, 16(1), January/February
7. Wei G-Q, Arbter K, Hirzinger G (1997) Automatic tracking of laparoscopic instruments by color-coding. In Proc. First Int. Joint Conf. CVRMed-MRCAS '97, Grenoble, France, March 20–22
8. Arbter K, Wei GQ (1996) Verfahren zum Nachführen eines Stereo-Laparoskopes in der minimalinvasiven Chirurgie. Deutsche Patent Nr. 195 29 950, 14. Nov. 1996. erteilt
9. Arbter K, Wei G-Q (1996) Tracking a mono- or stereo-laparoscope in minimally invasive surgery. US Patent, Amtl. Aktenzeichen: S.N. 08/696,159. eingereicht am 13.08. 1996

Geführte Systeme und Robotik bei chirurgischen Eingriffen – Kritische Stellungnahme

H. D. BECKER

Eine Vielzahl neuer Technologien hat ein potenzielles Anwendungsgebiet in der Medizin, vor allem in der Chirurgie. Bei aller Begeisterung für derartige Neuerungen muß man vor Augen halten, welche Meßkriterien für den Erfolg derartiger Entwicklungen in der Medizin angelegt werden müssen. Das entscheidende Bewertungskriterium ist die Verbesserung der Qualität medizinischer Versorgung bei gleichbleibenden oder geringen Kosten, wobei heute neben funktionellen Ergebnissen vor allem auch Fragen der Lebensqualität von entscheidender Bedeutung sind.

Bei der präoperativen Planung, vor allem zur Überbrückung von zu erwartenden Defekten, haben sich durch die Entwicklung im Bereich der bildgebenden Verfahren völlig neue Möglichkeiten ergeben, insbesondere im Bereich der Zahn-, Mund- und Kieferchirurgie finden derartige individuelle Ersatzmodelle beste Anwendung. Die Vorträge zeigen jedoch, daß die präoperative Planung weitestgehend auf Hartgewebe beschränkt ist, da naturgemäß hier die Bildgebung ihre Domäne hat. Ersatz von Weichgewebe dagegen ist sehr viel schwieriger zu planen, obwohl sie für das funktionelle Ergebnis von entscheidender Bedeutung ist.

Beim Hüftgelenkersatz wird zur Zeit eine Vielzahl verschiedener Modelle verwandt, die sich in Form, Funktion, Material etc. unterscheiden. Vergleichende Studien über die Überlegenheit einiger Modelle existieren nicht. Andere Gruppen sind den Weg gegangen, individuell adaptierte Hüftprothesen zu entwickeln, um die Variationen zwischen einzelnen Personen ausgleichen zu können. Welche Bewertungskriterien für die Effektivität einer derartigen Chirurgie herangezogen werden müssen, ist zur Zeit noch in der Diskussion. Die Infektionsrate, die Lockerungsrate etc. können nicht die ausschließlichen Kriterien sein, da alleine durch die Materialveränderungen ein erheblicher Fortschritt erzielt worden ist. Andererseits muß betont werden, daß durch die technologischen Hilfen, z.B. beim Gelenkersatz, die vorgegebenen Meßgenauigkeiten deutlich verbessert werden können.

Die Entwicklung eines Instrumentariums für das „Offene MR" wird zur Zeit an verschiedenen Institutionen vorangetrieben, teilweise mit Unterstützung durch Einrichtungen der Forschungsförderung.

Naturgemäß läßt sich zeigen, welche technischen Möglichkeiten durch ein derartiges Vorgehen bei gleichzeitiger, kontinuierlicher Bildgebung möglich sind. Andererseits muß jedoch bedacht werden, daß durch eine derartige

Entwicklung ein erneuter Kostenschub entstehen kann, ohne daß die o.g. Qualitätskriterien der medizinischen Versorgung sich verändern.

Viele Entwicklungen im Bereich der Minimal Invasiven Chirurgie weisen einige zentrale Probleme auf, die methodenimmanent sind. Durch die indirekte, chirurgische Arbeit in vorgegebenen Körperhöhlen wird neben der eingeschränkten Sicht vor allem das Problem der Sensorik nachgearbeitet werden müssen. Der Chirurg erfährt durch die Palpation des Gewebes eine Vielzahl für seine Entscheidung wichtiger Informationen wie Temperatur, Pulsation, Konsistenz, Verschieblichkeiten etc. Alle diese Kriterien gehen in seine definitive Entscheidung ein. Bei den zur Zeit verwandten Technologien fehlt diese wichtige Information, ein Punkt, der einer intensiven Bearbeitung während der nächsten Jahre bedarf.

Die neuen Technologien werden zu einer deutlichen Veränderung der chirurgischen Ausbildung führen. Wie bereits in anderen Berufen praktiziert, ist es heute sicherlich nicht mehr notwendig, einen Teil der Operationen evtl. am Tier zu trainieren, um sie dann schrittweise unter Anleitung am Menschen anzuwenden. Wie bereits in den ersten vorliegenden Entwicklungen zum chirurgischen Training aufgezeigt wird, besteht die Möglichkeit, naturnahe, biologische Systeme zu simulieren, die es erlauben, das chirurgische Training mit eventuell zu erwartenden Komplikationen zu simulieren. Gerade auf diesem Gebiet sehe ich einen wesentlichen Fortschritt für die nähere Zukunft.

V Enabling Systeme für chirurgische Simulation und Training

Grundlagen chirurgischer Enabling-Systeme und ihre informationstechnische Umsetzung

TH. BERLAGE, G. GRUNST und K. KANSY

Einführung

Chirurgische Aufgaben werden immer komplexer. Es findet nicht nur eine zunehmende Spezialisierung statt, auch Unterstützungstechniken wie Bildgebung, Telekommunikation und Robotik werden ständig verfeinert und kommen in immer größerem Maße zum Einsatz. Nur wenige Mediziner sind in der Lage, eine solche Situation mit überwiegend technischen Aspekten souverän zu beherrschen. Um einen sinnvollen, effektiven und effizienten Einsatz dieser Unterstützungswerkzeuge zu gewährleisten, ist eine auf den Chirurgen zugeschnittene Gesamtkonzeption und -realisierung notwendig.

Unter dem Begriff des *Enabling-Systems* fassen wir informationstechnische Systeme zusammen, die die Handlungskompetenz des Chirurgen erhöhen, indem sie auf die jeweilige Situation zugeschnittene, meist visuelle Informationsverdichtungen anbieten. Die präsentierten Inhalte umfassen sowohl eine möglichst genaue Darstellung der Patientensituation als auch – darauf abgestimmt – ein Angebot von Orientierungsleistungen, die aus erfolgreichen Expertenstrategien sowie medizinischem Hintergrundwissen hergeleitet sind.

Als Beispiel für ein solches System ziehen wir ein Enabling-System für die Neurochirugie heran, das minimalinvasive Eingriffe (insbesondere die laserinduzierte interstitielle Thermotherapie – LITT) unter Kontrolle von Online-Magnetresonanzbildgebung (MR) unterstützt. Dieses System VEP (Behrens et al. 1998) wird zur Zeit in Zusammenarbeit mit dem Klinikum Krefeld (Schwarzmaier et al. 1998) realisiert.

Analyse des Enablingprofils

Ein Enabling-System definiert sich weniger über die verwendete Technik sondern als Entwicklung, die sich den Problemen bei der Umsetzung komplexer Aufgaben anpaßt. Der erste Schritt dabei ist ein tiefergehendes Verständnis der Zielsituation, das aus entsprechenden Untersuchungen herzuleiten ist. Methodisch werden hier Verfahren der Interaktionsanalyse eingesetzt, um in Feldstudien die relevanten Verhaltens- und Kooperationsmuster bzw. die auftretenden Probleme festzustellen (Miyake 1982; O'Malley et al. 1985).

Problemspektrum der Zielsituation

Die Zielsituation, hier die technikunterstützte Chirurgie, wird dominiert durch drei Problemkreise: die medizinischen, die physikalischen und auch die psychologischen (kognitiven) Aspekte. Organisatorische, rechtliche und ökonomische Aspekte spielen zwar ebenfalls eine wichtige Rolle, sollen aber in dieser Betrachtung nicht berücksichtigt werden.

Medizinische Aspekte

Feldanalysen diagnostischer und chirurgischer Situationen haben gezeigt, daß in den meisten Fällen die sichere Vorgehensweise eines medizinischen Experten durch eine umfassende Orientierung über alle Aspekte der Situation gekennzeichnet ist. Nicht so erfahrene Mediziner kämpfen weniger mit mangelndem Wissen als vielmehr mit der gleichzeitigen Berücksichtigung aller Fakten. Insbesondere sind zu nennen:

Räumliche Orientierung. Gerade bei minimalinvasiven Eingriffen ist ein wesentliches Problemfeld die Orientierung im (visuell nicht unmittelbar zugänglichen) Raum. Die Wahl eines optimalen Zugangsweges in der Neurochirurgie beispielsweise stellt hohe Anforderungen an das räumliche Vorstellungsvermögen: aus einem Stapel von MR-Bildern muß der Weg gewählt und bewertet werden. Im Eingriff selbst ist der Weg dann auf den realen Patienten zu übertragen. Die Annäherung an den Zielprozeß muß ohne durchgängigen visuellen Anhalt kontrolliert werden. Wesentliche Unterschiede in den Anforderungen ergeben sich zwischen überwiegend starren Zielstrukturen (Neurochirurgie) und sehr flexiblen Organen (Abdomen).

Strukturelle Orientierung. In den erhobenen Bilddaten sind Strukturen zu identifizieren und abzugrenzen, sowohl auf das Ziel bezogen (z.B. Tumor) als auch auf andere, für die Durchführung relevante Strukturen (z.B. Gefäße). Solche Strukturen müssen nicht nur räumlich erkannt werden, sondern der Chirurg muß vor allem auch die zugrundeliegende Funktion und damit die physiologische Relevanz in seinen Handlungen berücksichtigen.

Planung. In der Planungsphase eines Eingriffs muß die optimale Variante bestimmt sowie die Durchführbarkeit eines Eingriffs nachgewiesen werden. Dies ist häufig eine kooperative Tätigkeit, da verschiedene Kompetenzen zu einer Gesamtbewertung gebündelt werden müssen. Die Diskussion basiert auf einer Anzahl möglicher Alternativen und deren jeweiliger Bewertung.

Risikoabschätzung. Der geplante Eingriff muß sehr sorgfältig auf die damit verbundenen Risiken und die besonders kritischen Aspekte abgeprüft werden.

Physikalische Aspekte

Grenzen der Bildgebung. Bei der Planung und Durchführung ist zu berücksichtigen, welche Informationen die Bildgebung tatsächlich liefert. In der Kardiologie spielt beispielsweise die Geschwindigkeit der Bildgebung eine wichtige Rolle, um die Morpho- und Hämodynamik des Herzens adäquat erfassen zu können. Der Ultraschall leistet dies zwar, hat aber Grenzen bei der strukturellen Darstellung.

Die Kornfeinheit der medizinisch notwendigen Auflösung variiert stark. Beispielsweise stellen für die Darstellung des Hörnervs im Rahmen der mikrostereotaktischen Implantation von zentralen Hörprothesen bereits die physikalischen Verzerrungen der Magnetresonanzbildgebung ein Problem dar, das z. B. durch die Integration mit anderen Bildgebungsverfahren kompensiert werden muß. Die derzeitige Darstellungsgrenze des MR liegt bei 0,1 mm (Troccaz et al. 1998). Andererseits weist etwa die Darstellung von Lebermetastasen dieses Problem nicht auf. Im interventionellen MR sind daher rahmenlos stereotaktische Eingriffe möglich, die etwa die Plazierung eines Laserkatheters mit hinreichender Genauigkeit erlauben. Hier wird nun allerdings wieder die Trägheit dieses Bildgebungsverfahrens zum limitierenden Faktor. Sowohl das Auffinden geeigneter angulierter Bildebenen als auch deren Anpassung an die sich bewegenden Organe verlangen die kompensatorische Einbindung vorerhobener und mit der aktuellen 2D-Bildgebung registrierter 3D-Datensätze des Patienten (Behrens et al. 1998). Nur so behält der Chirurg kontinuierlich den nötigen Überblick, um seine Behandlungsschritte zu steuern.

Eine Kombination der Problemdimensionen Geschwindigkeit und strukturelle Detailauflösung erfährt der Herzchirurg, der z. B. im Rahmen einer Klappenrestituierung einen abgerissenen Sehnenfaden ersetzen will und hierzu dessen Länge möglichst genau bestimmen muß. Der schnelle und „3D-fähige" Ultraschall erlaubt zwar grundsätzlich eine Darstellung des Ventrikels in Systole und Diastole, die Feinerfassung der Chordae gelingt dabei jedoch nicht. Weitere Probleme des Ultraschall sind dessen begrenzte Eindringtiefe, die physikalisch bedingten Artefakte, sowie die räumliche Abhängigkeit der Darstellung von der Schallkopfposition.

Behandlungsverfahren. Die notwendige Kornfeinheit, die bei der Planung eines Eingriffs einzuhalten ist, bestimmt sich weitgehend auch über die Art der (in Zukunft immer weniger invasiven) Therapieform. Häufig sind alternative Verfahren zu bewerten. Die Entscheidung für mögliche bzw. optimale Behandlungsformen von pathologischen Prozessen, wie mechanische Abtragung, thermische Koagulation oder Erfrierung, regionale Bestrahlung, lokale Applikation von Alkohol, Medikamenten oder auch gentherapeutischen Wirkmechanismen, muß die Kompatibilität des physikalischen Prozesses mit den medizinischen Notwendigkeiten und Risiken verrechnen. In die 3D-Bilddaten des Patienten eingebundene physikalische bzw. physiologische Simulationen und Visualisierungen der alternativen Verfahren sollten diesen Entscheidungsprozeß unterstützen (Bublat 1998, Schwarzmaier et al. 1998). Ein Beispiel für diese Form eines medizinischen Enabling-Systems ist das VEP System (Behrens et al. 1998).

Gerätebeschränkungen. Die Durchführung der Eingriffe verlangt in der Regel neben der möglichst sorgfältigen Planung auch eine Online-Kontrolle der verschiedenen physikalisch-physiologischen Prozesse über geeignete Bildgebungsverfahren. Hier sind wieder eine Reihe möglicher Beschränkungen zu beachten. Das interventionelle MR z.B. hat einerseits relativ gute Darstellungsmöglichkeiten für bestimmte physiologische Strukturen, ja sogar in gewissem Maße für deren Veränderungen z.B. bei thermischer Behandlung (LITT-Kontrolle). Andererseits beschränkt es wegen des Magnetfeldes und des engen Zugangs zum Patienten das Arsenal der einsetzbaren chirurgischen Instrumente. Dies gilt vor allem auch für assistierende Robotiksysteme, die bislang kaum magnetfeld-inert sind.

Im Sinne einer integrierten Orientierungsumgebung müssen die Behandlungsinstrumente zudem räumlich erfaßt werden und in der Online-Bildgebung geometrisch exakt positioniert und dargestellt werden. Wenn präoperativ erhobene 3D-Datensätze in das Bildsteuerungsszenario eingebunden sind, müssen die chirurgischen Werkzeuge hierin in Form registrierter virtueller Objekte erscheinen. Die Trägheit des interventionellen MR verlangt diese präoperativen 3D-Datensätze zudem als Rückbezugsmöglichkeit bei der Ausrichtung und Nachführung der Bildebene auf das Behandlungsfeld (Behrens et al. 1998).

Der intraoperativ zur Online-Kontrolle eingesetzte (3D) Ultraschall andererseits „sieht" bestimmte physiologische Strukturen zu ungenau, ist wegen seiner Positionsabhängigkeit vom Chirurgen oft nur schwer räumlich interpretierbar und kann nur eingesetzt werden, wenn zwischen Aufsatzpunkt und Zielprozeß keine Schallunterbrechungen auftreten. Dafür erlaubt er den weitgehend unbehinderten Einsatz des vertrauten chirurgischen Instrumentariums und ist realzeitfähig.

Psychologische Aspekte

Zur adäquaten Gestaltung der chirurgischen Orientierungs- oder Enabling-Systeme ist ein genaues Verständnis der psychologischen Aspekte der Behandlungssituation notwendig, die ja einen Extremfall menschlicher Fähigkeiten darstellt. Eine Reihe von Verben illustriert die verschiedenen Fähigkeiten und Fertigkeiten, die benötigt werden:

- *wissen:* die nötigen Kenntnisse besitzen, um Handlungsschritte auszuwählen und zu bewerten,
- *erkennen:* in einer Situation die entscheidenden Elemente zu identifizieren und zu benennen, zum Beispiel Gefäßstrukturen zu identifizieren,
- *interpretieren:* aus verschiedenen Merkmalen einer Situation die richtigen Schlüsse zu ziehen, zum Beispiel eine Diagnose zu treffen,
- *räumlich vorstellen:* aus verschiedenen Informationen ein räumliches Abbild zu synthetisieren, zum Beispiel den Zugangsweg einer Operation,

- *auffinden:* Zielstrukturen in Bildern und im manuellen Zugang zu lokalisieren, zum Beispiel einen Tumor im Bild zuzuordnen und mit der Punktionsnadel zu treffen,
- *fühlen:* Gewebebeschaffenheit in der Aktion zu registrieren,
- *bewegen:* Operationsinstrumente zielgerichtet zu führen und Organe zu verlagern,
- *behandeln:* eine komplexe Handlungsstrategie in verschiedenen Schritten durchzuführen.

Eine entscheidende Unterstützung in diesen Situationen ist nur durch das Design kognitiv ergonomischer Enabling-Systeme zu erwarten. Dies setzt voraus, daß die kritischen Faktoren und Probleme bekannt sind und deren Hintergründe verstanden werden.

Als Beispiel soll wiederum die Plazierung eines Laserkatheters für die LITT-Behandlung betrachtet werden. Beim LITT wird Laserlicht verwendet, um Tumore über die Spitze eines Lichtleiters zu koagulieren. Die Plazierung des Applikators geschieht derzeit aufgrund vorerhobener MR-Schichtaufnahmen. Letztlich muß der Chirurg sich aber vor allem am Online-MR orientieren. In der kritischen Phase der Plazierung kann der Operateur den Tumor zunächst in den vorerhobenen Aufnahmen lokalisieren und den Katheter annähernd plazieren. Diese Positionierung des Eingriffinstruments steuert zugleich die Bildebene, in der das interventionelle MR das nächste angulierte Bild aufnimmt. Dessen Bildebene liegt in einem bestimmten Winkel zu den vorher erhobenen Schichtdaten des Patienten. Der Operateur muß diese beiden Informationen in seiner räumlichen Vorstellung zusammenbringen.

Aufgrund der aktuell erhobenen Schicht muß der Operateur dann entscheiden, in welcher Richtung der Katheter zu schwenken ist, um das Zielareal im Tumor zu treffen. Dies setzt voraus, daß er die räumliche Struktur in der Umgebung des Tumors sehr gut verinnerlicht hat, um die jeweilige Schicht korrekt einzuordnen. In der Praxis ist diese Voraussetzung aber nicht immer gegeben, so daß die korrekte Position nur durch Probieren herausgefunden wird, was nicht nur erhebliche Zeit kostet, sondern auch fehlerträchtig ist. Es ist unmittelbar einzusehen, daß eine dreidimensionale Visualisierung, die die vorerhobenen und die aktuellen Aufnahmen integriert, in dieser Situation eine beträchtliche Hilfe sein kann.

Analyse der Zielsituation

Um eine komplexe Zielsituation in der oben beispielhaft beschriebenen Art zu verstehen, ist eine Feldanalyse zwingend erforderlich. Die verschiedenen Faktoren müssen in ein Gesamtbild eingestellt werden. Das eben beschriebene Beispiel ist nur ein kleiner Ausschnitt aus dem Gesamtspektrum der LITT oder noch breiter der minimalinvasiven Neurochirurgie.

Die Heterogenität der oben angesprochenen drei Problemkreise macht deutlich, daß kein Fachmann in einem dieser Gebiete allein zu einer solchen Analyse fähig ist. Eine interdisziplinäre Zusammenarbeit ist eine grundlegende Bedingung, und keine der Disziplinen kann einer anderen als „Hilfsdiszi-plin" untergeordnet werden.

Eine unserer wesentlichen Erfahrungen in der Vergangenheit ist, daß diese Analyse am besten von Außenstehenden durchgeführt werden kann, da eine persönliche Betroffenheit häufig den Blick auf die tatsächlichen Probleme verstellt. Wenige Mediziner sind in der Lage, ihre eigene Tätigkeit unvorein-genommen zu analysieren. Gleiches gilt aber auch für Techniker, die manch-mal nur persönliche Techniksicht propagieren wollen. Ebenso sind Psycholo-gen ungeeignet, die nur bestimmte Theorien überprüfen sollen. Von allen Be-teiligten ist eine Offenheit bezüglich der eigenen Beiträge erforderlich. Für den Mediziner kann sich herausstellen, daß er an einer entscheidenden Stelle umlernen muß, um effektiver zu werden; der Techniker kann feststellen, daß die „primitive" Lösung eines Kollegen wirkungsvoller ist als das eigene kunstvolle Konzept.

Daraus ergibt sich aber auch, daß jeder Beteiligte ein Experte in seinem Fachgebiet sein muß. Ein an solchen Analysen beteiligter Mediziner muß selbst an der Vorderfront der chirurgischen Behandlungstechnik stehen, da-mit es möglich ist, Erfolgsstrategien eines Experten zu analysieren. Die tech-nischen Experten müssen nicht nur das jeweilige Verfahren beherrschen, sondern auch über breite Grundlagenkenntnisse und einen Fachüberblick verfügen, damit alternative Lösungen gefunden werden können. Ein Medizin-informatik-Psychologiephysiker wird nur schwerlich in allen Bereichen tie-fenkompetent sein – ein weiteres Argument für die interdisziplinäre Zusam-menarbeit.

Für die eigentliche Situationsanalyse gibt es keine festgelegte Methodik. Zwar haben wir bereits einige Methoden wie etwa die Interaktionsanalyse (Miyake 1982) als hilfreich identifiziert, jedoch können solche Methoden nicht immer angewendet werden. Daher beschränken wir uns hier auf einige allgemeine Anmerkungen, die wesentliche Aspekte zeigen.

Neben dem Aspekt der Offenheit, der oben schon angesprochen wurde, ist eine wesentliche Strategie die Identifikation von notorisch problematischen Situationen. Diese sind dadurch gekennzeichnet, daß sie immer wieder Schwierigkeiten hervorrufen, insbesondere wenn weniger erfahrene Medizi-ner in diese Situationen geraten. Sie besitzen ein hohes Verbesserungspoten-tial. Sie müssen im Feld beobachtet werden, um alle wesentlichen offensicht-lichen Merkmale aber auch die versteckten Hintergründe zu identifizieren. Das heißt zum Beispiel, daß chirurgische Eingriffe von einem Unbeteiligten beobachtet und ggf. aufgezeichnet werden müssen. Die indirekte Schilderung solcher Situationen durch den beteiligten Mediziner verursacht oft schon eine Vorfilterung, die eine freie Lösung behindern kann.

In solchen Situationen ist es dann wichtig, auch die inneren Vorgänge der Beteiligten so weit wie möglich zu verstehen. Dazu dient zum einen die ge-naue Beobachtung (Blicke, etc.), eine ständige Verbalisierung (talk-aloud), am besten aber die Interaktion mit Kollegen, in der die wesentlichen Proble-me meistens direkt angesprochen werden, oder sich aus der Analyse der Interaktion indirekt ergeben. Auch hier ist nicht nur die verbale, sondern auch die non-verbale Kommunikation im Kontext des konkreten Handelns wichtig.

Es ist üblicherweise sehr nützlich, auch die Interaktion mit weniger erfahrenen Kollegen, vielleicht sogar mit Anfängern zu beobachten. In solchen Situation werden alle die Probleme deutlich, die der Experte durch langes Training und durch seine Erfahrung gemeistert und quasi automatisiert hat. Dies sind Hemmschwellen, die oft die breitere Durchsetzung eines neuen Verfahrens behindern. Gerade weil diese Probleme und deren Bewältigungsstrategien implizit bleiben, ist der Erwerb dieser Fähigkeiten nur wenigen möglich. Als Konsequenz in der Umsetzung solcher analytischer Einsichten hat sich bei unseren Entwicklungen kardiologischer Enabling-Systeme gezeigt, daß eine Veranschaulichung dieser Strategien des Experten deren Vermittlung besonders effizient macht. Wo dies nicht möglich ist, muß der Anfänger über die stufenweise Steigerung der dargestellten Komplexität in die Beherrschung solcher Probleme eingeführt werden.

Enabling-Systeme

Nicht für alle Bereiche ärztlichen Handelns aber zumindest zugeschnitten auf notorisch-problematische Situation lassen sich informationstechnische Systeme realisieren, die wir als Enabling-Systeme bezeichnen. Ein Enabling-System soll dem Menschen die bessere Beherrschung dieser Situation ermöglichen. Dabei geht es nicht darum, entscheidende Teile des chirurgischen Problems zu automatisieren, sondern die kritischen Merkmale der Situation so darzustellen, daß sie unmittelbar vom Chirurgen bewertet und optimal in Handlung umgesetzt werden können.

Erfahrungen, zum Beispiel im Kraftwerksbau, haben gezeigt, daß die Automatisierung von komplexen Routinetätigkeiten dazu führen kann, daß im Ausnahmefall das Bedienungspersonal im Leitstand die Situation nicht mehr beherrscht. Hier, wie in anderen Situationen, in denen Menschen die letzte Kontrolle haben sollen, müssen alle wesentlichen Aspekte, die im Notfall relevant sind, auch als Elemente der Routinesituation auftauchen und ihre Rolle in Routinehandlungen spielen.

Gleichzeitig muß die Situationsdarstellung in ihrer kognitiven Komplexität aber so reduziert werden, daß schwierige Situationen noch gemeistert werden können. Dazu notwendige Fähigkeiten müssen im vorbereitenden oder tätigkeitsbegleitenden Training erworben und vertieft werden. Enabling-Systeme decken also alle Phasen von Ausbildung und Training, über Diagnose, Konsultation bis hin zur Therapie ab. Die Ausbildungsunterstützung muß konsequent auf das Ziel der Therapie und deren Probleme abgestellt werden.

Die Wirksamkeit von Enabling-Systemen basiert auf drei wesentlichen Mechanismen: dem Einsatz von erfolgreichen Leitvorstellungen, der externen Vergegenwärtigung kritischer Aspekte und der situativen Integration.

Erfolgreiche Leitvorstellungen

Unsere Analysen der medizinischen Expertentätigkeit, insbesondere im kardiologischen Bereich, haben gezeigt, daß Experten oft bestimmte modellhafte Vorstellungen besitzen, die einen wesentlichen Aspekt ihres Expertentums ausmachen. Diese Vorstellungen setzen einen Experten in die Lage, konsequent zu agieren. In der Kardiologie zum Beispiel ist eine der wesentlichen Voraussetzungen der Diagnostik eine detaillierte räumliche Vorstellung vom Herzen, seiner Morphologie, Morphodynamik und Hämodynamik. Nur aufgrund dieser Vorstellungen ist eine diagnostische Expertise aufzubauen (Berlage et al. 1996).

Solche Modelle können räumlich-visuell sein (wie das Herzmodell), aber auch analogiebasiert. Zum Beispiel wird nach Feltovich et al. (1989) das Modell einer Rudermannschaft für die Muskelkontraktion im Herzen verwendet. Andere mentale Modelle können figurativ (zum Beispiel der Verlauf einer Druckkurve) oder auch symbolisch sein. Die meisten mentalen Modellen beziehen sich auf dynamische Vorgänge.

Mit Hilfe animierter dreidimensionaler Graphik und entsprechender Interaktion ist es möglich, diese Modelle in Form interaktiver Objekte zu veranschaulichen und so dem Lernenden über explorative Szenarien zu vermitteln. Ein Einsatz in Training und begleitend in der Diagnostik steigert die in unseren Feldstudien als relevant erkannten Schlüsselfähigkeiten in der kardiologischen Diagnostik (Quast 1997).

In der Neurochirurgie erweist sich die Integration anatomisch räumlicher Vorstellungen mit taktil visuellen Wahrnehmungen während der Durchführung einer Behandlung als Schlüsselfaktor. Welche Detailvorstellungen und -wahrnehmungen hier besonders relevant sind, wird derzeit in Tiefenanalysen realer Operationen erfaßt. Zukünftig müssen und können hierfür auch Evaluationen der Nutzung von visuell taktilen Simulationsumgebungen durchgeführt werden.

Ein anderer Aspekt betrifft die Situationswahrnehmung unter Vorerfahrungen (*expert perceiving*). Erfahrene Schachspieler können sich Brettstellun-

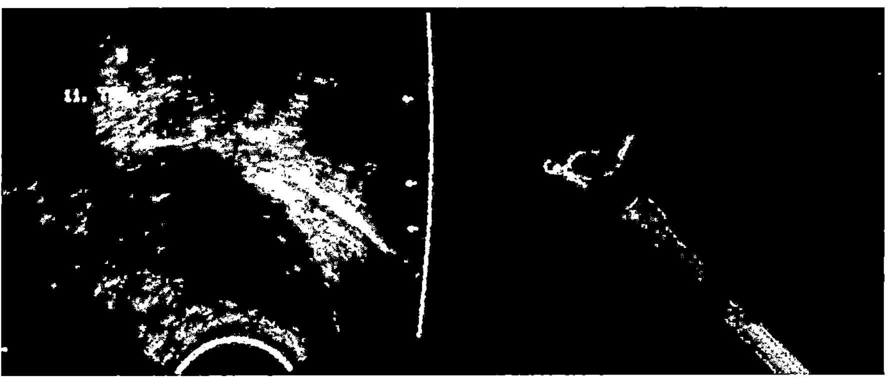

Abb. 1. Das Trainingsystem SonoGyn für Ultraschalluntersuchungen in der Gynäkologie (Esser 1998) verknüpft reale Ultraschallbilder mit einem virtuellen Modell

gen sehr viel besser merken, da sie Konzepte zur Erkennung solcher Stellungen besitzen. Ähnlich besitzt der Radiologe Konzepte und Begriffe zur Beschreibung medizinischer Bilder. Solche Assoziationen können in einem Enabling-System aufgebaut werden, wenn die Konzepte dargestellt (Abb. 1) und mit typischen Beispielen und Varianten in Verbindung gebracht werden (Esser 1998). Entscheidend sowohl beim Schachspiel als auch beim medizinischen *expert perceiving* ist, daß die Konstellationen der wahrgenommenen Details als Indikatoren relevanter Hintergrundzusammenhänge gewertet werden, die für das erfolgreiche Verhalten entscheidend sind.

Externe Vergegenwärtigung

Es macht einen wesentlichen Unterschied, ob kritische Merkmale einer Situation in der Vorstellung des Mediziners existieren oder von außen kommend sinnlich wahrnehmbar sind. Nicht ohne Grund ist Kopfrechnen schwieriger als schriftliches Rechnen. Auf dem Papier sind die Zahlen, die Zwischenergebnisse sowie die Struktur des Problems in einer Darstellung vereint. Die geschulte Wahrnehmung ist in der Lage, in solchen Situationen zu agieren, ohne das Kurzzeitgedächtnis zu überlasten.

Unser Wahrnehmungssystem kann sogar nach entsprechendem Training direkt entsprechende Handlungen auslösen, ohne bewußte Prozesse zwischenzuschalten. Dies kennzeichnet bestimmte Verhaltensphasen in der Chirurgie ebenso wie das Fahrradfahren. Werden entscheidende Merkmale einer Situation gut wahrnehmbar externalisiert, so ist ihre automatische Berücksichtigung wesentlich erleichtert.

In der Neurochirurgie hilft zum Beispiel die im 3D-Datensatz des Patienten hervorgehobene Markierung eines Tumors als Ziel zusammen mit dem geplanten Eintrittspunkt, um die Biopsie zu orientieren. Die durchgängige Visualierung der Eingriffsebene mit diesen Start- und Zielpunkten erleichtert die Hand-Auge-Kopplung bei der Positionierung der Biopsienadel signifikant.

Situative Integration

Menschliches Handeln vollzieht sich immer relativ zu einer bestimmten Situation. Das gesamte Umfeld (visuell, andere Sinne, Akteure, Geräte) bestimmt die Wahrnehmungs- und Handlungsmuster. Handlungskompetenz wird durch Erfahrung in immer wiederkehrenden Situationen aufgebaut. Mediziner brauchen „klinische" Erfahrungen, eine Beschreibung für ein komplexes Umfeld verschiedener Situationen.

Soll ein Enabling-System eine problematische Situation verbessern, so darf es diese Situation nur so wenig wie nötig ändern, da ansonsten auch ein eigener Lernprozeß erforderlich ist. Die Herausforderung, ständig Neues zu lernen, ist für den Arzt schon aufgrund der dynamischen Entwicklung chirurgischer Verfahren und der zugeordneten Medizintechnik eine stete Belastung, die durch Enabling-Systeme eher reduziert werden soll. So ist die minimalinvasive Chirurgie eine recht einschneidende Veränderung der vertrauten Situation des Chirurgen. Mit der zunehmenden Flut medizinischer Bilder ist eine klare Tendenz festzustellen, den Chirurgen weg vom konkreten physischen Erleben hin zu einer mehr abstrakten Sichtweise zu führen.

Ein Enabling-System darf hier nicht als Computer so zwischen den Chirurgen und die Behandlungssituation treten, daß die noch sinnvollen Handlungsmuster ihren Wert verlieren. Die normalen chirurgischen Instrumente sollen in diesem Sinne auch als Eingabemedium für den Computer genutzt werden (ohne daß der Chirurg sie als solche auffassen muß). Ein gutes Beispiel hierfür ist die computerbasierte Kameranachführung eines Endoskops, die sich nach den Bewegungen der endoskopischen Instrumente richtet (Wei et al. 1997). Der Operateur steuert nicht explizit ein Computersystem, sondern braucht sich nur auf das Verhalten des Systems einzustellen.

Auch die Computerausgaben sollen so in die Situation integriert werden, daß sie sich in das Gesamtbild einfügen. Hier kann man den Begriff der *augmented reality* anwenden: die Erweiterung einer realen Situation um kritische Unterstützungselemente, die aber jeweils auf die Gesamtsituation bezogen werden.

In vorbereitenden Trainingssystemen ist die situative Integration besonders wichtig: hier sollen ja gerade Handlungsmuster trainiert werden, die nachher auf reale Situationen angewandt werden können. Hierzu ist es notwendig, kritische Elemente der realen Situation zu imitieren. Es ist selten möglich, die ganze Situation nachzubilden, daher muß jeweils erkennbar sein, welche Aspekte simuliert werden und welche Aspekte anders sind, damit keine falschen Abhängigkeiten aufgebaut werden. Zum Beispiel ist es zum Training der Hand-Auge-Kopplung wichtig, realistische Bilder zu erzeugen und die physikalischen Constraints der Plazierung ebenfalls zu simulieren (Gewicht, räumliches Umfeld, etc.).

Eine Variante der szenischen Aufbereitung abstrakter Zusammenhänge in einem Trainingssystem ist die Einbettung der relevanten Bilddaten in einen interaktiven Kontext, der durch Modelle der virtuellen Realität angereichert ist. Hier verschaffen die Modelle den Sinn stiftenden Zusammenhang und lassen den Lernenden kontinuierlich und intuitiv einschätzen: „wo steh ich/ wohin blicke ich/was sehe ich". Diese Elemente können im Trainingssystem EchoSimulator (Quast 1997) quasi wie Stützräder zu- oder ausgeschaltet werden.

Informationstechnische Umsetzung

Zur Umsetzung der eben beschriebenen Ansätze sind zum einen eine Reihe von Techniken interessant, die im folgenden beschrieben werden. Sie zeigen die Möglichkeiten neuester Informationstechnik zur Unterstützung des Chirurgen. Zum anderen ist auch bei der Entwicklung und konkreten Umsetzung von Enabling-Systemen eine spezifische Design-Methodik angebracht, um die hohen Anforderungen zu erfüllen.

Verwendete Techniken

Unter den verwendeten Techniken spielt die Visualisierung natürlich eine herausragende Rolle, da es immer mehr darum geht, Phänomene darzustellen, die sich der direkten Anschauung entziehen. Diese Entwicklung wird auch in Zukunft weitergehen. Wenn beispielsweise die Gentherapie molekulare Wirkmechanismen nutzen will, wird sie sich auch mit der Mikrolokalisation und der Übersetzung dieser Phänomene in anschauliche Visualisierungen beschäftigen müssen. Damit wird die Online-Kontrolle hier wie in anderen Bereichen minimal- oder mikroinvasiver Therapie immer wichtiger.

Solche komplexen Vorgänge werden zudem immer stärker durch Simulationstechniken vorgeplant werden. Die Simulationen aktueller Therapieformen eröffnen immer auch Trainingsmöglichkeiten, die zur effizienten Einführung neuer medizinischer Verfahren dringend benötigt werden. Schließlich wird bei all dem die mechatronische Unterstützung zu berücksichtigen sein.

Visualisierung

Visualisierung in der Chirurgie befaßt sich im wesentlichen mit der Darstellung dynamischer Anatomie auf der Basis medizinischer Bildgebung. Da der menschliche Körper drei voll ausgeprägte räumliche Dimensionen besitzt und Organe sich in unterschiedlichem Grad auch in allen Dimensionen bewegen können, müssen sich diese Dimensionen auch in der Visualisierung widerspiegeln. Bisher befaßten sich Visualisierungstechniken hauptsächlich mit der Abbildung in zwei Dimensionen. Damit verbunden sind natürlich die Probleme der räumlichen Einordnung solcher Bilder.

Mit dem Übergang in die dritte Dimension lösen sich diese Probleme nicht einfach in Luft auf. Wir nehmen zwar unsere Umwelt dreidimensional wahr, haben aber mit komplexen dreidimensionalen Objekten trotzdem erhebliche Schwierigkeiten. Wir können zum Beispiel die dreidimensionale Form eines Schädels gut wahrnehmen, brauchen aber noch zusätzlich eine Bewegung (des Betrachters oder des Schädels), um auch die Rückseite zu sehen.

Zu einer Gesamtansicht der dreidimensionalen Struktur des Gehirns (also innen und außen) gibt es keine reale Möglichkeit.

Eine solche räumliche Darstellung ist aber zur stereotaktischen Lokalisation erforderlich. Daher muß die Visualisierung eine ausschnittweise Darstellung verwenden, in der kritische räumliche Informationen sichtbar werden. Hier werden auch simulierte Bewegungen eine Rolle spielen.

Grundsätzlich gibt es zwei verschiedene Visualisierungsverfahren: oberflächen- und volumenorientierte. Die oberflächenorientierte Visualisierung geht davon aus, daß die darzustellenden dreidimensionalen Objekte als geometrische Oberflächen beschrieben sind, die dann in einem *Renderingverfahren* mit einer bestimmten Betrachtungsposition abgebildet werden. Falls nicht eine echt binokulare (Stereo-)Darstellung verwendet wird, entsteht der dreidimensionale Eindruck durch *depth cues* wie Verdeckung, Schattenwurf, Bewegungsparallaxe, u.ä.

Diese Darstellungen, die vor allem in sogenannten Virtual Reality Sytemen eingesetzt werden, eignen sich besonders für konstruierte Szenen, zum Beispiel im Computer-Aided Design oder in der Architektur. Aus medizinischen Bilddaten müssen solche Oberflächen aber erst durch Segmentation gewonnen werden. Diese verlangt vom Arzt jedoch einen gewissen zeitlichen Aufwand, da automatische Segmentation nur in wenigen Fällen diagnostisch verwertbar sind. Die menschlichen Bilderkennungsleistungen sind hier (noch) signifikant überlegen. Segmentierte Oberflächen beinhalten zudem immer das Problem, daß Konturen nicht mit den realen Strukturen übereinstimmen. Der Arzt weiß häufig nicht, was in den Darstellungen Fakt und was Fiktion ist.

Dieses Problem wird vermieden durch volumenbasierte Darstellungsverfahren, die direkt die Dichtewerte des bildgebenden Verfahrens widerspiegeln. Hier ergibt sich jedoch das Problem, daß eine „Wolke" von Punkten sehr viel komplexer zu durchschauen ist. Wie oben erwähnt, ist es ohnehin nicht möglich, alle in einem Volumenbild enthaltenen Informationen vollständig in einem einzigen räumlichen Bild darzustellen. Zuviele parallel präsentierte Ansichten erzeugen andererseits eventuell neue Konfusionen. Man kann dies umgehen, wenn in der Volumenvisualisierung die Information z. B. dadurch reduziert werden, daß man bestimmte Dichtebereiche transparent oder semi-transparent macht.

Volumendarstellungen arbeiten im allgemeinem strahlenbasiert, das heißt, daß die von einem Sehstrahl getroffenen Volumenpunkte zu einem Bildpunkt zusammengerechnet werden. Dabei können Oberflächenreflexionen berücksichtigt werden, was aber das Problem der korrekten Oberflächenidentifikation mit sich bringt. Aufgrund ihres engen, medizinorientierten Anwendungsbereiches sind Volumenvisualisierungen noch nicht hardware-unterstützt, so daß normalerweise kein Echtzeitverhalten, zum Beispiel beim Drehen, vorliegt. Neuere Entwicklungen (Cabral 1994) ermöglichen aber eine Echtzeitdarstellung sogar mit Schattenwurf (Behrens und Ratering 1998; Ratering 1998).

Eine wesentliche Rolle spielt die multimodale Bildgebung. In den meisten Diagnosen und Therapieplanungen ist der Arzt auf ein Spektrum struktureller aber auch funktioneller Bilddaten angewiesen. Damit aus dieser Heterogenität nicht wieder neue Konfusionen entstehen, ist es nötig, die relevanten Bilddaten so zu integrieren, daß sie einerseits den unterschiedlichen Fragen des Arztes Rechnung tragen, ihn aber andererseits über die Gesamtsituation des Patienten ins Bild setzen. Nicht alle bildgebenden Verfahren liefern einen kompletten dreidimensionalen Datensatz. Zweidimensionale Schnittbilder müssen daher in diesem Sinne räumlich verortet werden. Dazu können Bildebene und das Bild selbst in die dreidimensionale Darstellung aufgenommen werden (Abb. 2).

In diesem wie in anderen Fällen der multimodalen Bildgebung müssen die Bilder jeweils aufeinander registriert werden, also in ein gemeinsames Koordinatensystem zur Deckung gebracht werden. Dazu wird in der Regel eine starre Transformation verwendet, wenn die Daten vom selben Patienten stammen. Die Registrierung selbst kann auf verschiedene Art und Weise erfolgen, entweder über Landmarken, manuell oder automatisch identifizierte Kontu-

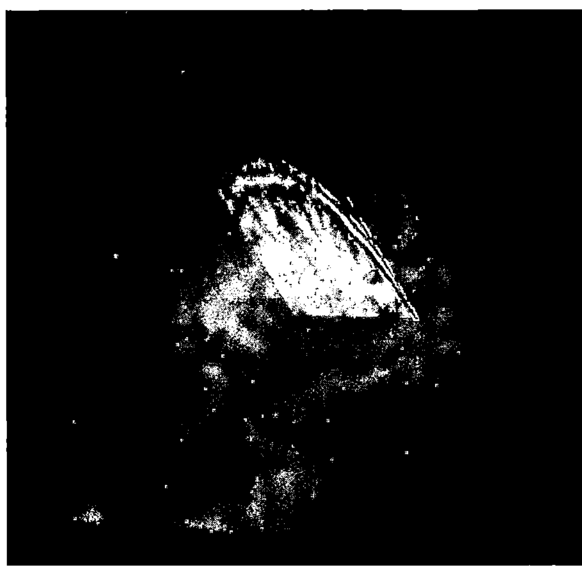

Abb. 2. Volumenvisualisierung der MR-Daten eines Kopfes, in dem ein räumlich registriertes zweidimensionales Schnittbild eingeblendet ist

ren oder Oberflächen, oder durch Minimierung von Entropiemaßen über den Grauwerten.

In ähnlicher Weise funktioniert die räumliche Zuordnung zu anatomischen Atlanten. Dort müssen aber gegebenenfalls auch verformende Transformationen angewendet werden, um eine Deckung zu erzielen.

Online-Kontrolle

Für die Online-Kontrolle eines Eingriffs sind nur bildgebende Verfahren verwendbar, die schnell genug Bilder liefern und die mit den Eingriffswerkzeugen kompatibel sind. Typischerweise wird Ultraschall verwendet, aber auch offene MR-Geräte. In der Regel werden zweidimensionale Bilder geliefert, so daß zur vollständigen Orientierung eine permanente Integration mit präoperativ erhobenen dreidimensionalen Detailinformationen anzustreben ist. Diese müssen dem Chirurgen allerdings intuitiv als Hilfselemente erkennbar sein, auf die er sich im Zweifelsfall wegen möglicher Verlagerungen der Organe nur eingeschränkt verlassen kann. Diese räumlichen Veränderungen können nur durch die Online-Bildgebung identifiziert werden. Die Anpassung der vorerhobenen 3D-Datensätze (tracking) ist derzeit noch eine Forschungsaufgabe, deren Erfolgsaussichten noch nicht für alle relevanten Einsatzszenarien abgeschätzt werden können.

Da bei kontinuierlicher Bildgebung eine ständige manuell unterstützte Registrierung nicht möglich ist, ist für die Bildaufnahme ein Positionssensor erforderlich, der die jeweilige Bildebene angibt. Dann ist eine Registrierung

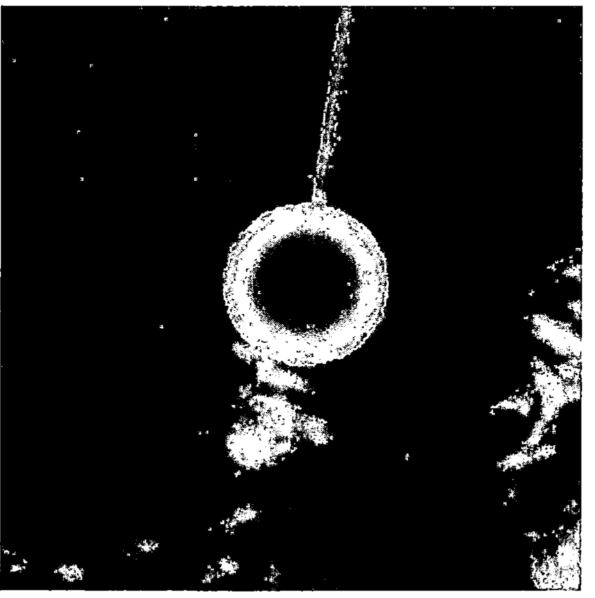

Abb. 3. Simulation der Erwärmung des Gewebes durch Laserlicht. Die Temperaturen sind farbkodiert

dieses Sensors nur einmal zu Beginn der Operation oder bei Positionsveränderungen des Patienten erforderlich.

Simulation

Die Simulation von chirurgischen Eingriffen wird zu verschiedenen Zwecken verwendet. Zum einen kann sie zur Planung der Durchführung dieser Eingriffen verwendet werden. So kann simuliert werden, ob die räumlichen Verhältnisse zur ungefährdeten Bewegung der Operationswerkzeuge ausreichen. Zum zweiten können physikalische Behandlungsmethoden, wie Bestrahlung, simuliert werden. Und zum dritten können Simulationen auch zum Training eingesetzt werden.

Die Simulation physikalischer Behandlungsmethoden ist natürlich immer nur eine Näherung. Wenn zum Beispiel bei LITT Tumore durch Laserenergie coaguliert werden, benötigt man eine Simulation der Wärmeausbreitung vom Lichtleiter in das umgebende Gewebe. Im VEP-Projekt wird die Lichtausbreitung im Gewebe simuliert (Bublat 1998), um daraus die Erwärmung und den Schädigungsgrad zu berechnen (Abb. 3). Diese Simulation berücksichtigt – zumindest derzeit noch nicht – die Perfusion, also den Wärmetransport durch Gewebeflüssigleit im Umfeld des Prozesses. Daher können sich während der Behandlung Abweichungen ergeben. In der Behandlungssituation ist somit der unmittelbare Abgleich des Simulationsverlaufs mit real gemessenen Gewebetemperaturen nötig. Dies ist über entsprechende MR-Sequenzen möglich. Bei signifikanten Abweichungen kann dann die Behandlung modifiziert oder abgebrochen werden.

Vor allem inverse physikalische Simulationen sind intuitive Hilfsverfahren bei der Operationsplanung. Dies gilt vor allem dann, wenn keine geschlossene Bestimmung der Behandlungsparameter möglich ist. In diesem Fall werden die Simulationsparameter so lange variiert, bis das Simulationsergebnis genügend optimiert ist.

Wird die Simulation zu Trainingszwecken verwendet, geht es nicht nur um die Erzielung eines möglichst genauen Ergebnisses. Hier soll eher die Durchführung der Operation so realitätsnah wie möglich erfahren werden können. Dazu gehören neben einer entsprechenden Situationsvisualisierung auch eine Simulation der physikalischen Kräfte beim Einführen der chirurgischen Geräte in das Gewebe, die heute durch Eingabegeräte mit *force feedback* möglich ist.

Mechatronik

Mechatronische Unterstützung wird immer dort gebraucht, wo sehr kleine, sehr langanhaltende oder sehr präzise Bewegungen notwendig sind. Mechatronische Systeme können sowohl autonom arbeiten, als auch zur Geschicklichkeitsverstärkung (dexterity enhancement) eingesetzt werden (Charles 1995). Im letzteren Fall ist eine multisensorische Ankoppelung des Roboters an den Chirurgen erforderlich, damit die Online-Kontrolle der Funktionsweise und somit das sichere Erreichen der angestrebten Resultate gewährleistet ist.

Szenenbasiertes Design

In unserer Arbeit hat es sich herausgestellt, daß es oft von Vorteil ist, die interaktive Visualisierung von Enabling-Systemen in Form einer szenenbasierten Schnittstelle zu realisieren. Eine szenenbasierte Schnittstelle sorgt dafür, daß das System situationsintegriert ist und den Überblick über alle wichtigen Information gestattet, ohne daß diese sich wechselseitig „verdecken".

Eine Szene ist dadurch charakterisiert, daß sie räumlich und zeitlich begrenzt ist und diese Grenzen auch sichtbar sind. Damit ist klar, daß alle momentanen Informationen nur in dieser Szene zu finden sind. Insbesondere die räumliche Begrenzung erlaubt einen eindeutigen Überblick über alle Teilaspekte. Die Szene ist nicht statisch, sondern zeigt Veränderungen, die von verschiedenen Akteuren verursacht werden. Eine Szene ist aber auch ganz klar ein Ausschnitt, eine Betrachtung unter einem bestimmten Blickwinkel. Wie sich die Szenen im Verlauf eines Theaterstücks können sich auch die virtuellen Computerszenen im Verlauf einer Operation je nach aktueller Phase ändern.

Technisch gesehen ist eine szenenbasierte Schnittstelle eine direkt-manipulative interaktive Graphik mit den folgenden Eigenschaften:

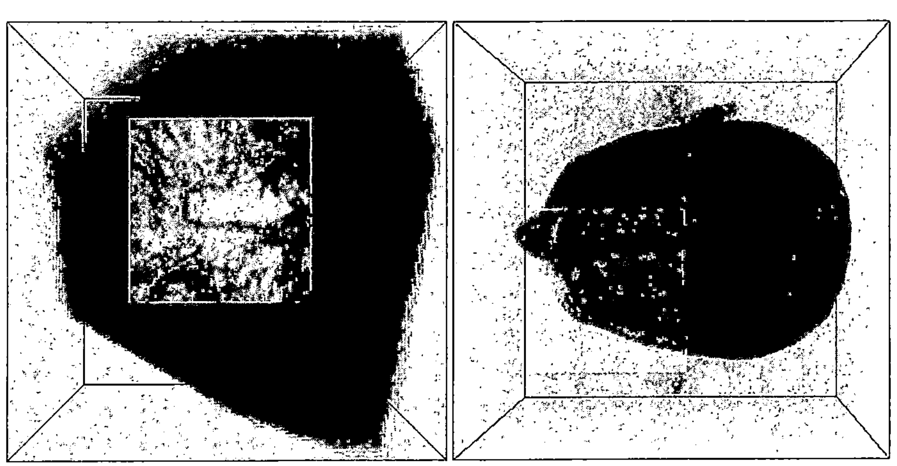

Abb. 4. Beispiele für eine *magic lense* bei 3D-Ultraschall (links) und 3D-MR (rechts). Das volle Volumen wird texturbasierte visualisiert, im Bereich der *magic lense* wird eine aufwendigere ray-casting-Visualisierung eingesetzt (Jahnke 1998)

- sie nutzt die *perceptual fluency* des Betrachters, um vertraute Handlungsmuster so weit wie möglich zu aktivieren, insbesondere die räumliche Wahrnehmung,
- sie zeigt zu jeder Detailsicht auch unmittelbar den Überblick über den relevanten Kontext.

Perceptual fluency bezeichnet die Fähigkeit, gewisse dynamische Aspekte einer Situation unbewußt zu interpretieren auf der Grundlage vorheriger Erfahrungen. So verfügt ein Tennisspieler über *perceptual fluency*, die Flugbahn des Balles vorherzusehen und entsprechend mit einem Schlag zu antworten. Ebenso sollen in einer szenenbasierten Schnittstelle insbesondere räumliche Vorerfahrungen genutzt werden, um eine intuitive dreidimensionale Vorstellung zu vermitteln.

Der umgebende Kontext ist wichtig, damit auch bei jeder Detailbetrachtung die Gesamtsituation und die Bedeutung des Details in dieser Situation deutlich werden. In komplexen Situationen können Einzelheiten nur im Gesamtkontext bewertet werden, ansonsten können sich Fehleinschätzungen einschleichen (Feltovich et al. 1989). In realen Umgebungen wird dieser Effekt durch das Wechselspiel unserer zentralen und peripheren Wahrnehmung erzeugt. Bei den im Vergleich beschränkten Computerbildschirmen ist oft die Überlagerung mehrerer Sichten erforderlich. Eine besonders elegante Überlagerung von Detail und Gesamtansicht (Abb. 4) stellen sogenannte *magic lenses* dar (Viega et al. 1996)

Die tatsächliche Entwicklung einer szenenbasierten Schnittstelle vollzieht sich in iterativen Schritten. Zunächst wird aufgrund der Vorerhebungen und der eben skizzierten Prinzipien eine Szene entworfen, die die Schlüsselaspekte der Situation prägnant darstellt. Diese Szene muß sich im Sinne von *augmented reality* in die reale Situation einbinden lassen.

Im nächsten Schritt wird diese Szene dann realisiert und von Experten in Computersimulationen oder auch eingebunden in reale medizinische Handlungszusammenhänge begutachtet. Die Konfrontation des Experten mit der gestalteten Szene fördert in einem mäeutischen Sinn oft erst die wesentlichen Einzelheiten seiner relevanten Hintergrundvorstellungen zutage. Dies sind wesentliche Details, die in dieser Form weder durch Befragung des Chirurgen noch durch die Analyse der klinischen Zielsituation erfaßt werden.

Aufgrund der in diesen formativen Evaluationen gewonnenen neuen Erkenntnisse wird die Szene dann umgestaltet. In mehreren dieser Zyklen wird das Design dann so verfeinert, bis schließlich ein in der klinischen Praxis einsetzbares System daraus wird.

Ausblick

Die Entwicklung von Enabling-Systemen stellt hohe Anforderungen an alle . Beteiligten. Durch die komplexe interdisziplinäre Zusammenarbeit ergeben sich für jeden Beteiligten neue Erkenntnisse, die offen zu verarbeiten sind. Nur so können synergistische und effektive Gesamtlösungen verwirklicht werden. Durch die Berücksichtigung der kognitiven Aspekte wird auch der Erwerb der notwendigen Fähigkeiten im Entwurf berücksichtigt, so daß eine breite Beherrschung der entwickelten Techniken zu leisten ist.

Literatur

Behrens U, Bublat M, Fieberg M, Grunst G, Jahnke M, Kansy K, Ratering R, Schwarzmaier H-J, Wisskirchen P (1998) Enabling Systems for Neurosurgery. In: Lemke HU, Vannier MW, Inamura K, Farman A (eds) *Proceedings CAR '98*, Elsevier Science, Amsterdam, ISBN 0444829733, pp 589–593

Behrens U, Ratering R (1998) Adding Shadows to a Texture-Based Volume Renderer. *Procs IEEE Visualization 1998*, to appear

Berlage T, Fox T, Grunst G, Quast K (1996) Supporting Ultrasound Diagnosis Using an Animated 3D Model of the Heart. In *Proceedings of IEEE Multimedia Systems '96*, (Hiroshima, Japan, June 17–21, 1996), pp 34–39

Bublat M (1998) *Simulation der Licht- und Temperaturausbreitung bei der laserinduzierten interstitiellen Thermotherapie LITT.* Diplomarbeit Universität Bonn

Cabral B, Cam N, Foran J (1994) Accelerated volume rendering and tomographic reconstruction using texture mapping hardware. In: Kaufmann A, Krüger W (eds) *19994 Symposium on Volume Visualization*, ACM SIGGRAPH, October 1994, ISBN 0-89791-741-3, pp 91–98

Charles S (1995) Dexterity enhancement for surgery. In: Taylor RH, Lavallée S, Burdea GC, Mösges R (eds) *Computer-Integrated Surgery. Technology and Clinical Applications,* MIT Press, Reading, MA, pp 467–471

Esser A (1998) SonoGyn: Ein interaktives Trainingssystem für die Vaginalsonographie. *Biomedical Journal,* to appear

Feltovich PJ, Spiro R, Coulson RL (1989) The nature of conceptual understanding in biomedicine: the deep structure of complex ideas and the development of misconceptions. In: Evans D, Patel V (Eds) *Cognitive Science in Medicine.* MIT Press, Cambridge, MA, pp 113–172

Jahnke M (1998) *3D-Exploration von Volumendaten.* Diplomarbeit Universität Bonn, erscheint 1998

Miyake N (1982) Constructive Interaction. San Diego, CA: *CHIP Report* 113

O'Malley CEO, Draper SW, Riley MS (1985) Constructive Interaction: A Method for Studying Human – Computer – Human Interaction. Proceedings of INTERACT '84, London, pp 269–274

Pieper S, Weidenbach M, Berlage T (1997) Registration of 3D Ultrasound Images to Surface Models of the Heart. In *Proceedings Interfaces to Real & Virtual Worlds* (Montpellier, France, May 28–30, 1997), pp 211–213

Quast K (1997) Computerbasiertes Lernen in 3D-graphischen Szenen – Entwurf, Realisierung und Evaluation einer Anwendung für die kardiologische Ultraschalldiagnostik. (Berichte der GMD Nr. 280). Oldenbourg, München

Ratering R (1998) *Texturbasiertes Volumen-Rendering medizinischer Bilddaten.* Diplomarbeit Universität Bonn, erscheint 1998

Reisberg D (1987) External Representations and the Advantages of Externalizing Ones Thoughts. In *Proceedings of the Ninth Annual Conference of the Cognitive Science Society* (Seattle, WA). Lawrence Erlbaum Associates, Hillsdale, NJ, pp 281–293

Schwarzmaier H-J, Yaroslavsky IV, Yaroslavsky AN, Fiedler V, Ulrich U, Kahn T (1998) Treatment Planning for MRI-Guided Laser-Induced Interstitial Thermotherapy of Brain Tumors – The Role of Blood Perfusion. *JMRI* 8,1 pp 121–127

Troccaz J, Peshkin M, Davies B (1998) Guiding systems for computer-assisted surgery: introducing synergistic devices and discussing the different approaches. *Medical Image Analysis* vol 2, no 2, pp 101–119

Viega J, Conway M, Williams G, Pausch R (1996) 3D Magic Lenses. In: *Procs 9th Annual ACM Symposium on User-Interface Software and Technology (UIST '96)*, pp 51–58

Wei G-Q, Arbter K, Hirzinger G (1997) Automatic tracking of laparoscopic instruments by color coding. In Troccaz J et al. (eds), *Proceedings CVRMed-MRCAS '97*, Springer LNCS 1205, pp 357–366

KAPITEL 20

Virtuelle Arbeitsumgebungen für den medizinischen Einsatz

G. GOEBBELS, M. GÖBEL, F. HASENBRINK und V. LALIOTI

Einführung

Informations- und kommunikationstechnische Verfahren für virtuelle Umgebungen werden hierzulande in unterschiedlichen Industriezweigen erprobt. Führend ist zweifelsohne die Automobilindustrie. In den vergangenen 2 Jahren jedoch hat sich auch die Medizintechnik verstärkt für diese Verfahren interessiert, um ihren Einsatz in der Diagnose, der Therapieplanung, aber auch in der medizinischen Ausbildung zu evaluieren.

3D-Rekonstruktionen von Organen und Gefäßsystemen aus den Daten der unterschiedlichsten bildgebenden Verfahren erlauben bereits heute eine Visualisierung und Navigation selbst durch umfangreiche medizinische Datensätze in Echtzeit. Spezielle Softwarebibliotheken wurden für volumetrische Datensätze entwickelt, die die verfügbare Leistung graphischer Workstations optimal nutzen. So lassen sich mittlerweile selbst Volumendatensätze mit einer Auflösung von 512^3 Bildpunkten mittels dieser Computer Graphik Hardware in Echtzeit und hochaufgelöst stereoskopisch darstellen und damit interaktiv explorieren. Rekonstruierte Organe lassen sich mittels spezieller Stereo-Sichtgeräte dreidimensional darstellen und mit Hilfe neuartiger, mehrdimensionaler Eingabegeräte virtuell untersuchen.

Beispiele für den Einsatz der Techniken virtueller Umgebungen sind die Arthroskopie- und Endoskopiesimulatoren [1, 2]. Beide Systeme sind als Ausbildungsgeräte konzipiert, in denen chirurgische Geräte mit speziellen Positionsgebern versehen wurden (sogenannten Trackern), um sie im Raum (sprich Körper eines virtuellen Patienten oder Phantoms) verfolgen zu können. In den bezeichneten Systemen werden die chirurgischen Instrumente in ein Phantom eingeführt mit dem Effekt, daß der Rechner ein der Endoskopposition entsprechendes Bild erzeugt und dieses entsprechend der Führung des Endoskops erneuert. Weitere mit Positionsgebern versehene Instrumente können zusätzlich eingesetzt werden, wobei ihre Lage sowie die mit ihnen virtuell durchgeführten ‚Eingriffe' simuliert und visuell auf Kontrollmonitoren dargestellt werden.

Da in der Regel – wie auch in den vorgestellten Systemen – spezielle Hardwareentwicklungen für dedizierte Ausbildungseinheiten erfolgen, stellt sich verstärkt die Frage nach allgemeinen Systemen, die je nach Ausbildungsfall softwaretechnisch angepaßt werden können.

Bereits 1993 wurde in der GMD ein Displaysystem für virtuelle Umgebungen entwickelt, das eine Schreibtisch- bzw. Operationstisch-Metapher realisiert und das als hinreichend allgemein für Anwendungen gesehen werden kann, die ein derartiges Arbeitsgerät zugrundelegen. Die mit diesem als Responsive Workbench (RWB) bezeichneten System bis zum heutigen Tag erzielten Ergebnisse haben uns veranlaßt, dieses Konzept weiterzuentwickeln und für kooperative Anwendungen auszurichten.

Wir stellen im folgenden virtuelle Arbeitsumgebungen vor und skizzieren ihren Einsatz für künftige Ausbildungs- und Therapieplanungssysteme in der Medizin. Ebenso diskutieren wird den Stand der Kommunikationstechnologie zum Betrieb dieser Systeme in räumlich verteilten Szenarien.

RWB, die Responsive Workbench

Die Responsive Workbench [3] wurde entworfen, um einer bestimmten Art von Benutzern wie Wissenschaftlern, Ingenieuren und Ärzten die gewohnte Umgebung eines Arbeitstisches zur Verfügung zu stellen. Dieses Konzept erlaubt es dem Benutzer, seine Konzentration auf die Aufgabe zu richten, anstatt auf die Bedienung der Maschine. Prinzipiell geht der Trend in Zukunft zumindest in Richtung des visuellen Verschwindens des Computers. Dazu entwickelte die GMD eine horizontal und vertikal angeordnete Projektionsfläche mit jeweils einer Bildgröße von etwa 170×120 cm, die die Umgebung eines Arbeitstisches nachbildet und deren Bedienungskonzept speziell für die obengenannten Benutzergruppen angepaßt ist (Abb. 1).

Die Sichtpyramide ergibt sich aus dem dargestellten Strahlengang (Abb. 2). Auf den Bildebenen stehen die volle Videoauflösung der verwendeten Graphik-

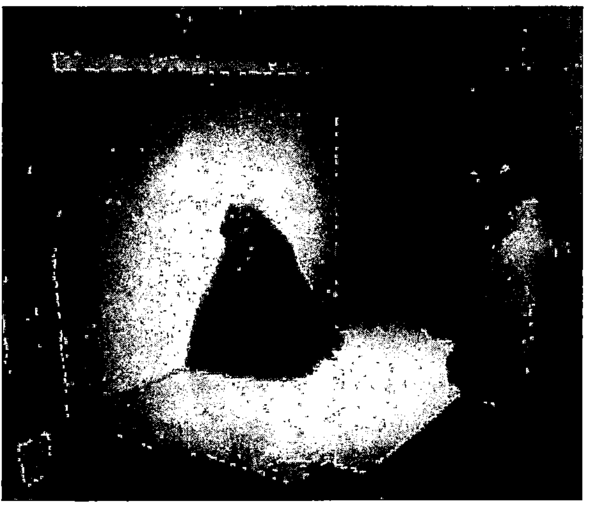

Abb. 1. Die Responsive Workbench

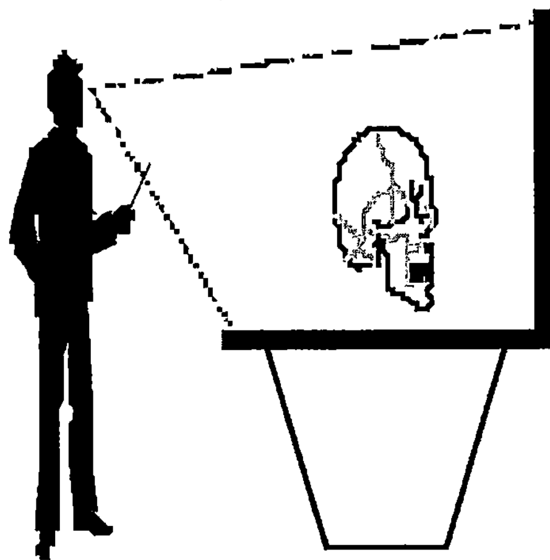

Abb. 2. Die Konstruktion der Sichtpyramide

workstation zur Verfügung. Die Stereobilder werden durch LCD-Shutter-Brillen hindurch gesehen. Der Betrachter oder die Gruppe von bis zu fünf Betrachtern stehen vor dem Tisch und sehen 3D virtuelle Szenen innerhalb der Sichtpyramide erscheinen. Hier können sich je nach Arbeitsgebiet verschiedene virtuelle Inhalte darstellen lassen, wie beispielsweise Modelle von Herz, Gehirn oder Leber. Aber auch reale Patientendaten können nach geeigneter Vorverarbeitung als virtuelle graphische Repräsentation auf der Workbench dargestellt werden. Eine Responsive Workbench ist nicht völlig in die virtuelle Welt eingebettet und wird deshalb auch als nicht-immersiv bezeichnet, da man noch Bezugspunkte aus der realen Welt wahrnehmen kann. Für genau einen Betrachter jedoch ist die Szene auf der Workbench perspektivisch korrekt dargestellt. Für eine Gruppe von Betrachtern bedeutet dies, daß die anderen die 3D-Darstellung leicht perspektivisch verzerrt sehen. Die beiden Augen des Hauptbetrachters sind die Projektionszentren für die beiden Bilder, welche abwechselnd mit 48 Hz gezeigt werden. Die Position dieses Betrachters wird elektromagnetisch getrackt, was bedeutet, daß dem Rechner zu jeder Zeit die Betrachterposition bekannt ist. Dies erfolgt über einen kleinen Sensor der sich an der LCD-Brille des Betrachters befindet und dessen elektromagnetisches Feld dem Rechner die Position und die Orientierung, d.h. die Blickrichtung liefert. Der perspektivische Fehler für die anderen Betrachter ist umso geringer, je dichter die Gruppe zusammensteht. Displaysysteme welche zwei voneinander unabhängige Stereobilder erzeugen sind schon in der Entwicklung und schon in naher Zukunft werden zwei Personen vor der Responsive Workbench eine perspektivisch korrekte, d.h. nicht verzerrte 3D-Szene sehen können.

Dasselbe, was mit dem Tracking der Betrachterposition geschieht, wird auch auf die Interaktionwerkzeuge [4] angewandt, mit denen der Benutzer die 3D-Szene beziehungsweise die Daten manipulieren kann. Als Interaktionswerkzeug kommen sowohl Datenhandschuhe als auch Eingabestifte (Stylus) zum Einsatz, wobei der Eingabestift dem Datenhandschuh mittlerweile vorgezogen wird. In dem Stift sitzt wiederum ein kleiner elektromagnetischer Sensor, welcher dem Rechner die Position und die Orientierung des

Werkzeugs meldet. Dadurch können beispielsweise virtuelle medizinische Datensätze examiniert werden und dieser Stift je nach Verwendungsmodus wie ein Verbund aus Skalpel, Lupe, Pinzette etc. arbeiten. Hat man statt einem, zwei Eingabegeräte hat man ebenso die Möglichkeit beidhändig die Daten zu manipulieren. Jedes Interaktionswerkzeug wird dann separat vom Computer erfaßt und kann somit auf die Eingabe in Echtzeit reagieren.

AVOCADO, ein Basissystem für Virtuelle Umgebungen

Obwohl der Computer visuell immer mehr in den Hintergrund gedrängt wird, ist klar, daß eine Interaktion und Darstellung der 3D-Szenen nicht ohne genügend Rechenleistung erbracht werden kann. Dazu steht bei der GMD Sankt Augustin eine SGI Onyx 2 mit 4 graphischen Subsystemen und 12 Prozessoren zur Verfügung, welche bis zu acht hochaufgelöste, Benutzer kontrollierte Stereobilder erzeugen kann. Jedes graphische Subsystem (pipe) kann 11 Millionen schattierte Dreiecke pro Sekunde generieren.

Genauso wichtig wie die Hardware ist jedoch die Software um die 3D-Szene zugänglich zu machen. An dieser Stelle sei AVOCADO erwähnt, welches als Kernsystem für Virtuelle Umgebungen bei der GMD entwickelt wurde [5]. AVOCADO ist ein hoch modulares, erweiterbares Betriebssystem für virtuelle Umgebungen, welches auf High-End Graphik Hardware und verschiedene Displaysysteme wie die Responsive Workbench, die CAVE (ein immersiver virtueller Raum aus 4 Seiten), HMD's (Head Mounted Display's) aber auch Monitore zugeschnitten ist [6]. Damit lassen sich 3D-Szenen generieren, manipulieren, neue Werkzeuge zur Examinierung der 3D-Datensätze entwickeln, Betrachterpositionen sowie Werkzeugpositionen ermitteln, Video- und Sound-Anwendungen in die virtuelle Umgebung integrieren u.v.m.

Technisch gesehen ist AVOCADO eine objekt-orientierte Klassenbiliothek, welche SGI's Performer, OpenGL und das IRIX Betriebssystem benutzt. Die Möglichkeit, das System zur Laufzeit mit der Scripting Sprache Scheme zu verändern, erlaubt schnelles Implementieren und die schnelle Umsetzung neuer Ideen.

CMW, ein Arbeitsplatz für virtuelle Teams

Eine neue Art von virtuellen Arbeitsplätzen bilden RWB's, welche über ein Netzwerk zusammengeschaltet sind und somit die Möglichkeit bieten kooperative virtuelle Arbeitsumgebungen zu bilden. Diese neue Art von Geräten befinden sich momentan bei der GMD in der Entwicklung. Werden in diese kooperativen Arbeitsumgebungen medizinische Datensätze geladen, spricht man von sogenannten Cooperative Medical Workbenches kurz im weiteren als CMW bezeichnet.

Um eine Kooperation zwischen mehreren beteiligten CMW's zu ermöglichen werden die sichtbaren Datensätze zwischen den beteiligten Stationen synchronisiert und mit der Möglichkeit zur Videokonferenz erweitert. Einen Eindruck von einer CMW erhält man in Abb. 3. Bei einer CMW hat man technisch gesehen mehrere Möglichkeiten ein kooperatives, verteiltes Arbeiten zu ermöglichen. Zum einen kann man sich in einen bestehenden Kreis von schon miteinander kommunizierenden Workbench Benutzern über ein Netzwerk einwählen und bekommt dann deren visuellen Inhalt, beispielsweise den Volumendatensatz einer Niere oder eines menschlichen Gehirns, in seinen virtuellen Arbeitsplatz kopiert. Weiterhin baut sich eine Video/Audioverbindung zu den beteiligten anderen Workbenchbenutzern auf. Das bedeutet, daß man von nun an in die Lage versetzt ist, sich über denselben medizinischen Datensatz zu unterhalten und dies Online, d.h. während man in Echtzeit seine lokalen Daten examiniert. Die Interaktionen auf der visuellen 3D-Szene werden dann über einen sogenannten Netzwerk Multicast Service miteinander synchronisiert. Das bedeutet, daß jeder der Sitzungsteilnehmer das Gleiche sieht bzw. nachvollziehen kann was der andere gerade macht und worüber er redet.

Weiterhin gibt es die Möglichkeit allen oder nur explizit einem Teilnehmer der virtuellen medizinischen Sitzung zusätzliche medizinisch relevante Information zukommen zu lassen. Das können sowohl weitere Patientendaten als auch beispielsweise endoskopisch gewonnene Videoaufnahmen sein. Diese weiteren Datensätze werden dann zusätzlich zur Multicast Synchronisation der virtuellen Szenerie über eine sogenannte Streaming Kommunikation von dem anderen Ort bereitgestellt.

Da das Datenaufkommen bei einer solchen Kopplung recht hoch ist, benötigt man zur Übertragung ein leistungsfähiges Netzwerk, wie es seit einiger Zeit in Form von bis zu 2.5 GigaBit/s-ATM-Strecken zur Verfügung steht. Die Integration aller beteiligten Benutzer in dem virtuellen Szenario ermöglicht also ein kooperatives Arbeiten, unabhängig von der konkreten räumlichen Entfernung.

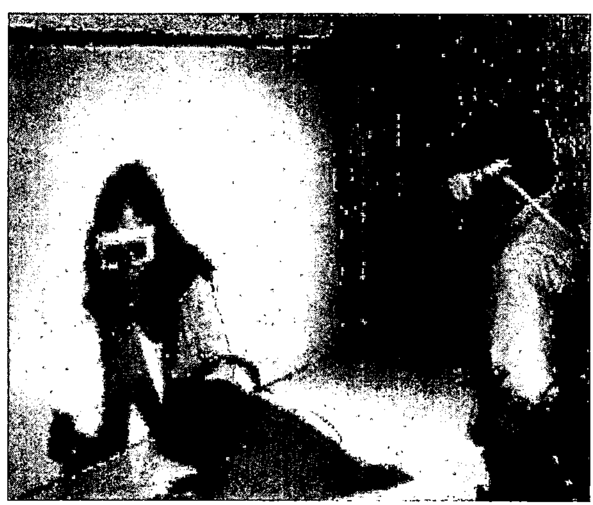

Abb. 3. Die Cooperative Medical Workbench

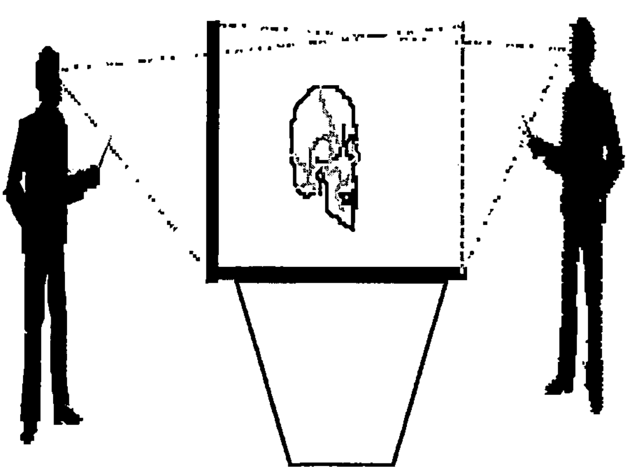

Abb. 4. Die reale und virtuelle Sichtpyramide

Immersive Telekonferenz

Voraussetzung für Telekonferenz sind eine Ergänzung der beschrieben Installation bei der Responsive Workbench (RWB) um steuerbare digitale Kameras und ein Mikrofon, deren Daten parallel zu den Modelldaten (z. B. durch Multicast und Streaming) versendet werden. Die Kamerabilder werden mittels sogenannter Videotexturen in die virtuelle Welt miteinbezogen und möglichst natürlich, d.h. die Gewährung des Blickkontaktes leistend, positioniert. Die Audiodaten werden in die Soundsimulation als separate Quelle am Ort des eingeblendeten Gesprächspartners integriert. Der jeweils entfernte Betrachter wird mittels der Stereokamera aufgenommen und die Bilddaten mittels Segmentierungstechniken oder Chroma keying derart vorverarbeitet, daß der Betrachter ohne den Hintergrund zu sehen ist [7]. Die Stereobilder werden dann um einen Alphakanal erweitert und über das ATM Netzwerk dem anderen Benutzer auf die Rückseite der CMW eingespielt (vgl. Abb. 3). Für die bidirektionale Übertragung werden sogenannte ATM Coder/Decoder Paare verwendet, welche die digitalen Signale in analoge umwandeln und umgekehrt und dabei eine Datenkompression vornehmen.

Der Live-Video-Datenstrom wird in die virtuelle Welt als dynamische Videotextur eingeblendet, wobei die Funktionalität des AVOCADO Systems benutzt wird. Das Basissystem für die virtuellen Umgebungen übernimmt dabei die Aufgabe der Verarbeitung und der Positionierung der Videoaufnahmen der Betrachter während der Videokonferenzsitzung an einem virtuellen Arbeitsplatz.

Die Möglichkeit des Angebots räumlich verteilten Sounds von AVOCADO wird bei der Videokonferenz dazu benutzt eine Live-Audio Verbindung zum virtuellen Gegenüber aufzubauen. Zur Kommunikation werden kabellose Mikrofone benutzt, wobei die Audioausgabe an die Audioquelle gehängt wird, welche in diesem Fall die Videotextur ist. Dadurch ist im Falle von mehr als jeweils einem Benutzer das Gesprochene eindeutig dem Sprechenden in der Gruppe zuzuordnen.

Der wissenschaftliche Anspruch an dieses Videoconferencing besteht ebenso in der automatischen Kalibrierung der Stereokameras. Das stereoskopische Videobild kann entweder durch eine Stereokamera oder durch eine Vielzahl von Monokameras erfaßt werden, wobei immer Interpolations- und Bildverarbeitungsverfahren verwendet werden müssen. Die Kamerakalibrierung wird dann nötig um die Integration der Stereovideos derart in die virtuelle Welt zu ermöglichen, daß der Stereoeffekt und die perspektivisch korrekte Sicht des Benutzers auf die virtuelle 3D-Szene erhalten bleiben.

Diese Gerätetechnik eignet sich hervorragend, um beispielsweise in einem räumlich verteilten Team eine gemeinsame Diagnose abzustimmen. Patientendaten, verfügbar an einem Ort, werden auf die andere CMW heruntergeladen, gleichzeitig wird das Konferenzsystem initiiert. Beide Ärzte können unabhängig voneinander den, bzw. die Datensätze untersuchen. Synchrone Betrachtungsweisen lassen sich jedoch ebenso schalten, und zwar immer dann, wenn es notwendig ist, daß beide die gleiche Sicht auf die Patientendaten und die gleiche Visualisierungsform benötigen. Denkbar sind hier auch Besprechungen in virtuellen Teams, die aus mehr als zwei Teilnehmern bestehen, etwa um in der Ausbildung direkt die klinischen Praxis und den Multimedia-Hörsaal zu verbinden. Angedacht werden künftig virtuelle chirurgische Teams, die räumlich verteilt eine Eingriffsplanung durchführen und möglicherweise virtuell erproben. Dazu werden Gewebedeformationen und Gewebeschnitte heute in mathematische Modelle gefaßt, die – wenn sie einmal in Echtzeit ausführbar sein sollten, dann eine Facette sind zur Simulation chirurgischer Eingriffe.

Kraftrückkopplung in der virtuellen Arbeit

Ein weiterer wichtiger Aspekt um die CMW zu erweitern stellt die Rückgabe von taktilem und Force Feedback dar. Dazu werden in der Regel sogenannte invers arbeitende Roboterarme verwendet. Invers arbeitend bedeutet in diesem Zusammenhang, daß diese Roboterarme nur Kräfte zurückgeben nicht aber sich selbst bewegen können. Durch die Rückgabe dieser Kräfte wird es möglich die Manipulation der virtuelle 3D-Szene spürbar zu machen. Dabei kann man durch die Art und Stärke der Kraftrückgabe unterscheiden, ob es sich bei dem examinierten Datensatz um beispielsweise Knochen, Fettgewebe, Bindegewebe oder Muskelgewebe oder einer Kombination aus diesen handelt. Diese Art des Erlebens virtueller Datensätze macht den virtuellen Arbeitsplatz gerade für Arbeitsgruppen wie Ärzte noch attraktiver, welche auf taktile Informationen oftmals nicht verzichten können. Insbesondere in der oben erwähnten Simulation chirurgischer Eingriffe ist eine Kraftrückkopplung unverzichtbar.

Um eine Kraftrückgabe erfolgen lassen zu können, muß zunächst eine sogenannte Kollisionserkennung zwischen dem virtuellen Volumendatensatz wie beispielsweise der graphischen Repräsentation der Leber und der graphischen Repräsentation des Interaktionswerkzeuges wie bespielsweise dem Skalpel erfolgen. Dabei wird ständig vom Computer geprüft, ob sich diese beiden graphischen Gegenstände aus der Sicht des Beobachters durchdringen beziehungsweise zunächst einmal nur berühren. Die durch die Evaluierung dieses Kontaktpunktes gewonnene Information wird dann an das Device, den inversen Roboterarm zurückgegeben und dies verleiht dem Benutzer nun das Gefühl den virtuellen Datensatz selber zu spüren und zu erleben bzw. examinieren zu können. Das Ermitteln und das Weiterleiten der Kollisionspunkte zwischen Datensatz und Interaktionswerkzeug wird dabei wiederum von AVOCADO organisiert.

Ausblick

Die Verfahren der Virtuellen Realität haben in den ca. 10 Jahren ihrer Existenz bewirkt, daß heute graphische Leistung der zugrundegelegten Rechner in diesem Zeitraum um einen Faktor größer als Hundert gestiegen ist, die numerische Leistung in einem weit höherem Maße. Selbst umfangreiche Datensätze aus der medizinischen Diagnose können in Echtzeit mit ca. 10 Stereobildern je Sekunde dargestellt werden. Die Modellbildung von Organfunktionen, Gewebefestigkeit, etc. schreitet voran und wird von Ingenieuren, Informatikern und Medizinern getragen. Es werden hier jeweils zunächst Ingenieurmethoden, beispielsweise Strömungssimulationen erprobt, verfeinert und an die Eigenheiten des menschlichen Körpers Zug um Zug angepaßt. Mit stets höherer Genauigkeit und stetem Modellabgleich ist zu erwarten, daß die Virtuelle Chirurgie, ein auf bestimmte Einheiten abgestimmtes virtuelles Ausbildungssystem, mittelfristig Ausbildungsverfahren mit Tieren ersetzt.

Literatur

1. Ziegler R, Fischer G, Müller W, Göbel M (1994) Virtual Reality Arthroscopy Training Simulator, Computers in Biology and Medicine, special issue on Virtual Reality for Medicine, Vol. 25,2, pp 193–203. Pergamon Press
2. Kuhn C, Kühnapfel U, Deussen O (1995) Echtzeitsimulation deformierbarer Objekte zur Ausbildungsunterstützung in der Minimal-Invasiven Chirurgie. In: Fellner DW (ed.) Modeling – Virtual Worlds – Distributed Graphics. Infix Verlag
3. Krüger W, Bohn CA, Fröhlich B, Schüth H, Strauss W, Wesche G (1995) The Responsive Workbench, a Virtual Work Environment, IEEE Computer, Vol. 28, 7, July 1995
4. Astheimer P, Böhm K, Felger W, Göbel M, Müller S (1994) Die Virtuelle Umgebung – eine neue Epoche in der Mensch-Maschine-Kommunikation, Informatik Spektrum, Teil 1: Vol. 17,5 pp 357–366, Teil 2: Vol. 17,6, pp 281–290. Springer Verlag 1994
5. Dai P, Eckel G Göbel M, Hasenbrink F, Heiden W, Lechner U, Strassner J, Tramberend H, Wesche G, Wind J (1997) Projection based Display Systems. Eurographics Tutorial, Proceedings Eurographics '97, Budapest, Sept. 1997
6. Eckel G, Göbel M, Hasenbrink F, Heiden W, Lechner U, Tramberend H, Wesche G, Wind J (1997) Benches and Caves. In: Bullinger HJ, Riedel O (eds) Proceedings 1st. Int. Immersive Projection Technology Workshop, ISBN3-540-63339-1. Springer Verlag 1997
7. Lalioti V, Garcia C, Hasenbrink F (1998) Meet.Me@Cyberstage: towards Immersive Telepresence Virtual Proceedings Environments '98. Eurographics Workshop Series, Stuttgart 1998

Enabling-Systeme für chirurgische Simulation und Training – Kritische Stellungnahme

A. ENCKE

Die vorangegangenen Beiträge haben uns mit der Realität und der Zukunft konfrontiert. Operative Trainingsverfahren sind sicher nach wie vor ideal am Großtier, weniger am Kleintier durchführbar. Aber wie wir wissen, sind sie sowohl kostenmäßig als bioethisch auf Dauer kaum umzusetzen. Der Simulationstrainer versetzt uns in die Lage, bestimmte Funktionen, z.B. die pulsative Perfusion und in Zukunft vielleicht auch noch andere biologische Einflußgrößen nachzuahmen. Schließlich verfügen wir über die virtuelle Realität durch alleinige Computersimulation, ein Verfahren, welches in der chirurgischen Ausbildung zur absehbaren Zukunft gehört.

Eine Voreingenommenheit gegen die neuen Medien brauchen wir nicht zu fürchten, denn es gibt den natürlichen Spieltrieb, gerade im Umgang mit Computern, der hier weiterhilft und alle Kollegen, die ich kenne, gleich welchen Alters, haben diese neuen Techniken mit Begeisterung aufgenommen. Fehleinschätzungen hat es in der Medizin immer gegeben und wird es mit der Weiterentwicklung diagnostischer oder therapeutischer Verfahren auch weiterhin geben. Es sei an den Kommentar zur ersten Magenresektion des Ulcus (Fußnote des Editors: „Hoffentlich auch die letzte") und die Fehleinschätzung der frühen Herzchirurgie erinnert. Es gibt exzellente Vorbilder für die Vorwegnahme der praktischen Ausbildung mit Hilfe von Simulatoren. Der Flugsimulator des Piloten ist eines der besten Beispiele und dient auch in der Medizin als Vorbild. Die Weltraumforschung und militärische Simulationsübungen sind andere Beispiele. In der medizinischen Ausbildung bietet sich die virtuelle Realität durch Computersimulation für den anatomischen Unterricht der Studenten und die Erlernung der chirurgischen Anatomie in der Vorbereitung chirurgischer Eingriffe an. Dafür geben die Beiträge des Buches eindrucksvolle Beispiele. Ich möchte allerdings betonen, daß es sich hier immer nur um eine Unterstützung handeln kann. Die anschauliche 3D-Darstellung der Anatomie befreit den Studenten nicht davon, die Anatomie im einzelnen gründlich zu erlernen. Dabei ist häufig die Rückführung einer komplizierten Anatomie auf einfache Schemata hilfreich. Die modernen Medien vermögen dann eine komplexe Zusammenführung der einzelnen Funktionen anschaulich darzustellen.

In unserer aktuellen Diskussion geht es um die operative Ausbildung und das operative Training. Die Schaffung entsprechender Modelle und deren Evaluation sind eine gemeinsame Aufgabe von klinischen Medizinern und Ingenieuren. Die verschiedenen Beiträge des Buches zeigen, daß hier in der Tat eine sehr erfreuliche und wohl auch erfolgreiche Zusammenarbeit besteht.

Problematisch erscheinen mir allerdings die Evaluation der Trainees an solchen Simulationstrainern und vor allem eine frühzeitige Selektion chirurgisch Talentierter mit deutlicher Überbetonung der chirurgisch-technischen Fertigkeiten. Wir wissen, daß einen guten Chirurgen nicht allein die ‚goldenen Hände' auszeichnen. Sie gehören dazu und dies rechtfertigt den Einsatz von Trainern in der Ausbildung bestimmter Techniken und der eigenen Selbstüberprüfung. Wir alle haben dies eindrucksvoll mit der Einführung der laparoskopischen Operationstechnik in der jüngsten Vergangenheit erlebt. Der fertige Chirurg zeichnet sich aber durch sehr viel mehr als nur durch seine technischen Fertigkeiten aus. In der Diskussion mit gesunden Laien werden diese immer den Chirurgen mit ‚goldenen Händen' für den besten halten. Wenn sie aber mit einem kranken Laien sprechen, erwartet er von seinem Chirurgen mehr als Operationstechnik, die er sozusagen voraussetzt. Er erwartet einen Arzt, der ihn in seiner individuellen Situation einschätzt, behandelt und ihm die richtigen Vorschläge macht und anschließend nicht nur die Verantwortung für den Eingriff, sondern auch für die postoperative Führung und Behandlung übernimmt. Klinisch-ärztliche und operativ-technische Eignung müssen sich ergänzen. Es gibt zwar einige Spezialgebiete in der Chirurgie, die – als Beispiel möchte ich die Herzchirurgie anführen – ein besonders hohes Maß an technischen Fertigkeiten erfordern. Wir laufen aber Gefahr, bei Überbetonung der technischen Begabung die Gesamtpersönlichkeit des Chirurgen als Arzt aus den Augen zu verlieren. Eine Selektion der Talentierten allein aufgrund technischer Fertigkeiten, halte ich deshalb für verfehlt. Ich selbst wäre auf diese Weise leider auch niemals Chirurg geworden. Dies heißt aber nicht, daß ich in der Unterstützung der praktischen Ausbildung durch chirurgische Simulationsmodelle nicht eine ganz wesentliche und wichtige Hilfe in der Zukunft sehe. Das kontinuierliche Training schwieriger Techniken ist beispielsweise aus der Mikrochirurgie bekannt. Wer nicht kontinuierlich operativ tätig ist, wird nicht gut sein. Diese Analogie kennen wir aus dem Leistungssport und von Künstlern, beispielsweise Musikvirtuosen.

Wichtig erscheint mir die fachbezogene Beratung und Überwachung der hier angesprochenen neuen Medien. Es ist hierbei an die Verantwortung der Fachgesellschaften zu appellieren. In der Gestaltung von Leitlinien zum Einsatz chirurgischer Simulatoren, der Gestaltung solcher Kurse z. B. in der laparoskopischen und endoskopischen Chirurgie sowie deren entsprechender begleitender Qualitätskontrolle ist die Deutsche Gesellschaft für Chirurgie gefragt.

Als besonderes Problem sehe ich die Berücksichtigung von Kapazitätsfragen. Eine Luftlinie wird nur so viele Piloten ausbilden, wie sie benötigt, denn diese Ausbildung ist extrem teuer. In der Chirurgie ist es bisher schon eine Tatsache, daß wir zu viele in dieser Disziplin ausbilden. Wenn Sie das von mir zitierte „Spielzeug" bereits allen Studenten als Auswahlkriterium an die Hand geben, besteht die Gefahr einer erheblichen Überproduktion in diesem Fach, das verständlicherweise auf Jüngere und Anfänger eine besondere Faszination ausübt. Man muß also überlegen, wie die Ausbildungskapazität sinnvoll und qualifiziert beschränkt werden kann.

Auch die Kosten für die aufgeworfenen neuen Entwicklungen sind zu diskutieren. Viele der modernen Techniken werden uns von außen, d. h. von der Industrie, die natürlich aus ihrer Sicht ein legitimes Interesse hat, ihre Entwicklung auch kaufmännisch umzusetzen, angeboten. Auch hier muß die Fachgesellschaft eine verantwortungsvolle beratende Funktion wahrnehmen.

Bei den zukünftigen Perspektiven der vorgestellten neuen Techniken ist auffallend, daß vorwiegend von der endoskopischen und laparoskopischen Chirurgie oder von sog. Hartgeweben gesprochen wurde, bei denen sich Eingriffe vorausberechnen und einigermaßen standardisiert durchführen lassen. In der offenen Chirurgie spielt die individuelle Biologie eine sehr viel größere Rolle. Von Ingenieurseite wurde postuliert, es müsse uns heute möglich sein, den Menschen mit genügend Sensoren zu überziehen, um daraus exakte Berechnungen abzuleiten. Dem muß aus klinischer Erfahrung widersprochen werden. Die Aufnahme immer mehr objektiver Laborwerte, Röntgendaten und vieler anderer Größen haben bisher nicht dazu geführt, daß wir unsere Patienten besser behandeln. Gerade der Jüngere wird dazu verführt, statt klinischer Erfahrung und Untersuchung eine Unmenge von ‚objektiven' Labor- und Röntgenleistungen anzufordern. Die komplexe Vielfalt der Biologie und die Individualität des einzelnen Patienten einschließlich seiner Co-Morbidität, die für unsere Planung in zunehmendem Maße eine Rolle spielt, lassen sich zumindest in absehbarer Zeit nicht simulieren, weder in realitätsnahen Simulationsmodellen noch in der virtuellen Realität, wenn ich mir hier eine Einschätzung, vielleicht auch eine Fehleinschätzung erlauben darf.

Zusammenfassend ist damit festzustellen, daß die vorgestellten Systeme für die chirurgische Simulation und das chirurgische Training in Zukunft von hoher Bedeutung sein werden. Sie dienen allerdings vorwiegend der Ausbildung operativ-technischer Fertigkeiten und können deshalb die Heranbildung chirurgischer Persönlichkeiten nicht ersetzen, sondern bestenfalls nur unterstützen.

Sachverzeichnis

Springer und Umwelt

Als internationaler wissenschaftlicher Verlag sind wir uns unserer besonderen Verpflichtung der Umwelt gegenüber bewußt und beziehen umweltorientierte Grundsätze in Unternehmensentscheidungen mit ein. Von unseren Geschäftspartnern (Druckereien, Papierfabriken, Verpackungsherstellern usw.) verlangen wir, daß sie sowohl beim Herstellungsprozess selbst als auch beim Einsatz der zur Verwendung kommenden Materialien ökologische Gesichtspunkte berücksichtigen.
Das für dieses Buch verwendete Papier ist aus chlorfrei bzw. chlorarm hergestelltem Zellstoff gefertigt und im pH-Wert neutral.

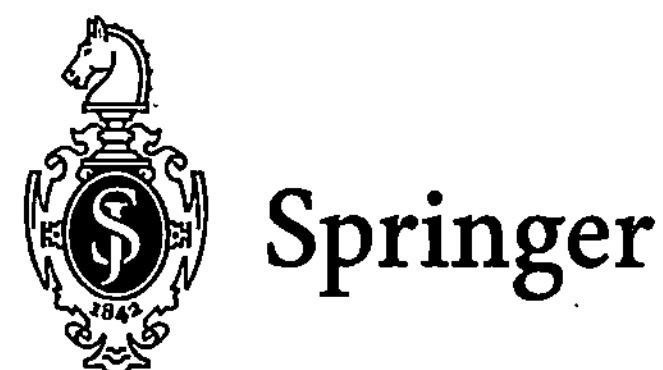